第五版

一天36小时

The 36-Hour Day

痴呆及记忆力减退
病患家庭护理指南

A Family Guide to Caring for People Who Have Alzheimer
Disease, Related Dementias, and Memory Loss

【美】南希·L.梅斯（Nancy L.Mace）彼得·V.雷宾斯（Peter V.Rabins）著

金淼 杨斯柳 译

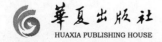

华夏出版社
HUAXIA PUBLISHING HOUSE

图书在版编目(CIP)数据

一天36小时:痴呆及记忆力减退病患家庭护理指南:第5版/(美)梅斯, (美)雷宾斯著;金淼等译. —北京:华夏出版社,2013.11
书名原文:The 36-Hour Day
ISBN 978-7-5080-7662-1

Ⅰ.①一… Ⅱ.①梅… ②雷… ③金… Ⅲ.①痴呆-护理-指南 ②记忆障碍-护理-指南 Ⅳ.①R473.74-62

中国版本图书馆CIP数据核字(2013)第130364号

一天36小时(第五版):痴呆及记忆力减退病患家庭护理指南

作　　者　[美]南希·L.梅斯　　　[美]彼得·V.雷宾斯
译　　者　金　淼　杨斯柳
责任编辑　曾令真　梁学超

出版发行　华夏出版社
经　　销　新华书店
印　　刷　三河市李旗庄少明印装厂
装　　订　三河市李旗庄少明印装厂
版　　次　2013年11月北京第1版　　2013年11月北京第1次印刷
开　　本　720×1030　1/16开
印　　张　22.25
字　　数　364千字
插　　页　1
定　　价　45.00元

华夏出版社·地址:北京市东直门外香河园北里4号　邮编:100028
网址:www.hxph.com.cn　　　　　　　电话:(010)64663331(转)
若发现本版图书有印装质量问题,请与我社营销中心联系调换。

"本书献给为痴呆患者'一天 36 小时'护理的每一个人。"

序 言

在超过一代人的时间里，这本书已经为饱受阿尔茨海默痴呆折磨的患者家属和朋友提供了相关的帮助支持、有用的提示以及心灵上的慰藉。许多读者称赞这本书是一本易读易懂的好书，本书的内容对患有这种进行性疾病的患者的家庭护理具有指导意义。时至今日，第五版面世了，这本书再次跨过了杰出出版物记录中的又一个里程碑。在此，我非常骄傲地回想起，虽然这本书的第一版在1981年面世的时候，我的贡献微不足道，但是在过去的这些年间，我有幸见证了这本书的前几个版本对他的读者所产生的影响。

我们承认自从这本书第一版面世直至今日，关于这个疾病的核心问题依旧未能解决。虽然我们现在能够更清楚地认识这个让人苦恼的疾病，并且明显地延缓病程，但是我们仍不知道如何预防或者治愈它。然而，我们一定要一起努力，帮助人们照顾和保护饱受这个疾病折磨的亲人和朋友。

和之前的版本一样（现在还提供药理学研究的最新进展信息），这一版本介绍了可以延缓该病进展的地方和药物功效，也介绍了能够缓解其中一些让人痛苦不堪的症状的药物。但是，这本书仍旧把这些用药问题置于治疗护理这个大范围之内，治疗护理是一个综合性的、更能反映日常生活所关心的问题的概念。从这个意义上来说，参考内容的范围和框架保持不变：如何照看患有该病的患者；在患者的病情不断进展的同时，如何维持患者生活的和谐感。

我相信，在这本小书的发展历程中，我们能够找出一些更有意义的事情，发现他对读者起到的作用。这个疾病也是一个个人问题，就像生活的其他方面一样，患者的亲属和朋友发挥的协调作用构建起来的背景和环境，决定了疾病是向好的方向还是坏的方向发展。这本书通过指明并且解决在这个疾病病程的各个转折点浮现的问题，成功地提高了这些感兴趣方的协调能力。在通过使用这种方法有效地互助合作的过程中，作者和读者都证明了，尽管疾病本身和疾病带来的痛苦一直存在，但是这些有着相似或者相同经历的患者和家属仍旧能够尽情地享受生活——保持友谊、分享经历、日常遭遇、彼此信任等。

本着这种态度和精神，作者和读者都为这本书的最新版本贡献了构思和他们的经历。值此书面世之际，我为这本书是此前合作的结晶而致敬，作为充满活力的最新版本，我也为《一天 36 小时》在新读者中即将呈现出的效益而致敬。

现在，我们更自信地看到，如今为被我们深爱着的患者所做的有效的、合适的治疗护理，最终将引导我们发现治愈和预防这个疾病的途径和方法。因为这些患者是最终的胜利者，所以阿尔茨海默痴呆并不是一个被人忽略的研究领域，而是一个进展迅速的科研方向。在开始构思下一版之前，我们能够预见出现治疗和预防这个疾病的重大研究进展的可能性，我们同样能够认识到，取得这样的进步所需要的努力有多少归功于这本书的读者以及他们对患者的护理承诺。

Paul R. McHugh（医学博士）
约翰·霍普金斯医学院精神病学和行为科学系主任（1975 年～ 2001 年）

前　言

　　《一天 36 小时》（第五版）反映了当今社会和大众群体在对痴呆患者及其照料者需求的理解，以及对导致痴呆的特定疾病认识的进步。本书前三分之二的内容主要关注痴呆患者的日常护理及其照料者的需求，不需要较大改动，因此这部分内容仅在前一版的基础上进行了少许改动。对于我们来说，这些改动在本质上反映了对什么是痴呆患者的优质护理的认识、理解日趋成熟，自二十世纪八九十年代阿尔茨海默病患病率不断上升以来，对其认识和理解出现的进步，我们进行了总结，使读者更加清楚地了解到我们现在的水平。

　　本书做的较大范围的改动出现在与疾病超早期、轻度认知障碍以及护理晚期痴呆患者相关的章节中。我们增加了一个标题为"阻止或者延迟认知衰退"的章节（第十七章）；我们还增加了对于一些不常见的痴呆发病原因的探讨，如额颞叶痴呆和路易氏体痴呆，因为我们在这段时期对于这些疾病的认识得到了极大的丰富。

　　近些年来，对于护理应该在什么场所下进行、如何收费以及能够获得何种护理资源这三方面的认识同样发生了改变。需要特别指出的是，在 20 年前出版的《一天 36 小时》（第二版）中很少提及生活协助，然而现如今接受生活协助护理的人和在传统养老院接受护理的人基本一样多。我们认为新的护理场所和护理机制仍会继续出现，并能更好地满足痴呆患者及其照料者的需求。通常情况下，许多关于护理的新想法和新概念都来源于患者自己以及专业人士提出的建议。在此，我们对他们乐于分享想法的慷慨举动表示感谢，那些专业人士和看护志愿者在对痴呆患者的护理中不断出现的挑战所采用的独特的解决方式和方法让我们赞叹不已！

　　尽管本书的受众为痴呆患者的家属，但是我们也意识到其他人群，包括痴呆患者本人也有可能阅读本书。我们真诚欢迎每一位读者，同时我们也真心希望本书中使用到的一些词语，如"患者"和"脑部受损患者"等，不会让患有这些疾病的患者感到不悦。我们选择使用这些词语的初衷是让患有这些疾病的人群意识到疾病的存在，而不是认为"自己老了"。我们也希望本书的表达方式和语气不会让您产生误解，我们认为每一名痴呆患者是独立的个人而不是物体。

本书不会在医学或者法律方面提出建议。如果您需要获得法律、医学或者其他方面具体的建议或意见，请您咨询相关的专业人士。

本书的第二章主要围绕诊断评估以及如何寻找能够帮助您护理痴呆患者的专业人士的最新信息进行讨论。不是所有的专业人士都了解痴呆的专业知识。虽然我们经常给您推荐能够对您有所帮助的、技术娴熟的人士，但是我们同样也意识到您也可能在发现您需要何种帮助方面会出现困难。作为护理者的您不仅仅需要使用专业资源，同时还需要依靠您准确的判断力。这本书不能够准确地说明您所处的特殊境况，但是能够提供给您一般性指导方案。

本书的第三至九章在关于如何照顾痴呆患者方面增加了新的内容，例如如何帮助患有轻度认知障碍和痴呆的患者以及如何处理患者出现神志恍惚。随着时间的流逝，许多家庭愿意同我们分享他们在护理痴呆患者过程中遇到的难题以及采取的解决方法，现在我们通过这本书把信息传递给您，与您分享。

本书的第十章讨论了您可能获得的各种帮助以及您如何寻求和使用这些帮助。我们意识到一些资源，例如日常护理、家庭护理或者病情评估项目，可能不易获得，或者这些资源的可获得情况在发生一些改变，有些资源需要依靠联邦政府的资金资助或者政策支持。

您和您照顾的患者作为一个家庭的组成部分，需要通力合作以应对这种疾病。本书的第十一章探讨了需要面对的家庭问题。第十二章探讨了您的感受以及这种疾病对您产生的影响。照顾好您自己对于您本人以及需要您照顾的、头脑糊涂的患者都是十分重要的，这一问题我们将放在本书的第十三章中进行讨论。

第十四章是写给那些身边有痴呆患者的青年。也许您，作为一名家长愿意阅读这一章节并且抽出时间与您的儿女讨论这一问题。整本书的写作思路就是让一名年轻人能够理解他愿意阅读的任何章节的内容。

第十五章更新了关于经济和法律方面的信息，包括联邦医疗保险（Medicare）和医疗补助（Medicaid）。尽管这些申请医疗保险和补助的准备工作让人十分痛苦，但却是十分重要的。现在也许是时候开始着手处理您一直回避的事情了。

记忆力减退的患者总有一天会无法独立生活。第十六章完全改写了关于养老院和其他生活安排的信息。许多州的质量较高的养老院都出现床位紧张的情况，并且养老院的费用较高，可能会耗尽一个家庭的所有积蓄。基于上述两种原因，即使您不打算采用养老院或者其他寄宿护理模式，我们也强烈要求您尽快阅读第十六章并且做好计划。

第十八章收集了一些从生物学角度理解、认识导致痴呆的脑部疾病的研究进展情况，这是一个关于轻度认知功能障碍的全新部分。本章将会提供给您专业术语以及关于这种疾病的一般认识，但不是诊断工具。

第十九章更新了关于痴呆的研究信息以及一些新药信息。现如今科学研究进展迅速，网络将有助于您获得最新的研究信息。

我们将会使用一些具体的家庭示例来阐述我们讨论的内容。这些示例并不是针对某些真实家庭或者患者的具体描述，而是根据痴呆患者及其家属与我们交流的经历、感受以及他们处理问题的方式和方法进行改编的。示例中对人名以及信息的陈述方式都做了相应的改变和调整。

男性和女性都会患这些疾病，为了简化阅读，我们交替使用男性第三人称"他"和"他的"以及女性第三人称"她"和"她的"。

致 谢

有许许多多的人为这本书奉献了他们的时间、经验和智慧，在此不能一一列举他们的姓名。我们希望通过这本书感谢那些提供建议和信息的所有我们认识和不认识的人士。

我们的老师和同事帮助我们构思第一版的内容，至今他们的影响依然存在。保罗·R. 麦克休（Paul R. McHugh）博士（医学博士）——约翰·霍普金斯大学精神病学和行为科学系名誉主任，鼓励我们创作第一版，并且这也成为我们在每一版中解决那些存在的问题的源源不断的动力。马歇尔·福尔斯坦（Marshal Folstein）和玛丽·简·布劳斯坦（Mary Jane Blaustein）同样给了我们许多建议，帮助我们更深刻地认识痴呆。

在第一版《一天36小时》面世后的几年里，许多家庭看护者和专业人士与我们分享了他们的想法和解决问题的办法，我们也把其中的许多想法吸收进新的版本中。许多人也提到了希望每一个想法和建议都能在新的版本中进行详述。一些患有痴呆的读者看了这本书并且做了评论。我们的朋友、同事、海外版的翻译者、内科医生、牙科医生和其他人主动地回答了我们的问题，并且提出了他们的建议。随着时间的推移，我们思考着这些信息，并且根据看护者和专业人士的经验进行检验。这个学习、成长、考验和重塑的过程塑造了新的版本。在这里不可能列举出所有做出贡献的人的姓名，也不能干涉大家的隐私。然而，我们对这个世界大家庭的慷慨非常感激，感到亏欠。

阿尔茨海默病协会已经把这本书散发给了无数的人，并且该协会委员会成员和工作人员都为内容更新做出了贡献。凯瑟琳·林（Kathryn Ling）、汤姆·柯克（Tom Kirk）、琼·达希尔（Joan Dashiell）和南希·隆巴尔多（Nancy Lombardo）博士为本书的第二版献出了大量的宝贵时间。在第三版出版之前，帕特里夏·平克欧希（Patricia Pinkowshi）——图书馆和信息咨询服务处的主任，对当时的最新信息和咨询进行了检索，保罗·麦卡蒂（Paul McCarty）——董事会的前成员，帮助更新了疗养院的相关信息。

在之前的版本中，注册护士珍妮·弗洛伊德（Jeanne Floyd）博士和社会工作硕士珍妮特·艾布拉姆（Janet Abram）为护理和社工的问题提供了大量的信息。戴维·查夫金（David Chavkin）检查了疗养院改革法案、美国联邦医疗保险（Medicare）和医疗补助计划（Medicaid）部分的准确性。国家高级法律服务中心的工作人员对本书涉及的法律问题也提供了建议。国家公民疗养院改革联盟的工作人员，特别是芭芭拉·弗兰克（Barbara Frank）、露丝·尼（Ruth Nee，社会工作硕士）、萨拉·伯格（Sarah Burger，社会工作硕士）和埃尔玛·霍尔德（Elma Holder，社会工作博士），检查了疗养院和疗养院法律部分的内容。吉恩·范德基夫特（Gene Vandekieft）帮助我们理解了保险问题。就职于美国国会技术评估办公室的凯蒂·马斯洛（Katie Maslow，社会工作硕士）和杜克大学的莉萨·格威瑟（Lisa Gwyther，社会工作硕士）是第一版的长期支持者，分享了她们在多个领域的专业意见。琼·马克斯（Jean Marks，社会工作硕士）和她所在的阿尔茨海默病协会纽约市分会的工作人员，与我们分享了他们身边的头脑糊涂的人单独居住生活和人数较少的家庭的经验。雷·拉什科（Ray Rashko）同样也为我们提供了头脑糊涂的人单独居住生活的信息。美国国税局信息部和约翰·肯尼利（John Kenneally）为我们提供了关于税收法律的信息。托马斯·米尔松（Thomas Milleson，口腔外科博士）和理查德·狄克逊（Richard Dixon，口腔外科博士）为口腔治疗护理提供了指导意见。卡特·威廉斯（Carter Williams，社会工作硕士）和米尔德丽德·西蒙斯（Mildred Simmons）帮助我们理解了限制活动的作用。玛丽·巴林杰（Mary Barringer，注册护士）和琼·马克斯（Jean Marks）帮助我们提供处理失禁的内容。托马斯·普赖斯（Thomas Price，医学博士）为我们提供了多发梗塞性痴呆的信息。格林·柯克兰（Glenn Kirkland，理学硕士）阅读了整篇稿件，并且做了大量有价值的批注；他还研究了一些小工具，可能对一些家庭有用。劳拉·德尔·格尼斯（Laura Del Genis）为营养学方面提供了信息。

修改和正在进行的工作得到了约翰·霍普金斯大学精神病学系 T. 罗（T. Rowe）和埃莉诺·普赖斯（Eleanor Price）教学服务部门、Richman 阿尔茨海默病及其相关疾病家庭专业服务、莉拉·伊埃克森·巴克斯利（Lila Eareckson Baxley）纪念基金以及斯坦普勒（Stempler）痴呆研究基金的支持。我们感谢那些资助我们的研究和教学的捐助者和其他人。同样，我们也得到了国家精神卫生研究所、国家老年研究所和国家神经病学和卒中研究所的支持。以下人员帮助我们完成第四版：戴维·艾布拉姆斯（David Abrams，美国临终关怀基金委员会主席）、劳拉·赖夫（Laura Reif，博士）、舍曼·马（Sherman Mah，药师）和比尔·塞克斯顿（Bill Sexton）。

一位好的编辑对于一本好书至关重要，很幸运的是，《一天36小时》这本书的成功离不开两名杰出的、勤恳工作的编辑的付出。安德斯·里克特（Anders Richter）是第一版的编辑，并且促成了多种语言版本的面世。也是他开始了第二版的写作。温迪·哈里斯（Wendy Harris）继承了《一天36小时》编辑管理中充满能量、具有技巧、勤恳付出的传统。对这两位编辑，我们深表感激。

目　录 CONTENTS

第一章　痴呆

近两三年来，玛丽感到自己的记忆力越来越差了。首先出现的是很难记起朋友孩子的名字，后来整整一年的时间里她彻底忘记了自己亲手制作的草莓果酱。为了防止自己忘记重要的事情，她把事情记在笔记本上。她不断地告诉自己，这是因为自己年纪越来越大了。但是随后她发现自己还出现了其他问题——有时需要使劲儿去想一个以前一直知道的词语，她开始担心自己是不是快变成老糊涂了。

最近，当玛丽与朋友进行交谈时，她意识到自己的问题不仅仅是偶尔忘记一个名字这么简单，她有点弄不清谈话的内容了。她也做出了相应的调整。例如，她总是能给出一个适当的答案，即使她暗暗感到困惑。除了她的儿媳，周围没有人注意到玛丽的问题。她的儿媳对玛丽最好的朋友说："我觉得妈妈的脑子一天不如一天了。"这个问题一直困扰着玛丽，有时她为此深感郁闷，但是她从未意识到这是健康出了问题。她周围没有可以倾诉的人："我的记忆力越来越差，我感觉到一天不如一天了。"除此之外，她根本不想思考这个问题，也不去想自己正在变老，最重要的是，不想让别人把她当作老年人来对待。她觉得自己仍在享受生活并且能够管理好自己的生活。

到了冬天，玛丽生病了。起初认为是普通的感冒，她去看了医生，医生给她开了一些药，并且安慰她在她这种年纪就不要想太多了，这点让玛丽感到气愤不已。她的健康状况很快出现恶化，整天躺在床上，感到害怕、无力和非常疲惫。玛丽的邻居给玛丽的儿媳打了电话。当他们一起去看玛丽时，发现她已经处于半昏迷状态，发着高烧，喃喃自语。

住院的前几天，玛丽对于周围发生的事情记忆模模糊糊、断断续续。医生告诉玛丽的家人她得了肺炎并且肾功能也出现了问题。作为一家现代化的医院，他们已经使用了所有的手段来治疗她的感染。

　　玛丽感觉自己到了一个陌生的地方，周围的一切都从未见过。来来往往的都是陌生人。他们不断地告诉玛丽她在哪，但是她总是忘记。在陌生的环境里，她也不再努力补救她的健忘了。急性病引起的精神错乱加重了她思维的混乱。她认为她的丈夫来看过她——那是一个穿着军装的帅气小伙儿。后来她的儿子也来看望她，让她感到惊讶的是他父亲竟然没有和他一起来。她的儿子不断地告诉她："妈妈，爸爸已经去世 20 年了。"但是她认为丈夫没有死，因为他刚才还在这儿。她还抱怨自己的儿媳从未看望过她，而且当儿媳解释说"妈妈，我早上刚来过"时，她认为这个女人在撒谎。做出的解释她一点也不相信。事实上，她一点儿也回忆不起早上发生过的事情。

　　在玛丽的世界里，人们来到她的周围，戳她、推她，不是把东西拿进拿出，就是乱放在她的周围。他们还用针扎她，让她往瓶子里吹气。她并不理解并且他们也不解释往瓶子里吹气是强制她深呼吸以增强肺功能、改善循环。那些瓶子已经成为她的噩梦。她不能够记起她在哪里。当她想要去卫生间时，他们把床两侧的栏杆拉起来，不让她下床，所以她大声哭喊，泪流满面。

　　后来玛丽的身体状况逐渐好转，感染治愈了，头晕也好了。之前只是在这次生病的急性期，她曾出现过幻觉，但是在发热消退和感染治愈后，她的意识模糊和健忘症状比以前更加严重了。尽管这次生病本身可能不会对她的记忆力产生影响，但是已经耗费了她大量的体力，并且让她与之前熟悉的生活环境脱离，不能够自立。更为明显的是，这次生病让大家注意到玛丽的状况十分糟糕，现在家人一致认为她不能够自己生活了。

　　玛丽周围的亲朋好友不断地和她交谈。毫无疑问，他们已经制订好计划并且告诉她，但是很显然她总是忘掉。当她终于能够出院的时候，家人把她送到她儿媳的家中。大家在她出院的那一天都感到很高兴，并把她领到一个房间里。这个房间里摆放了一些她自己以前的东西但不是全部。她暗自想在她生病期间其他的东西也许已经被偷了。大家不断地告诉她那些东西怎么处理了或者放在哪儿了，但是她不能够记起大家跟她说过的话。

　　大家告诉玛丽她现在住在她的儿媳家——虽然多年以前，她就下决心不会跟自己的子女住在一起。她想住在自己的家里。在自己的家里，她能够找到她需要的东西；在自己的家里，她一厢情愿地认为她能够像以前一样照顾好自己；在自己的家里，她也许能够发现那些珍藏了一生的财物究竟怎么样了。这里不是她的家：她失去了独立性，她的东西都不见了，并且感到巨大的失落。玛丽不能够记起儿子充满爱意的话语和解释——她现在已经不能够独立生活了，她现在住在儿子家是做儿子的给母亲的最好安排。

　　玛丽经常感到害怕，一种无法言喻、无法名状的恐惧感笼罩着她。她受损的大脑已经不能够让她清晰地描述或者解释她的恐惧。大家来时，她当时能记住，但随后这些记忆又都溜走了；她不能够分辨什么是现实，什么是记忆；卫生间为什么不在昨天去过的地方；穿衣已经成为一件折磨人的事情，她忘记了怎样扣扣子，也不知道怎样给自己系腰带。她已经不能够想起该怎样做这些事情和为什么要这样做。

　　玛丽渐渐地不能理解她看见的和听见的东西。噪音和混乱的思维让她感到恐慌。她不能理解，别人也不去解释，因此玛丽经常感觉到恐慌不已。她经常担心自己的东西：属于她母亲的一把椅子和一些瓷器。周围的人一遍又一遍地告诉她这些东西怎么样了，但她总是忘记。她想也许有人偷了吧，她认为自己已经丢了太多东西。玛丽把她现有的东西都藏起来，但是很快就忘记自己把东西藏在哪里了。

　　"我无法让她去洗澡，"玛丽的儿媳绝望地说道，"她身上都有味道了。如果她还是不洗澡，我怎么能够带她去成人日间看护中心呢？"对于玛丽来说，洗澡已经成了恐怖的经历，浴缸就是一个神秘的地方。玛丽总是不能够记住如何控制好洗澡水：有时洗澡水全被放掉了；有时浴缸里的水面不断上升，她也不知道如何关掉水龙头。浴缸和许多需要记忆的事情联系起来，意味着玛丽需要记住怎样脱衣服，如何找到浴室以及如何洗澡。玛丽已经忘记如何用手指拉开拉链，也不能记住脚如何迈进浴缸。有太多的事情让受损的大脑来考虑，这让玛丽惊慌失措。

　　我们中的任何一个人遇到麻烦时会如何反应呢？我们也许会暂时

避开麻烦然后想出解决问题的办法。有人也许会出去喝杯啤酒，有人也许会去花园锄锄草或者散散步。有时我们也会感到生气和愤怒，会对引起我们愤怒的人进行反击，至少我们身体力行地处理这些麻烦。或者有时我们会意志消沉一段时间，直到自然痊愈或麻烦消失。

玛丽仍旧保持着自己处理麻烦的方式。当她感到紧张时，她会考虑散散步。她也许会在门廊处停留，向外张望，走来走去，然后离开——远离麻烦。尽管麻烦还在并且变得更糟，因为玛丽可能迷路了，周围的一起都变得陌生起来：房屋不见了，街道也不是自己所熟悉的了——是她儿时居住的那条街，还是儿子成长时居住的那条街呢？恐惧感不断袭来，紧紧揪住她的心。这让玛丽走得更快了。

有时候玛丽也会表现出愤怒，但是她不能理解自己的愤怒是为了什么。她的东西丢了，好像连她的生活也丢掉了。她的记忆之门突然打开又突然关闭，或者干脆和记忆一起消失了。谁会不生气呢？她认为有人拿了她的东西，那是她珍藏了一辈子的宝物。是她的儿媳吗？还是她的婆婆？或者是她童年时怨恨已久的姐姐呢？玛丽不断地责怪她的儿媳，但是又很快忘记了她的怀疑。但是她的儿媳不断地重复面对这样的场景，关键是她不能选择忘记。

我们中的许多人都能够回忆起自己上高中的第一天。我们在入学前一天整宿不能入睡，生怕上学的路上迷路，或者是在陌生的楼里找不到教室。对玛丽来说，每一天都如此。她的家人开始送她去成人日间看护中心，每天早上都有车辆接她去，下午的时候儿媳接她回家。虽然日子久了，玛丽仍然记不住自己下午应该被接回家。房间位置的记忆也是不牢靠的，有时候玛丽不能够找到要去的房间。有时甚至闯入男卫生间。

玛丽还保留着许多社交技巧，所以在看护中心她可以和其他人聊天、开玩笑。玛丽在看护中心感到很放松，她喜欢在那儿和其他人一起分享快乐的时光；但她从不把这些在看护中心发生的快乐的事情告诉她的儿媳，因为她记不住。

玛丽喜爱音乐。音乐似乎已成为她记忆中不可抹去的一部分，即使大部分记忆已经受损，但是她仍未忘记对音乐的喜爱。她喜欢哼唱一些经典的、熟悉的歌曲，并且喜欢在看护中心唱歌。即使她的儿媳唱得不是很好，玛丽也记不住这一点，但是两个女人发现她们很喜欢在一起唱歌。

最终玛丽的家人从体力上和感情上都感觉到不能承受照顾玛丽所带来的压力，于是他们把玛丽送进一个养老院。在养老院生活的最初的日子里，玛丽感到过恍惚和恐慌；随着一天一天过去，这些不好的感觉逐渐退去，玛丽觉得养老院里那个属于她自己的、不算大的、充满阳光的房间给她带来了安全感。她不能够记住每天有哪些生活安排，但是这种井然有序的生活模式让她感到很舒适。有时候她觉得她还是喜欢待在看护中心的时光，可是有时候就连她自己也不能够确定到底喜欢哪种生活。她很高兴卫生间就在眼前，这样她就不用努力记住卫生间在哪里了。

当玛丽的家人来看望她的时候，她感到很高兴。有时候她能记起大家的名字，更多的时候却想不起来。她不能记住上周家人来看过她，因此她常常责怪家人老不来看她。玛丽的家人不知道该说些什么，于是他们抱住她瘦弱的身躯，握住她的手，陪她静静地坐在那里或者一起唱着老歌。她非常喜欢家人不尝试让她回忆自己刚才说了些什么，或者不告诉她他们上周来过，或者不问她记不记得这个人或那个人。她很享受家人抱着她并且爱着她的感觉。

当你的家人已被诊断为痴呆患者，可能是阿尔茨海默病、血管性痴呆或者其他疾病中的一种（参见第十八章），也许你不能确定目前的具体状况，但无论疾病的名称是什么，一个你亲近的人正在失去他的智能——一种思考和记忆的能力。他正在变得健忘，他的性格也许会发生改变，也许会出现抑郁、喜怒无常或者孤僻。

这些疾病中的许多种，虽然不是全部，都可以引起成人出现慢性、不可逆的症状。当医生对你的家人做出痴呆的诊断时，患者及家人需要共同面对这种疾病，并且学会如何继续生活。无论你选择自己在家照顾患者还是把他送进养老院或者寄宿护理院，你都将发现需要面对许多新的问题，需要面对当自己的亲人患有逐渐丧失能力的疾病时出现的各种各样的酸甜苦辣。

这本书的意义在于帮助你做出调整，帮助你适应并承担照顾痴呆患者的日常护理工作。我们搜集了许多家庭遇到的问题，这些材料能帮助你找到答案，但是这并不能替代你从医生或者其他专业人士那里得到的帮助。

什么是痴呆？

你也许听说过一些不同的关于健忘、失去推理和思考能力的术语；你也许听说过某人被诊断为患有"痴呆"或者"阿尔茨海默病"；你也许听说过一些医学术语，如"器质性脑病"、"动脉硬化"或者"慢性脑病综合征"；你也许想知道这些情况与"衰老"有什么不同。

医生在特殊情况下会使用"痴呆"这个词语。痴呆并不是指发疯，这是一个由医学专业人士选择的、最不具有侵犯性以及描述这类疾病最准确的词语。痴呆描述了一个症候群，不是一种单一的疾病或者引起症状的疾病的名称。神经认知障碍是新近出现的、临床医生以及研究人员用于代替痴呆的专业术语，它与痴呆意义相同。

有两种情况可以导致出现精神恍惚、记忆力丧失、定向力变差、智力受损或者类似问题。对于不仔细的观察者来说，这两种情况看起来相似，有时还会混淆。一种情况是痴呆，另一种情况是谵妄（即精神错乱）。关于谵妄我们会在本书的第十八章进行讨论。搞清楚谵妄的定义非常重要，因为有时候可治愈的谵妄往往会被误认为是痴呆。有时阿尔茨海默病患者及其他类型的痴呆患者也会出现谵妄的症状，并且这些症状往往比痴呆引起的症状更严重。

许多疾病都能够引发痴呆症状，有些疾病是可以治愈的，有些则不能。例如甲状腺疾病，如果能够及时纠正甲状腺的异常就可治疗痴呆。在本书的第十八章中，我们对导致痴呆的疾病种类进行了总结。

阿尔茨海默病是一种最常见的、不可逆转的成人痴呆。智力受损逐渐进展，从最初的健忘发展至完全丧失能力。阿尔茨海默病患者的脑部结构和化学成分都会发生改变。现如今，医生仍旧没有找到方法阻止该病的进展或是治愈该病。然而，有很多方法能够减轻患者行为和情感方面的症状，让家人感到这些状况还可以控制。

血管性痴呆被认为是导致痴呆的第二种或第三种最常见的原因。通常是大脑出现多次小卒中引起，但是也有可能是其他疾病影响到脑动脉所致。有些卒中发生的范围很小不足以引起你或者患者的注意，但是这些小卒中可以影响到大脑的组织结构，继而影响到记忆力和智力。这种情况常常被称为"动脉硬化"，但是相关尸检研究显示这些问题是由卒中损害引起的而不是循环供血不足引起的。有些病例研究显示治疗能够降低情况进一步恶化的可能性。

阿尔茨海默病有时和血管性痴呆同时出现。这些疾病的诊断和特征将在第十八章中讨论。

阿尔茨海默病通常出现在老年人群中，但是近 1/3 的老年痴呆患者的病因是其他疾病。如果一个人在中年出现痴呆症状或者出现的症状与阿尔茨海默病的症状不相同，医生应考虑为其他类型的痴呆。第十八章对痴呆的类型进行讨论，这本书的主要内容是对患有任何一种能够导致痴呆的疾病的患者出现痴呆症状后的日常护理的一般性准则。

痴呆患者也会患有其他疾病，痴呆使得这些患者更易于出现其他健康问题。其他疾病或者用药后出现的反应能导致痴呆患者出现谵妄。谵妄会让痴呆患者的精神和行为症状恶化。所以为了痴呆患者的整体健康并使整体护理更加简单，能够发现痴呆患者的其他疾病并立即进行治疗是十分重要的。如果能有一位医生肯花时间为你和你身边的痴呆患者来做这件事情也是十分重要的。

老年人出现抑郁是很常见的，并且抑郁也是引起记忆力减退、意识恍惚以及其他精神功能改变的原因。抑郁患者的记忆功能随着抑郁症状的治疗也会出现好转。尽管抑郁症状也可出现在症状不可逆转的痴呆患者身上，但是通常来说抑郁症状是可以治愈的。

也有几种不常见的情况可以导致痴呆，本书将在第十八章中讨论。

导致痴呆的疾病并未表现出社会背景或种族特征：富人或者穷人，聪明人或者思维简单的人都可能患有痴呆。如果你的家人中有痴呆患者，请不要感到羞耻或者尴尬，许多聪明的名人也患有导致痴呆的疾病。

严重的记忆力减退绝不是衰老过程的正常演变。设计良好的研究得到的数据表明，7%~8% 的老年患者出现严重智力受损，10%~15% 的老年患者出现轻度智力受损。80 岁或 90 岁以上的老年人比较容易患上导致痴呆的疾病，但是 50%~70% 的老年人即使达到高龄也没有出现明显的记忆力减退或者痴呆的其他症状。在我们逐渐变老的过程中，出现轻微的健忘是很常见的，但是不足以影响我们的生活；大多数人都知道一些老年人即使到了 70 岁、80

岁甚至 90 岁以后还能够积极生活并且智力完好无损。玛格丽特·米德、巴勃罗·毕加索、阿尔图罗·托斯卡尼尼以及艾灵顿公爵直至去世的那一天仍在工作，他们都超过了 75 岁，毕加索活到了 91 岁。

当越来越多的人进入老年期，对于我们来说认识痴呆变得至关重要。据估计大约有 500 万的美国人出现了不同程度的智力受损。一项研究估计，仅阿尔茨海默病一种疾病，2008 年在美国发生的医疗费用支出就高达 1600 亿美元！

痴呆患者

通常情况下，痴呆的症状会逐渐加重，有时患者是第一个发现出了问题的人。患有轻度痴呆的人通常能够清楚地描述自身的问题："我想不起任何事情了"，"我想说话的时候却找不到合适的词"。家人在开始阶段也许不会注意到变化。尽管痴呆患者很有技巧地掩饰自身的问题，但是他很难记住事情。你也许会注意到他的理解力、推理能力以及良好的判断力出现了不同程度的损害。痴呆的发生以及病程的进展取决于是由何种疾病引起以及其他一些相关因素，其中一些因素可能还不得而知。有时麻烦总是突然出现：当你回头看的时候，你也许会说"爸爸和以前不一样了，这已经有一段时间了"。

当人们出现问题的时候，会有不同的反应：一些人很有技巧地掩饰困难；一些人写下需要记住的事情来帮助记忆；一些人坚决否认出现问题或者把问题怪罪到他人头上；一些人意识到自己记忆力越来越差的时候会出现抑郁或者变得易被激怒，其他一些人会在表面上保持开心。通常患有轻中度痴呆的患者还是能够完成大部分自己以前经常做的事情。正如其他疾病的患者，痴呆患者依旧能够参与自己的治疗、家庭决策或者为将来做打算。

早期出现的记忆力的问题有时会被误认为是过于紧张、抑郁或者精神疾病。这些误诊都会给患者本人及其家人造成负担。

一名患者的妻子在回忆自己的丈夫出现痴呆症状的情况时，并未提及他的健忘，首先注意到的是他的情绪和态度的改变："我不知道出了什么问题。我不想面对它。查尔斯比平常更安静了，似乎有些抑郁，但是他总是把这些怪罪到同事头上。然后他的上司通知他岗位调整——实质上是降级处理——他被调整到一个规模更小的分公司。没有人告诉我任何事情，只是建议我们应该休假放松一下。随后我们就去度假了，我们去了苏格兰，但是查尔斯似乎没有好转。他的情绪低落并且易怒。他换了新的工作，但还是不能够胜任新的岗位，他又把这一切都归咎于年轻同事。他变得非常容易生气，我常常怀疑是不是这么多年来我们俩之间出了什么问题。我们去看了婚姻咨询师，但是这让事情变得更糟。我发现他很健忘，但是我一直认为这是由压力引起的。"

她的丈夫说道："我知道出了一些问题，我也感觉到自己因为一些小事情大发雷霆。大家认为我应该知道如何运作，但是我……我真的想不起来了。婚姻咨询师认为这是由压力引起的，但是我自己感觉到是其他原因。这是一件可怕的事情，我被吓到了。"

一些疾病引起的痴呆是逐渐进展的，这些患者的记忆力逐渐变差，并且问题比较明显。他也许不能够说出今天的日期或者现在在哪里；也许不能够完成一些简单的任务，比如穿衣服；也许不能够完整地说出一句话来。当痴呆症状进展的时候，脑部受损明显地影响到许多功能，包括记忆、运动功能（协调性、书写能力、行走能力）以及语言功能。患者也许会出现给熟悉的事物命名困难，走路姿势笨拙或者拖步行走。他的能力波动很大，有时前一天和后一天不同，甚至一小时之内也会出现很大的波动。这一情况使得家人很难弄清楚该怎么办。

有些人还会出现性格的改变，而有些人会一直保留通常具有的品质：一直很亲切、讨人喜欢的人仍旧保持着这些特质，或者一些很难相处的人会更加难相处。有些人的变化则非常大，从和蔼可亲突然变得很苛刻，或者从热情变得冷漠。这些患者也许会变得消极、依赖性增强以及无精打采，或者变得焦躁不安、容易沮丧以及易被激怒；有时他们又会变得苛刻、可怕或精神压抑。

一个患者的女儿这样说道："我的妈妈过去一直很开心，性格外向。我们知道她已经开始变得健忘了，但是最糟糕的是她不想再做任何事情。她不想去理发，在家里也不收拾屋子，她再也不想走出这个屋子一步了。"

一些很琐碎的事情就会惹得那些有记忆力问题的人感到心烦，以前对他们来说简单易行的工作现在变得困难无比，而且有可能为此表现出沮丧、生气或者抑郁。

> 另一个患者的家人这样说道："爸爸身上发生的最糟糕的事情是他的脾气变了。他以前是一个很好相处的人，而现在他经常为了一些小的不能再小的事情发脾气。昨天晚上他甚至对我们这些十几岁的孩子说阿拉斯加不是一个州。他不停地发牢骚，大声叫喊着发泄不满并且怒气冲冲地走出房间。当我让他去洗澡的时候，我们又起了争执，他一再坚持自己已经洗过澡了。"

痴呆患者的亲友一定要记住他的许多行为不受他自己的控制。例如，他也许不能够控制自己的怒气或者停止踱步。发生的这些改变并不是因为患者变老了，而是由于他们脑部结构受损，所以痴呆患者很难控制自我。

一些痴呆患者可能会出现幻觉（听到、看到或者闻到一些并不真实存在的东西或气味）。这些对于有幻觉的痴呆患者来说是真实存在的，但是会让家属感到恐惧。一些患者易对别人产生怀疑，有时他们会责备别人偷了他们的东西。实际情况是他们常常把东西放错地方并且忘记自己把东西放在了哪里，所以他们会感到困惑并认为是别人偷了他们的东西。

> 一个患者的儿子回忆道："妈妈太多疑了。她把钱包藏起来，把钱藏起来，把珠宝首饰也藏起来。然后责怪我的妻子偷了这些东西。现在她又认为我们偷了她的镀银餐具。最让人头疼的是她看起来并不像生病了。很难想象她不是故意做这些事情的。"

在进行性痴呆的最终阶段，患者大部分脑组织已经受到疾病的侵犯，可能需要卧床，不能控制小便，不能表达自己的感受。在疾病的最后阶段，患者需要有技术含量的护理。

很重要的一点是请记住上述症状不一定都出现在同一患者身上，你的家人也许从未表现出上述症状中的某几种或者可能出现了本书中尚未提及的症状。疾病的发展进程以及预后因具体疾病和个体的差异而不同。

你将何去何从？

如果你怀疑身边的亲友可能患有痴呆，应该怎么办呢？你需要搞清楚自己现在的状况并且弄明白需要做什么事情来帮助他，还需要保证一切都在你能够承受的范围之内。也许你还有很多问题，这本书将开始帮助你寻找答案。

你需要知道疾病的起因和预后是什么，每一种导致痴呆的疾病都是不同的。也许你从不同的医生那里得到对疾病不同的诊断和解释；也许你不知道身边的患者到底出现了什么问题；也许患者还未进行全面的诊断性检查，你就被告知患者患有阿尔茨海默病。因此你必须在自己或者医生对日常问题做出正确反应之前，先进行判断并且获得关于疾病发展进程的知识，为将来做好打算。通常比较理想的做法是你先弄清楚接下来会发生什么事情，对疾病的理解将有助于你摆脱恐惧和担忧，也有助于你更好地照顾痴呆患者。

在寻求帮助的早期，你也许想与阿尔茨海默病协会取得联系。这个协会将会推荐给你各种资源，并且能够给你提供支持和信息。

即使不能阻止疾病的进展，还有很多能够改善痴呆患者及其家人生活质量的事情可以去做。

痴呆的病情因为特定的疾病以及个人情况的差异而有所不同。你可能还没碰到本书讨论的某些问题，觉得跳过这些章节直接找到那些对你有用的内容会更实用一些。

应对的关键是判断力和机智。有时家庭深处问题之中却不能清楚地找到解决问题的办法；而有时候，没有人比家庭成员自己更能处理好这些难题。这里的许多意见和想法都是打电话或写信给我们的痴呆患者家属提供的，希望能够与大家分享、交流。这些意见和想法将帮助你有一个好的开端。

照顾一名痴呆患者不是一件易事。我们希望这本书中的信息能够对你有所帮助，但是我们也知道简单的解决方法不可能完全照搬使用。

这本书主要关注的是问题，然而值得记住的重要的一点是：痴呆患者及其家人仍旧可以生活在幸福和喜悦之中。因为痴呆类疾病进展缓慢，所以患者常常保存有享受生活以及与他人分享的能力。如果情况变糟，请你一定提醒自己，无论你身边的患者记忆力如何差或者行为多么怪异，他仍是一个独一无二的、特别的人。即使他已经发生了翻天覆地的变化或者我们被他现在的状况搞得烦恼不已，我们仍要继续爱他。

第二章　为痴呆患者寻求医疗帮助

这本书是写给你们的——痴呆患者的家人们。这是建立在假设你和身边的痴呆患者正在接受专业的医疗护理基础上的。在痴呆患者的护理工作中，家人和医疗专业人员应该相互合作，任何一方都不可能单独完成。这本书也不能代替专业医疗技术。不是所有的临床医生或者其他医疗专业人士都有时间、有兴趣、有技术去诊断或者护理痴呆患者。许多医疗专业人士非常了解导致痴呆的疾病，但是对于痴呆本身仍存有错误的概念。

你应该从你的医生以及其他医疗专业人士那里得到什么呢？首先是一个准确的诊断。一旦医生做出诊断，你将需要医生或者其他专业人士不断帮助控制痴呆的病情、治疗合并症以及帮助你找到需要的资源。写作本章的目的就是帮助你如何获得你的社区中最好的、最有可能的医疗护理资源。

其次，在导致痴呆的疾病进展过程中，你也许需要向一位医生咨询专业知识。例如神经科医生、老年精神科医生或者老年科医生，除此之外还包括基层医生，神经心理学医生，社工，护士，休闲治疗师、职业治疗师或物理治疗师，老年护理专家。每一位专业人士都需要接受专业的训练并具备娴熟的技术以胜任他们的工作。他们可以通力合作，首先对痴呆患者进行全面评估，然后帮助你处理不断出现的护理需求。然而，你应该坚持请一位医生对所有的检查、治疗以及协调护理进行跟踪监督。

评估疑似患有痴呆的人

当一个人在思考、记忆或者学习方面出现困难，或者出现性格改变时，就需要对其做全面评估。一项完整的评估可以告诉你和医生以下一些事情：

1. 患者所得疾病的本质；
2. 患者的病情是否能够被逆转或者治愈；
3. 残疾的性质和程度；

4. 患者在哪些领域可以保持正常的功能；

5. 患者是否患有其他需要治疗的疾病并且这些疾病会不会使她的精神问题恶化；

6. 疑似痴呆的患者及其家人或照顾者在社会或者心理方面的需求和资源；

7. 你所期待的未来的改变。

评估过程的差异取决于医生或者医院。然而，一项好的评估包括医学和神经科专科检查，同时也需要考虑患者现有的社会支持资源以及对患者现有能力进行评估。也许你不能够挑选医生或其他服务，但是你可以了解在评估过程中什么是重要的并且坚持让患者进行完整的病情检查。

对患者的评估应该从医生对患者进行仔细检查开始。医生需要通过一个对患者熟悉的人来了解患者以前的情况，如果可能的话由患者自己叙述。需要了解的情况包括患者发生了怎样的变化，出现了哪些症状和症状发生的顺序，还有其他的一些医疗信息。医生也会对患者进行常规体格检查以发现患者的其他健康问题。而神经系统检查（如让患者在闭眼后保持身体平衡，使用橡胶锤敲打踝关节或膝关节以及其他测试）也许会发现患者大脑或脊髓神经功能的改变。

医生将会对患者进行精神状况评估，询问一些关于现在的时间、日期以及地点的问题。还需检测患者是否能够记忆、集中精力、进行抽象推理、进行简单运算以及简单模仿。这些问题中的每一个都能检测出患者大脑不同区域的功能是否出现问题。当医生给患者进行测试时，他会考虑患者的教育背景以及患者是否感到紧张。

医生也许会开一些实验室检查，包括血液学检测。全血细胞计数（CBC）能够检查出患者是否有贫血或者感染。贫血和感染也可导致或者加重痴呆。血液生化检查可以检测出患者肝肾功能的情况，以及是否患有糖尿病或其他疾病。维生素 B_{12} 水平检测可以发现患者是否存在维生素缺乏，这也可能导致痴呆。甲状腺检查能够评估甲状腺功能。甲状腺方面的问题导致的痴呆是最常见的，也是可逆转的。梅毒试验检测（VDRL）可以显示是否存在梅毒感染（在青霉素发现以前，梅毒是常见的能够导致痴呆的疾病之一），但是梅毒检测结果阳性并不能说明患者一定感染过梅毒。血液检测都需要抽血，所以扎针取血可能会给患者带来不适感。

腰椎穿刺（LP）或脊髓穿刺是为了排除中枢神经系统感染的可能性（例如莱姆病、梅毒或肺结核）并发现其他异常。做这些检查通常需要在背部进行局部麻醉，可能会出现少量并发症。如果腰椎穿刺提供的诊断信息与所怀疑的疾病不相关则不需要进行。

脑电图检查（EEG）记录了脑电活动，进行该项检查时需要在患者的头部用胶水样的东西固定一些小导线（电极）。这项检查不会带来任何不适或痛苦，但是会让健忘的患者很困惑。此项检查有助于诊断谵妄和癫痫，并且为大脑功能异常提供证据，但是有时候痴呆患者的 EEG 检查结果是正常的。

电子计算机 X 射线断层扫描技术（CT）、磁共振成像（MRI）、正电子发射断层成像术（PET）和单光子发射计算机断层成像术（SPECT）都属于先进的放射学技术，确定患者的脑部是否存在由卒中、阿尔茨海默病或者其他导致痴呆的病变引起的改变。这些结果对于诊断是很重要的。但是由于这些检查费用较高，因此医生只在认为确实需要这些额外信息时才建议患者进行这些检查。本书将在第十八章对这些检查详细叙述。

这些检查需要患者平躺在一张特定的床上，并且把头部置于一个很大的像干发机或者开口的大圆环的仪器中，虽然不会带来痛苦但是噪音较大。这可能会让患者困惑和紧张。如果出现这种情况，医生可以开一些温和的镇静剂给患者，帮助他们在检查时放松下来。

有些检查，例如腰椎穿刺和 CT、MRI、PET 或 SPECT 扫描等影像学检查，医生会要求家属签署知情同意书。知情同意书上会列举出可能出现的所有不良反应。当你看到这些内容的时候可能会感到担忧和危险，事实上，这些检查相对比较安全。虽然 CT 和 PET 扫描的放射物暴露量较多，但是仍在安全范围内。如果你对可能出现的不良反应有疑问，可以让你的医生给你解释一下。

既往史、体格检查、神经系统检查以及实验室检查将会明确痴呆的诱因或者排除某些已知的诱因。除了这些医学评估检查以外，其他的一些评估方法有助于了解患者的功能状况以便为将来做打算。

精神和社会心理学评估基于对患者和家属的随访，为痴呆患者的个性化护理方案的制订奠定了基础。可以由医生、护士或者和医生一起工作的社工进行评估。这些评估包括帮助家属评价患者的情感状况、身体状况以及财务状况，痴呆患者居住的家庭环境，居住的社区里可利用的资源以及患者能够接受或者参与到计划中的能力。

医生判断患者是否有抑郁倾向是很重要的。抑郁可以引起与痴呆相似的症状，而且可以让已有的痴呆症状更加严重。因为抑郁是非常常见的，并且对治疗反应良好。无论什么时候出现抑郁，都需要让患者去看在老年精神病学方面有经验的医生。

一次专业的治疗评估有助于决定痴呆患者还能为自己做多少事情以及确定需要做些什么能够弥补她能力上的不足。这类评估需要由职业治疗师、康复治疗师或者物理治疗师来完成。这些治疗师是痴呆患者健康护理团队的重要组成部分。他们的作用常常被忽视，是因为在过去只有当患者有潜在的身体康复的可能性时才会去寻求他们的帮助。然而，他们可以发现患者还能做些什么，也可设计出帮助痴呆患者保持尽可能独立自主的方案。这类评估的一部分是对日常生活行为能力（ADL）的评估。在可控制的情境中观察痴呆患者是否能够管理自己的财务、做一顿简单的饭菜、自己穿衣服或者执行一些其他的常规任务。如果她能够完成这些任务中的一部分，这些情况将被记录下来。这些物理治疗师对各种各样的器械也很熟悉，有些器械对患者也是有帮助的。

神经心理学检查（也称为认知功能测试或者心理测试）可以用来检查患者哪些精神功能受损，哪些功能完好无损。这些检查需要花费几个小时的时间，评估记忆力、推理能力、协调性、写作能力以及自我表达和理解指令的能力。进行测试的精神科医生在让患者感到放松方面很有经验，并且会考虑到患者的教育和兴趣差异。

评估的最后部分就是与医生进行讨论，如果有可能，最好让评估团队的其他成员一起参加。医生将会给你或者患者本人（如果她能理解医生说的一部分话）解释他的发现。

在这个时候，医生应该给你一个特定的诊断（他可能会说他不能够确定）以及对整体的预后（他可能再次告知你他不能准确地预测将会发生什么）进行描述。也会给你解释其他检查的发现，如 ADL 评估、心理学检查和社会史。你可能会提出自己的问题，并能在对这些评估结果的理解中找到答案。医生也许会给你一些建议，比如推荐一些用药或者社区支持服务，或者他可能推荐你去咨询一些了解社区服务的人，让他们给你建议。你、医生，以及患者本人就能搞明白具体的问题，并且制订好计划来应对这一切。

一项完整的评估也许会花费一天多的时间，你也许想要把测试安排在不同的日子，这样患者就不会感到过于疲劳。医生通常需要好几天时间才能够得到实验室检查结果，并且还需要把这些检查结果记录在病历中。

评估检查通常是在门诊进行。

有时候家庭成员，偶尔也有专业人士会建议不要让糊里糊涂的痴呆患者再遭受评估测试的痛苦了。我们认为每一个在记忆和思考上存在问题的患者都应该接受准确的评估。评估检查并不是令人不悦的。已经习惯了和痴呆患者打交道的工作人员态度通常是和善和友好的。重要的是，这些工作人员会尽量让痴呆患者感到舒适，这样才能够测评出患者最真实的表现。

正如我们所说，许多原因都可以导致患者出现痴呆症状，有些是可以治疗的，其中一小部分是可以治愈的。如果因为没有做评估，使一个可被治疗的病因没被发现，就会造成患者及其家人白白忍受几年不必要的折磨。有些疾病如果发现及时是可以治愈的，但是如果未能及时发现就会对大脑造成不可逆转的损害。

即使发现一个人患有不可逆转的痴呆，评估检查也会告诉你一些信息，让你知道如何最好地护理患者以及怎样控制她的症状，给你制订将来的计划奠定基础。最后，重要的一点是你知道你为她做了你能做到的一切。

找到能够评估的人

在大多数地区，家人可以为疑似痴呆的患者找到能够进行整体评估的专业人员。你的家庭医生也许会做这些评估或者推荐你去能够完成评估的专家那里。当地的医院可能会给你提供一个医生的名单，这些医生对评估患有可导致痴呆的疾病的患者很感兴趣。在你居住的社区里的教学医院或者医学院的工作人员也许会知道对该领域感兴趣的专家。当地的阿尔茨海默病协会可以提供给你你所在区域里该领域的专家名单。某些地区已经专门设置了"痴呆中心"和"记忆力障碍门诊"，如果你已有所耳闻，你可以咨询你的医生那里的情况如何。参与一些管理式医学护理项目很有可能使患者受到全方位的评估，并得到对评估中所发现问题的相关解释。

在计划进行一次评估之前，你可以提前与进行评估的医生交流，咨询评估流程以及为什么这么做。如果在前期交流中你感觉这位医生对痴呆不是很感兴趣，最好尽早找到其他可能对此感兴趣的医生。

应该怎样判断家人是否得到了准确的诊断呢？在最终分析中，你必须相信医生已经尽力，并且要相信他的判断。与你自己去了解专业术语、诊断过程以及导致痴呆的疾病相比，这要简单得多。如果你以前得到过不同的诊断，请直截了当地跟医生沟通。对于你来说感觉得到了一个准确的诊断是非常重要的。如果没有进行完整全面的评估和检测，就不能排除其他问题，是不可能做出完全准确的诊断的。医生偶尔会在没有完成全面评估之前就做出阿尔茨海默病的诊断。如果出现这种情况，我们建议你再看看其他医生。

你也许听说过和你的家人有相似症状的患者被"奇迹般地"治愈了，或者类似于"衰老可以治疗"的说法。由于导致痴呆的一些病因是可以逆转的，并且痴呆和谵妄（参见第十八章）有时常被混淆，所以这些都极易造成重大的误解和困惑。还有个别不道德的人伪造痴呆这类顽疾可被治愈。我们将在第十七章讨论一些被媒体宣传为认知功能减退的"治疗方法"之类的东西。对于你来说，一个准确的诊断和一位你信赖的医生就足够了。你可以通过阿尔茨海默病协会、美国国立老年研究所主办的 ADEAR 网站和其他主要研究机构等一些正规渠道，得到相关研究进展的资讯。

痴呆的治疗和管理

导致痴呆的疾病需要进行持续的医疗观察。现有的专业服务有很多种。作为一名看护者，将承担许多护理工作。但是，有些时候你需要专业人士的帮助。

· 医生

你需要医生开具处方、调整药物、回答你的疑问以及治疗并发的疾病。日常随诊的医生并不一定是最初进行评估的医生，他可以是你的家庭医生、老年医学团队中的一员或者对老年用药感兴趣的医生。他不一定是专科医生，但是在需要的时候能够与神经科或者精神科医生共同解决问题。你选择医生的标准应该是：

1. 愿意并且能够花时间在你和你身边的痴呆患者身上；

2. 对于痴呆相关疾病有相当的了解，并且对痴呆患者可能出现的其他疾病、用药情况和发生谵妄很敏感；

3. 容易联系；

4. 可以给你推荐物理治疗师、社工和其他专业人士。

不是所有的医生都满足上述标准，一些医生担负着大量的临床工作，可能无暇顾及你的问题。任何一个人不可能完全了解医学的全部进展，所以有些医生可能并不擅长痴呆的治疗。最后需要说明的是，有些医生可能对治疗患有慢性、不可治愈的疾病的患者感到心里不太舒服。然而，直到医生综合了所有能够帮助你并满足你需要的专业人士的会诊意见才会给你做出诊断。你可以向多位医生进行咨询，直到找到那一位适合你的医生。你可以坦白地与他交流你的需求和期望，并且具体说明你会如何尽最大的努力配合他。医生受过保守患者秘密的培训，所以有些医生不愿意与其他家庭成员进行交谈，或者会让患者签署一些表格。有一些原因可以解释为什么你必须了解患者，那些与多个有痴呆患者的家庭打交道的医生发现与全体家庭成员进行交流是很重要的。你可以直截了当地跟医生沟通这个问题，并且请他对全体家庭成员尽可能地公开信息。

·护士

除了需要医生的专业知识和临床经验之外，你也许还需要能够与医生一起工作的注册护士所具有的专业技能。护士也许是你比较容易接触到的，并且能够协调你与医生以及其他可能提供优质服务的人士之间的工作；她能够理解在家照顾一名痴呆患者的艰辛；可以观察到需要报告给医生的患者健康状况的变化；也可以给你一些建议和忠告。在与你交谈后，护士会发现并且帮助你解决许多你面对的问题：她能够指导你如何有效地护理痴呆患者（处理灾难性反应，洗澡，解决吃饭问题以及使用轮椅）；她能够告诉你如何以及何时喂药，如何判断药物是否起效。有时候护士可以到你的家中去评估患者的状况并且对简化患者的居住环境以及节省你付出的时间和力气提出建议。执业护士能够行使医生的许多职能，例如开具药方，并且她们需要和基层医生紧密合作。

一名有执照的职业护士也可能对你很有帮助。

你的医生应该能够推荐一名护士给你，或者你可以打电话到当地的卫生部门或者家庭卫生服务中介机构，例如家庭探视护士协会进行咨询。在某些特定的情况下，如果医生开出护理医嘱，那么联邦医疗保险（Medicare）或其他医疗保险是能够报销护理费用的（参见第十三章）。

在某些地区，职业治疗师或物理治疗师也许能够为你提供帮助。

·社会工作者（社工）

社工需要具有特别的综合素质：他们知道你所生活的地区有哪些资源和服务，并且能够熟练地评估你的状况和需求以及把这些与能够提供的服务进行很好地匹配。有些人认为社工"仅为穷人服务"，这种想法是错误的。社工具备能够帮你找到你所需要的资源的能力，这点是非常重要的；他们也能够为你提供实用的咨询，帮助你和你的家庭全面地思考未来的计划；他们也能够帮助家庭调解关于过度护理的不同意见。

你的医生也许能够推荐一名社工给你，或者在患者住院治疗时，医院的社工也可以提供帮助。当地老年服务部门也许能够对年龄超过 60 岁的老人提供社工服务。

许多社区都设置有家庭服务中介机构，员工主要由社工组成。如果需要寻找当地社会服务机构，请查询电话簿黄页的"社会服务组织机构"部分或者在你所在的州和当地政府部门的名单下寻找。你也可以写信给儿童和家庭联盟的总部进行咨询，这一组织授权给私人中介机构，所以你也许能够得到离你最近的中介机构的名称。

在各种机构中都能够找到社工，包括公立的社会服务中介机构、一部分养老院、老年中心、公共住房小区和州政府卫生部门的当地办公室。有时候这些机构设有专门服务于老年人的部门。有些社区的私人诊所中也可找到社工。一些社工能给你的不住在城里的亲属安排一些支持性服务。社工都是经过专业培训的，在有些州，社工也需取得执照或得到专门机构的认可。在你选择社工的时候一定要了解他们获得的资质和接受的培训的情况。

社工的酬劳各异，取决于中介机构、你需要的服务以及你是否还需要该中介机构的其他服务（例如住院）。一些中介机构根据你的支付能力来收取费用。

在选择社工时，很重要的一点是你必须找一个对导致痴呆的疾病有所了解的社工。

·老年护理管理者

这是老年护理管理领域中相对较新的一个行业，旨在帮助人们协调在护理老年患者时需要的多种服务。并不是所有的老年护理管理者都了解痴呆的专业知识，所以一定要通过中介机构的推荐，或者仔细了解他们是如何服务他人的。这样的中介机构有阿尔茨海默病协会等。你也可以直接询问护理管理者关于她的知识水平以及为痴呆患者管理护理工作的经验。

·药剂师

作用更强、效果更好的药物正被用于治疗痴呆患者或同时合并痴呆的其他疾病患者。要确保药剂师清楚地知道患者正在服用的所有药物，特别是当这些药物是由不同的医生开具的时候，这样药剂师才能够发现潜在的药物相互作用，并且能够提醒你可能出现的药物副作用。

第三章　痴呆人群特有的行为表现

我们在第三章至第九章中讨论痴呆患者的家庭可能遇到的问题。尽管到目前为止，导致痴呆的疾病中很少有能够被治愈的，但请你记住可以通过多种努力让患者及其家人活得轻松一些，这很重要。我们在本书中提出的一些建议均来源于我们自己的临床经验或者患者家人的护理经验。

每一个人和每一个家庭都是不一样的，有些问题你可能从来都没有经历过。你将遇到的问题受到特定疾病性质的影响，也会受到你和痴呆患者的性格或其他因素的影响，例如居住地区。这部分内容只是一个可能遇到的问题的综合清单，当你遇到某一个具体问题的时候能够给你提供一些参考，我们不想让你读完这部分内容后感到未来有一长串的问题正等待着你。

大脑、行为和性格：为什么痴呆患者会这样做

大脑是一个复杂的、神秘的器官，是我们思维、情感和性格的来源。因此大脑受到损伤后会引起情绪、性格以及推理能力的改变，会使人变得难以相处。导致痴呆的疾病是生理性的：痴呆患者的许多精神功能和行为的改变源于患者大脑结构和化学物质的改变。大多数导致痴呆的疾病损伤大脑的过程是渐进性的，所以对患者的影响不像大部分卒中或者头部损伤造成的影响那样突然。痴呆患者的行为通常与患有其他疾病的患者的行为完全不同，令人迷惑。由于患者可能看起来很健康，所以疾病导致的某些值得注意的症状（例如性格的改变）就变得不那么明显了。

也许你想知道，哪些行为是由疾病引起的，哪些行为是故意或有意的，或者某些家庭成员不同意这样做。在随后的章节中我们会讨论你可能会遇到的一些行为症状并且给你一些建议，指导你应对。认识到这些行为症状是由大脑损伤引起的将有助于你处理这些问题。

大脑是一个难以置信的复杂器官，由数十亿微观神经细胞或大脑细胞组成。大脑的所有任务——思考、交谈、做梦、行走、听音乐以及许多其他功

能——都是由这些细胞相互联通完成的。

大脑不同的区域完成不同的任务。当一个人发生卒中后不能说话时，我们知道卒中发生在大脑的语言中枢并且损坏了完成说话这个任务所需要的细胞。卒中常常引起大面积损伤，但是仅涉及大脑的几个区域。导致痴呆的疾病可对大脑的多个区域产生损伤并且影响到精神功能的许多方面。另外，卒中造成的损害即刻发生但不太持续，而阿尔茨海默病逐渐引起越来越多的大脑损伤。这意味着不同的原因会导致不同的、不均衡的认知功能受损，患者能够做某些事情但是不能完成其他任务。例如，他也许能够记起很多年前发生的事情但是不能够想起昨天发生的事情。

我们的大脑能够完成成千上万种任务，但是我们通常意识不到自己正在完成这些任务中的大多数。我们可以假设其他人的大脑（像我们的一样）工作正常，但是对于痴呆患者我们就不能做出这样的假设。如果某人做出一些奇怪或者无法解释的事情时，通常是因为他的大脑的某个区域不能正常工作。除了控制记忆和语言之外，大脑让我们能够支配身体的各个部分，过滤掉我们不想浪费注意力的一些事情，对我们正在做的事情给出一些反馈，使我们能够认识熟悉的东西，并且协调正在进行的所有活动。当大脑受损不均衡时，患者往往做出一些常人难以理解的事情。

> 约翰·巴斯托能够记得他在生妻子的气，但不记得他妻子如何解释她为什么这么做，实际上他根本不记得妻子做了什么让他这么生气。

研究人员认为我们的大脑存储和处理情感的记忆不同于事实的记忆。痴呆可能引起某一功能的丧失但是对另一功能丝毫不产生影响。以前的交际技巧和惯用的交际辞令通常比洞察力和判断力保持更长的时间。因此，有时医生听一名痴呆患者说话觉得还好，但实际上他已经不能够照顾自己了。

受损的神经细胞也许就像一个接触不良的电灯泡，有时能亮，有时不能亮。这也可以解释为什么痴呆患者有时可以完成一项任务而有时又不能完成。即使我们完成一件看似简单的事情，我们的大脑也需要执行许多步骤才能够完成。如果导致痴呆的疾病阻止了这个过程中的任何一个步骤，这项任务就不能够完成。

"我让我的姐姐给我们俩都泡杯茶，可是她好像没听见一样。但半个小时后她走进厨房，给自己泡了一杯茶。"

很显然这个姐姐仍然能够完成泡茶这项任务，但是有可能即使她能听见别人的请求，却不能够理解对方言语的意思或者对言语不能够做出回应。

行为和精神症状常由大脑的损伤引起，这些是不能受个人控制或进行预防的。那些让你感到心烦的行为基本上不是有意而为之也不是故意要惹你生气，因为大脑本身受到了损伤，痴呆患者在学习事物或者理解内容方面的能力明显受限。如果期望痴呆患者能够记忆或者学习是白费力气，如果你尝试教他学习某些东西会搞得你们俩都很受打击。他也不想这样表现，并且也竭尽全力完成任务。

罗宾逊太太在大女儿的厨房中帮忙做家务，但是当她在小女儿家里时，她只会坐着发牢骚，也不动手帮忙。因此她的小女儿感到妈妈更偏爱姐姐，妈妈拒绝帮忙做家务只是变相地提醒她妈妈更喜欢姐姐。事实上，妈妈在变得健忘之前已经熟悉了大女儿的厨房环境，变得健忘以后，她不再学习新的东西，即使一些简单到放置碗盘之类的事情，因为这些碗盘需要放置在小女儿家那个她不熟悉的厨房里。

一个人的感情通常也会对他的行为产生影响，特别是痴呆患者，常常会感到失落、担心、焦虑、脆弱和无助。他可能感到自己不能完成某些工作，也可能感到自己很愚蠢。试想一下，一个痴呆患者很想对他的护理人员说一些感谢的话，可是脱口而出的竟然是一些冒犯人的话。请再试想一下，当熟悉的家园和朋友变得奇怪和陌生，那会是多么可怕的感觉！如果我们能够找到使痴呆患者感到更安全更舒适的方法，也许他的行为症状就可以减少。

其他事情同样可以影响到行为。当一个人感觉不适时，他也许不会去思考。在第六章，我们会讨论疾病、疼痛和药物如何使一个人的思维以及行为变得更糟。

当你和一个人说话时，他必须首先听到你的话：交流过程的第一步是感官输入。

痴呆患者立即复述听到的语句的能力也许能够保留，但是下一步，记忆话语的能力，至少暂时记忆，常常丧失。如果一个人不能够暂时回忆起你说的话，他就不能够有相应的回应。有些人常常只能够回忆起话语的部分内容，因此他只能够对记住的部分话语做出回应。如果你说"您孙子要来家里吃晚饭，您去洗个澡吧"，痴呆的爷爷可能只记住了"洗澡"，然后就这么做了；如果他什么内容也没记住，那么当你带他去浴室的时候，他也许会生气。

当交流的一方能够记住对方的话时，他还需要理解这些话的意思，才能对此做出评价。这其中的许多步骤都可能出错，因此就有可能出现回答不准确。一个人只能对他认为听到的话做出反应，而且他只能对他耳朵听见的、大脑记住的、思维能够理解的、大脑能够处理的话做出反应。如果他的大脑综合了这些信息，他将能够对他所理解的东西做出恰当的回应；如果他感到迷惑，比如他认为你是一个陌生人或者他是一个年轻人而你是他的母亲时，他也许会基于对当前环境的错误理解做出回应。通常一个性格温和的人会冷静地回应，一个脾气暴躁的人也许会带着愤怒做出回应，但是无论回应是什么，都是对他<u>所理解</u>的信息的回应。这个信息可能并不是你的本意。

交流的最后一步是答案。这里也会出现问题，痴呆患者给出的答案也许不是他打算做出的回答，比如一些听起来故意逃避的借口、侮辱性的言语或者愚蠢的答案。

在这个过程中我们还有很多不知道的东西。神经心理学家研究大脑意识并且尝试理解这些复杂的认知过程。他们常常能够指出为什么某一个特定的个人会做出这些事情，有时也会使用一些方法来检查缺失的能力。痴呆患者经常说一些话或做一些事让我们感到不能理解、不得体或故意的，关于这一过程是如何进展的仍有大量的东西需要了解，但几乎能够肯定的是这是由大脑损伤造成的。<u>你照顾的人是不幸的，但是你要知道他在尽可能地表现出好的一面。</u>在本书的其他章节中，我们会告诉你许多方法可以用来帮助这些痴呆患者。

你也许搞不清楚痴呆患者理解的内容是什么或者打算做些什么。因为大脑过于复杂，即使最优秀的专家也常常搞不清楚。除此之外，许多家庭没有看过神经心理医生。尽最大努力把问题归咎于大脑的损伤，而不是你引起的或痴呆患者故意做的。即使在道理说不通的时候，有爱心、安慰和冷静也是最佳的选择。

护理：一些大体的建议

了解信息。对导致痴呆的疾病了解得越多，在确定治疗行为症状策略时就会越有效。因为痴呆患者患有的特定疾病不同，所以尽可能地去获得行为症状的准确的诊断。

与痴呆患者交流你的想法。如果痴呆患者仅为轻至中度认知障碍，他能够参与解决自己的问题，你们可以相互交流各自的担忧；也许你们可以一起找到一些方法帮助记忆，这样有助于痴呆患者保持独立。轻度认知障碍患者接受咨询是有益的，有助于他们接受现实中的缺陷并且做出相应的调整。如果痴呆患者不能够认识自己的问题，那么请接受他的观点。

试试一次只解决一个最令你感到沮丧的问题。痴呆患者的家庭成员告诉我们日常生活中的问题常常是最难对付的。让妈妈每天洗澡、准备晚饭、吃饭或者清洗碗筷成为日常生活中令人痛苦的事。如果你感到你将要失去耐心的时候，请尝试一次仅解决一个问题，让你的生活变得简单一些，然后继续做下去。有时候一个小的改变会带来巨大的差异。

充分休息。痴呆患者的家庭常常面临的一个难题是护理人员不能够得到足够的休息或者没有机会卸下护理的重担，这样使得护理人员失去耐心，并且不能够忍受患者那些令人感到气愤的行为症状。如果事情正在向失控方向发展，请问问自己是否出现了上述情况。如果确实出现了这一情况，也许你应该想办法让自己在看护工作之余得到更多的休息时间或适时地中断看护一段时间。我们知道这是很难安排的，我们会在第十章中进行讨论。

使用你的常识和想象力。常识和想象力是你最好的工具，适应能力是成功的关键。如果一件事情不能够完成，请问问自己这件事情是否必须完成。例如，如果痴呆患者不能够正确使用叉子和勺子吃饭，但是可以用手拿东西吃，不要对这个问题太较真，尽可能地提供能用手拿着吃的食物，顺其自然。如果痴呆患者坚持戴着帽子睡觉，这对他是没有害处的，就由他去。认知丧失是不均衡的：尝试接受那些看似不合逻辑的东西。

保持幽默感。这会使得你度过许多危机。痴呆患者和普通人一样，也需要欢声笑语并且享受幽默带来的愉悦。当某些事情做错了时，你们俩可以开怀大笑。与其他痴呆患者家庭分享你的经历和经验是有益的。令人感到吃惊的是，这些家庭分享的经历通常是乐趣与辛酸共存的。

不仅要尝试营造尽可能自由的环境，也应提供符合痴呆患者需求的生活安排。安排一个包括用餐、吃药、锻炼、睡觉以及其他活动在内的，规律的、可预计的、简单的生活计划，每件事情按照固定的顺序并且在固定时间完成。如果你能够有规律地安排生活，痴呆患者就能够逐渐知道下一步该做些什么。只有生活计划不能奏效时，才改变这个计划。为痴呆患者营造一个可靠的、简单的生活环境，不要改变家具的摆放位置，要保持家里整洁。

请记住直接与痴呆患者进行交谈。谈话尽量保持冷静，语气轻柔。需要条理清晰地告诉痴呆患者你正在做什么并且为什么这么做，如果有可能，也邀请他尽可能地参与到决策之中；在他的听力范围内不要谈论他，并且提醒周围的人也不要这么做。

给痴呆患者戴上一个带有身份说明的项链或者手链。在项链或手链上附带的信息包括患者的疾病性质（例如"记忆受损"）和你的电话号码，这对于你来说是一件很简单但是最重要的事情。许多痴呆患者有时会迷路或者走失，身份信息有助于减少你焦急不安地寻找他的时间。有些商店或者药店可能出售这些东西，你所在区域内的阿尔茨海默病协会也许能够提供一些销售信息；你也可以从电话销售商以及其他公司那里购买移动电话和全球定位系统（GPS）设备，这些设备也可以帮助你找到走失的痴呆患者。

让痴呆患者保持活跃但不紊乱的状态。痴呆患者的家人经常询问是否重新训练、实际的指导或者保持活跃的状态将会减慢或者阻止病程的进展，也会问到是否处于无所事事的状态会加快疾病的进展。一些痴呆患者变得沮丧、无精打采或者冷漠，其家人常常考虑是否鼓励他们做一些事情能够有助于改善功能状况。

活动有助于保持身体健康并且能够防止其他疾病和感染的发生，保持活跃的状态有助于记忆受损的患者感受到他还是家庭中的一分子并且他的生命是有意义的。

很清楚的是，患有导致痴呆的疾病的患者不再具有得病之前的学习能力，因为他的大脑组织遭到破坏或者损伤，想让痴呆患者学习新的技术是一件不现实的事情。然而，如果经常重复，有些人还是能够学习完成一些简单任务的。一些人处于新的地方和环境会感到迷茫，但最终他们"学习"了一些东西以熟悉环境。

同时，过多的刺激、活动以及学习的压力不能达到任何目的，可能会让痴呆患者感到沮丧，也可能会让你感到不高兴，解决这类问题的关键在于学会平衡：

1. 接受痴呆患者失去某些技能的事实（有些女性患者失去烹饪技术就不能够做饭了），有助于保持良好的心态。重复地并且温和地提醒痴呆患者，可以使他愉快地接受这些信息（如果在痴呆患者被送往陌生的看护中心之前能够反复地告诉他他在哪里，将会是一件非常有意义的事情）。

2. 请记住即使是一些很小的刺激——来访者、笑声、变化——都有可能使痴呆患者感到心烦意乱。可以计划一些他能够接受的、有趣的、刺激的事情，比如散步或者拜访老朋友。

3. 尽可能地找到一些简单的方法使得痴呆患者能够参与到一些力所能及的活动中（不能够做一桌子饭的女士也许还能给土豆削皮）。

4. 去发现一些痴呆患者仍然能够做并且还在关注的事情。一个人的智能不会立即全部丧失，你和痴呆患者一起找到他仍能够做些什么，并且好好地锻炼这些能力，这将是十分有益的。例如：

> 鲍德温夫人常常不能够记起她想说的那个东西的名称，但是她能够通过手势清楚地表达自己的意思。她的女儿鼓励她说："用手指一下你想要的东西。"

5. 考虑请一个训练有素的专业人士到家里来拜访痴呆患者，或者让痴呆患者参与到为他们专门设计的群体项目之中（参见第十章），例如日间看护。日间看护可以给痴呆患者提供适度的刺激，并且能够让你有时间休息。

6. 我们在第十七章讨论一些你可能已经听说过的方法，这些方法可能会阻止或者延迟引起痴呆的疾病的进展。当你想要试试这些方法时，例如"记忆力增强"游戏，请首先考虑让患者保持冷静和舒适。例如，如果记忆游戏让患者感到烦躁不安，你应该立即停止这个游戏。

记忆问题

痴呆患者常常很快地忘记事情。对于记忆受损的患者来说，生活好像很快进入了电影的中间部分：刚刚发生的事，他就忘记了。患有导致痴呆的疾病的患者也许很快就忘了你刚告诉他们的事情，也可能开始准备做饭却忘记把炉子打开，或者忘记了现在是什么时间、自己在什么地方。近记忆力变差似乎让人不可理解，因为患者能够清楚地记得很久以前发生的事情。这本书给出了许多关于帮助记忆的建议。你也许会认为还有些东西对你有帮助。

健忘的人可能会清楚地记得多年前发生的事情，却想不起刚才发生了什么事情，或者他们能够记起某些事情，而有些事情却回忆不起来。这与大脑存储和接收信息的方式有关，而不是患者有意为之。

记忆辅助工具是否有效取决于痴呆的严重程度。患有轻度痴呆的患者也许会为自己设计一些提示器，然而程度更为严重的痴呆患者也许因为不会使用这些辅助工具而变得沮丧。手写便条和提示器更适用于轻度痴呆患者。

把一天的日程安排按顺序写下来放在痴呆患者容易看见的地方是一种很有帮助的做法。如果每天的日程安排很规律将会比频繁变化的日程安排更能减少痴呆患者的疑惑。

把熟悉的物品（图片、杂志、电视机、收音机）放在患者容易看见的相对固定的地方；干净整齐的生活环境有利于减少记忆力减退患者的困惑，并且能够较为容易地发现放错位置的东西；有些家庭发现给东西贴上标签十分有帮助，例如给抽屉贴上"玛丽的袜子"、"玛丽的睡衣"等标签。

但是请你记住，患有导致进展性痴呆的疾病的患者在晚期是不能够阅读或者不能够理解看到的文字的；他也许能够认识文字但是不能够做出反应。到那时，有些家庭会使用图片来代替文字表达信息。

当疾病出现进展时，患者甚至记不住你一分钟前告诉他的内容。为了让他安心，你需要不断地重复你的话并且反复提醒他。

反应过度或者灾难性反应

即使拉米雷斯小姐反复地告诉她的姐姐今天该去看医生了，她姐姐也一直不愿意上车，最后她姐姐尖叫着被两个邻居拖上车。在去诊所的路上，她姐姐不停地大喊"救命"；即使到了诊所还试图逃跑。

刘易斯先生在系鞋带的时候突然放声大哭，他把鞋子扔在洗衣篮里，然后把自己反锁在浴室里哭泣。

科尔曼夫人也讲述了类似的几件事情，她的丈夫把眼镜放错了地方。他对她说道："你怎么把我的眼镜扔了。"

她回答道："我根本就没有动过你的眼镜。"

他又说道："你总是这么说。可你说说我的眼镜怎么会不见了呢？"

"每次你的眼镜找不见了你就会怪我。"

"我没把眼镜弄丢，是你把我的眼镜扔了。"

与过去相比，科尔曼夫人知道她的丈夫发生了变化，过去他很少问她是否知道她的眼镜在哪里，而现在他总是责怪她并且主动开始争吵。

患有脑部疾病的患者容易被激怒，可能出现转换情绪速度过快；陌生的环境、迷惑、身处人群之中、噪音、被问很多问题或者被要求完成某一项难以完成的任务都可能突然诱发这样的反应。患者有可能哭泣、脸红、激动、生气或者变得固执，也有可能想要打击那些来帮助他的人，还有可能否认他正在做的事情或者把某些事情归咎到其他人身上来遮掩他的苦恼。

当出现某种情况超出痴呆患者有限的思考能力时，他就会出现反应过度。虽然当正常人被要求同时完成许多他能够完成的任务的时候，有时也会出现类似的反应，但是痴呆患者是对一些比较简单的日常任务反应过度。例如：

> 每天晚上，汉密尔顿夫人总是感到心烦意乱并且拒绝洗澡，当她的女儿坚持让她洗澡时，她总是和女儿争吵并且大喊大叫，这让家里其他人感到紧张。每天的这个时候，所有人对这个过程都感到恐惧。

洗澡意味着汉密尔顿夫人必须同时思考几件事情：脱衣服、解扣子、找到浴室、开水龙头然后进到浴缸里。同时，她感到不穿衣服就失去了安全感，也失去了自己的隐私和自主性。这个问题对于一个不能回忆起之前如何完成任务、如何洗澡，并且大脑不能够立刻处理这些事情的人来说实在过于沉重。其中的一种反应就是拒绝洗澡。

我们把这种行为称作"灾难性反应"（这里的"灾难性"用于指代一种特殊感觉，并不是指当时的情况一定是非常戏剧性的或者暴力性的）。通常灾难性反应看起来并不像是导致痴呆的疾病引起的，而更像是顽固倔强、爱挑剔或者过于情绪化的人的所作所为，但是因为一点小事而感到如此心烦意乱是不正常的。

对于你和痴呆患者来说，灾难性反应都是令人苦恼和筋疲力尽的事情，而且当你试图帮助的对象变得异常顽固或者爱挑剔时，这种情况会让你尤为苦恼。痴呆患者也会感到非常沮丧，并且拒绝一切必需的护理，因此学会如何避免或者减轻灾难性反应是使情况变得简单的关键因素。

在某些痴呆患者的家属开始觉得出了问题时，有时候灾难性反应和健忘是他们能够观察到的患者的最初变化。当你告诉轻度记忆障碍患者他的恐慌是正常的，并且你可以理解他时，他才会变得放心。

如何阻止或者减少患者出现灾难性反应取决于你、患者本人以及他的能力受限的程度。你将逐步学会如何避免或者<u>限制这些反应的发生。首先，你需要完全接受这样的想法：这些行为和举动不是由于痴呆患者的固执倔强或醒醌导致的，他们也并不是否认事实或试图控制你。</u>尽管听起来有些奇怪，但是他们也无法控制自己的反应，也许你比他们更能控制他们的反应。

控制灾难性反应的最好方法就是在这些反应发生前阻止。当然，引起灾难性反应爆发的原因多种多样且因人而异，因此你需要了解是什么原因让你的家人变得心烦意乱，你需要减少发作的次数和频率。引起灾难性反应的常见原因包括：

- 同时思考几件事情（例如，洗澡的所有步骤）；
- 试图做一些超出自己现有能力范围的事情；
- 由一些急脾气或者心烦意乱的人进行护理；
- 不想表现出不能胜任或者不能完成某些任务（例如，医生要求回答一些患者答不上来的问题）；
- 被要求加快速度（当患者思考或行动较慢时）；
- 不理解让他做的事；
- 不理解他看见的和听见的东西；
- 感到疲倦（没人有会在疲倦的时候依然保持最佳状态）；
- 感到身体不舒服；
- 不能够清晰地表达自己的意思（参见随后的章节）；
- 感到失落沮丧；
- 被像小孩一样对待。

任何有助于提示痴呆患者正在发生什么事情的方法都可以减轻灾难性反应。例如，遵守熟悉的日常生活安排，把东西放在熟悉的地方并写出提示（针对那些可以读懂提示的患者）。由于灾难性反应总是出现在需要患者同时思考几件事情的时候，因此我们应该简化患者的思考，每次只完成一个步骤，并且一步步地给出指示或者信息。例如，当你帮助患者洗澡的时候，一次告诉患者一件事情。"我解开你衬衣的扣子了。"然后跟他确定，他说："好的。"然后你接着说："我要脱掉你的衬衣了，非常好，我扶着你的胳膊，现在走进浴缸。"

要给痴呆患者留出反应的时间，如果你在旁边催促他，他的反应也许会变慢并且变得心烦意乱，请耐心地等待他的反应。

如果患者经常出现灾难性反应，尝试减少使他感到困惑的事情。例如，减少房间里的人数，降低噪音，关掉电视机或者减少房间里的摆设。关键在于简单化，减少已经受损的、判断力下降的大脑需要辨别的信号数量。

找一些痴呆患者力所能及的事情。如果陌生的环境让他感到不适，请不要带他外出旅行；如果他很容易感到劳累或者不舒服，请把朋友来访的时间缩短。

把要求最高的任务放在一天当中患者状态最佳的时间来完成，当患者感到疲倦时，尽量不要让他再做事情，了解他的能力范围并且尽量不要让他做能力范围之外的事情。

> 刘易斯先生的家人认为系鞋带对于他来说是一件非常难的事情，但是仍需要尽可能地保持他生活自理，因此通过给他买不系鞋带的鞋子来解决这个问题。

> 科尔曼夫人的丈夫常常丢东西，原因是他不记得他把东西放在哪里了。她不把丈夫的指责放在心上，还帮助他一起找眼镜，这个方法很有用。因为她了解丈夫指责她是他健忘的一种反应，这样她就能够接受这种"伤害"了。

你可以自己来完成痴呆患者感到难以完成的部分。然而家人总是担心他们做得太多会让患者变得比较依赖他人。一个好的原则是尽量让患者做事情直到他<u>第一次</u>出现沮丧情绪时停止，尽可能地帮助他，不要让他变得心烦意乱，不断地催促他只能让他变得更生气。

如果患者看上去比平时更容易发怒，请仔细检查是不是他得了什么病或者感到疼痛。即使很小的疾病或者不适都能够使患者的思维更加混乱。有时用药产生的反应也可引发这些灾难性反应。另外，最近三周患者是否改变过用药？

重新考虑一下你做事的方法。你是否在无意之中催促过患者？你有没有误解了他的意思？你是否忽略了他的抵抗？你有没有在行动或者言语中表现出了厌烦的情绪？尽管痴呆患者对他人的依赖类似于儿童，但是如果你按照上述的方式对待他就会引起他的愤怒并且可能导致灾难性反应的爆发。

通常，对于痴呆患者来说，许多小的压力累积在一起会形成心理上的大包袱。例如，努力把事情说明白，感到疲劳，电视机传来的噪音，午饭的延迟，来自你的催促等等——所有这些事情带来的压力都会累积在一起，如果这个时候你再要求患者去洗澡，他也许就会爆发。痴呆患者在很多时候都会感到压力很大，处在爆发的边缘。减少患者的整体压力水平，会让洗澡等事情变得简单一些。

注意观察压力增加的征兆，例如易激怒、顽固倔强、脸红或者拒绝做事情。一旦出现这些征兆，请立刻停止你正在做的事情并且让患者平静下来。

当患者变得烦躁或者出现抵抗情绪时，你需要保持冷静并且以一种平和的方式让患者离开当时的环境。通常，情绪风暴来得快去得也快，当烦躁不安结束后，患者立即觉得轻松许多。他的健忘在这时候却帮助了你，因为他也许很快就能忘记刚才的麻烦。

当痴呆患者变得烦躁不安时，他的思考和推理能力会暂时下降。当患者受到灾难性反应的控制时，与他争吵、把道理解释清楚或者让他完成任务都是没用的。争吵、解释或者限制他都会使事情更加糟糕。帮助他平静下来并且让他放松可以使他更好地思考。如果条件允许，也可以带他远离让他感到心烦意乱的事情。

当你面对一个正出现灾难性反应或者不能完成一项很简单的任务的痴呆患者时，你也许会发脾气，这会使痴呆患者的行为变得更加糟糕。偶尔发发脾气也不是一件很糟糕的事情，请你深吸一口气并且试着平静地去解决问题，患者可能会比你更快地忘掉你的愤怒。

不要向痴呆患者表达你的沮丧或者愤怒，如果他不能够理解你的沮丧会加重他的烦躁不安。请你平静地讲话，一次完成一个步骤，缓慢、平稳地向前推进。请你记住痴呆患者并不是性格固执或者故意做这些事情。

轻轻地握住患者的手或者拍拍他能够稳定他的情绪，但是有时候患者可能会认为你在限制他的活动，因此变得更烦燥。从身体上限制一个人会增加他的恐慌情绪，因此只有到万不得已或是其他方法不奏效的时候才能尝试限制患者的身体活动。

如果患者经常出现灾难性反应，请把它们记录下来，这有助于你发现它们的诱因。当灾难性反应爆发后，记录下发生的事情，发生的时间，所处的环境和周围的人，以及在爆发前发生的事情。从中找出规律，看看是不是有某些事件、时间或者人比较容易激起患者烦躁的情绪。如果有，你能避免这些诱因吗？

这些过度反应对于痴呆患者和你来说都是痛苦的，当他平静下来后，安慰一下他，告诉他你知道他的痛苦，并会一直照顾他。

如果你发现灾难性反应频繁发生，而你又回以愤怒并感到受挫、心烦意乱，这是你的身体过于疲惫的一个警告。你已陷入一个恶性循环，这对于痴呆患者和你本人来说都具有危害性，所以你需要离开患者一段时间，这是十分重要的。请你阅读第十章《寻求外界的帮助》，然后尽可能让自己好好休息一段时间。

你也许感到这些建议都不能奏效，你已经陷入了永不停息的战争之中。我们给你的建议有可能不能帮到你，但是当你感到任何事情都帮不了你的时候，这表示你可能已经患上抑郁症了（参见第十二章）。事实上，我们可以找到一些事情来减少大部分痴呆患者灾难性反应的发生。

确认触发因素并减少压力是一件具有挑战性的事情，与你的家人一起想办法，相互支持，这或许是一种有用的方法（参见第十三章）。

好斗性

弗兰克夫人正在剪头发，美发师在她的身后忙碌着，她想回头，而美发师总是让她把头转回去。于是，弗兰克夫人开始敲打美发师的手，好像要哭出来的样子。最后，她转过身动手打美发师。

　　威廉姆斯先生与一群正在交谈的护士站得很近，他不停地上蹦下跳，即使他蹦得越来越快，护士们还是不理他。当他开始大喊大叫时，其中一名护士过来拉着他的胳膊想把他带走，他想要挣脱这名护士，但是她还是紧紧地抓住他，于是，他开始动手打这名护士。

　　痴呆患者动手打（或者咬、拧、踢）人会让每个人都感到烦躁。这种情况频繁发生，会让护理者或是养老院的工作人员感到无法忍受，而不再护理痴呆患者。

　　好斗通常是一种极端的灾难性反应，如果能够对患者压力水平正在升高的信号保持警觉，就有可能阻止灾难性反应的发生。如果美发师告诉弗兰克夫人她正在做什么，并且展示给她看发型正在发生变化，弗兰克夫人也许会明白正在发生的事情，而不会变得那么烦躁不安。不断地转身并且打美发师的手，其实就是弗兰克夫人正变得苦恼的警示。

　　也许威廉姆斯先生想和护士们聊天。如果护士们对发作有记录，她们也许会发现他的蹦跳就是一种要发怒的征象。如果护士能够让他加入到她们的谈话之中，或者让他做一些他喜欢做的事情，他或许不会变得烦躁不安。抓住别人的身体或者拉别人，通常被认为是一种攻击行为，会使人生气。

　　当患者变得烦躁不安时，请立即阻止使他发作的事情并让他放松下来，不要一直催促他。重新读本书的这部分内容或者其他书中关于灾难性反应的内容。当灾难性反应还未出现的时候，努力找出阻止发作的方法。当患者第一次爆发时，尽量使他平静。有时小剂量用药有助于让烦躁不安的患者平静下来，但是，用药不能替代改变患者周围的情况或者改变护理人员对待他的方式。关于这部分内容，请参见第六章的"用药"部分。

语言和交流方面的问题

　　你也许觉得与痴呆患者进行语言沟通时存在理解和交流的障碍。通常分为两种：痴呆患者在向他人表达自己的意思时存在问题；痴呆患者在理解他人的言语时也存在问题。可能他的理解能力好于表达能力，也可能他的表达能力好于理解能力。不要主观上假设他理解了什么。

·痴呆患者出现表达困难的问题

痴呆患者交流困难的本质以及情况是否会越来越差取决于特定的疾病，不要假设事情会越来越糟。

一些患者只是偶尔存在找词困难。他们也许在记忆熟悉的事物或者人名时出现问题。他们可能会使用一些发音相近的词语进行替代，例如用"林带"来替代"领带"，用"戒尺"来替代"戒指"。也会使用一些意义相关的词语进行联想记忆，例如用"婚礼"来指代"戒指"，用"音乐"来指代"钢琴"。他们也许能够描述叫不上名称的事物，例如在描述戒指时，说成"环绕在手指的东西"；在描述领结时，说成"用来穿衣打扮的东西"。这些问题通常不会干扰你理解患者要表达的意思。

一些患者在交流他们的想法时存在困难。

> 朱克曼先生想要表达他之前从未接受过神经系统检查，他却这样说道："我真的没有，不是真的，曾经做过，我从未……"

因为存在一些语言问题，患者不能够完整地交流想法，但是可以说出一些与想法相关的词语。

> 梅森先生想表达他对错过回家的班车感到担忧，但是他只会说："公共汽车，家。"

有时候某些患者能够非常流利地一直说下去，看似说了许多内容，实际上他们只是把常用的词组串联起来，表面上听起来是有意义的，但实际上听的人不一定能准确地理解他所想表达的意思。

> 西蒙斯夫人说："如果我告诉你一些事情，我可能在中间停下来……我知道我在做什么……说了什么，有时候我在中间刚好停下来，但是回想不起……从……那件事情。在过去的记录中……我能够非常确定……后来我能够继续，好像什么事情都没发生过一样。我们觉得是时候需要开始回忆了。我喜欢……不得不……谈话。"

在这些例子中，如果我们知道患者说话的语境，也许就能够理解患者所要表达的意思。

当患者的交流能力受到限制时，患者和你可能都会感到受挫，这也会导致患者出现灾难性反应。例如，当没有人能够理解患者的想法时，患者可能会突然放声大哭或者破门而出。

有时患者会隐藏自己的语言问题。当医生询问患者是否知道"手表"这个词语时（这是评估语言障碍时常用的提问），患者通常会回答"我当然知道，你为什么这样问"，或者"我不想谈论这个问题，你为什么来烦我"。事实上，他根本就不能想起这个词语的意思。

一些患者开始说脏话，即使之前他们从未说过。这一令人讨厌的行为似乎是痴呆患者的怪癖，这也剥夺了患者重要的语言技巧，也常见于卒中后大脑语言区遭到创伤的患者。这种情况就像开启了"精神词典"来表达一些意思，但是仅能说出一些脏话。一位患者被问到为什么他总是对护理人员说脏话时，他回答道："我只能想到这些词语。"患者的这一行为很少是故意的，有时候，患者也和你一样会为自己的这一行为感到烦躁不安。

当患者出现重度语言障碍时，只能记起有限的几个词语，例如"不"，所以当他使用这几个词语时他也不知道自己为什么使用它们或者它们的含义到底是什么。最严重的情况是患者完全失去了语言能力。他也许可以复述词组，断断续续地说话或者低声说出一些莫名其妙的词语。有些患者的语言障碍表现为患者说出的词语顺序颠三倒四，没有任何意义。当这些事情发生时，家人和看护者会非常沮丧，因为他们再也不能和这个他们深爱的人进行语言上的交流了。大家都知道语言是人类具有的最高级的智能。在一些家庭里，痴呆患者尽管出现健忘的症状，但是家人仍能在很长时间内感到他是家庭的一分子和朋友，但是当他不能够与人交流后，家人就会逐渐感到他不是家庭的一分子了。你也许会担心患者什么时候会生病或者哪里不舒服了，因为他自己不会用语言表达。

你如何帮助患者进行交流取决于他出现的语言障碍的种类。如果患者被诊断为卒中导致大脑语言功能受损，在他度过卒中急性期后，你应该立即安排他参与卒中后康复，以便他能够尽快恢复。对于卒中患者，有许多方法和措施可以帮助他进行康复训练。

如果患者出现找词困难，与让他自己绞尽脑汁去找词相比，他更愿意接受你的帮助，在恰当的时候提示他，这样会让他感到不那么沮丧。当他用错了词语，而且你也知道他想表达的意思时，告诉他正确的词语，这对患者是有益的。然而，如果你这样做令患者感到不舒服，那么最好不要管它。当你不知道他想要表达的意思时，你可以让患者进行描述或者指向他需要的东西。例如，基莱夫人说"我喜欢你的'戒尺'"，当护士不知道基莱夫人想要表达什么意思时，如果护士回答"什么？"基莱夫人可能会感到不舒服，因为她不得不竭力表达自己的意思。如果护士回答"你能不能告诉我'戒尺'的意思是什么呢？"基莱夫人回答"就是一个圆圈的东西呀！"护士回答"指给我看看吧"，基莱夫人马上就会指给护士看，护士终于明白了基莱夫人喜欢什么，并且回答道："哦，对了，你是指我的'戒指'。"如果患者在说话说到一半时突然忘记该说些什么了，你可以重复几句他刚说的话，这样有助于他重新开始。

当患者在表达意思方面出现障碍时，你可以猜猜他想要说些什么。问问患者你是否猜对了。如果你猜错了，可能会让患者感到更加沮丧。你可以问他说"你是否在担心能不能赶上回家的公车"或者"你是不是想要说你从来没有进行过这样的检查"。

痴呆患者在放松的情况下交流能力会好一些，让自己表现出很放松的样子（即使你不得不假装成这样）并且制造出平静的氛围。当患者在试图表达自己的意思时，千万不要催促他。

如果用其他方法不能和患者进行交流，你可以试试猜测一下患者想要告诉你什么。请记住患者的感觉通常是敏锐的，尽管可能会被夸大或是与当前的情境不相符，但是他对他为什么会有这种感受的解释通常是含混不清的。如果梅森先生说"公交车，家"，你回答"你不需要坐公交车"，你其实并没有回应他的情感。如果能正确地猜到他在担心能否回家，你就可以安慰他说："你的女儿会在三点来接你的。"

如果患者还能够说一些简单词语，或者能够通过摇头或点头来表达他的意思，你可以问一些简单的问题来找到他的需求。例如，直接指向身体的部位，说"你是不是觉得痛啊"或者"这儿痛吗"，不要只使用指代身体部位的名词，这样对他更好。

当患者不能够交流时，你需要建立一个常规的流程来确认他是否舒适。一定确保患者的衣着舒适，房间温度适宜，皮肤上没有红疹或者褥疮，定时被带去上卫生间，没有感到饥饿或者睡眠不足。

当患者一遍又一遍地重复同一件事时，尝试分散他的注意力，让他唱一首熟悉的歌曲，或者谈谈他刚才的状态想要表达什么样的感情。例如，当患者不停地想要找他的母亲时，你可以说"你一定是很想你的母亲"或者"告诉我你的母亲是一个什么样的人"。

· 痴呆患者理解力方面的问题

痴呆患者在理解你或者他人的话时存在障碍，有的时候这种障碍容易被他人视为不合作的行为。例如，你说："妈妈，我去杂货店了，半个小时后回来，你知道了吗？"你的妈妈也许会说："好的，我知道了。"实际上，她并没有理解你的意思，当她发现你不在家后，她会变得烦躁不安。

痴呆患者会很快忘记他们之前理解的意思。当你仔细解释，但还没有说完的时候，他们也许已经忘记你之前解释的内容了。

痴呆患者在理解写下来的信息上也会存在障碍，即使他们能够认识每一个字或者词语。例如，需要仔细检查患者的理解力时，通常我们会给他一份报纸，让他阅读标题，一般情况下患者能够做到这一点；然后我们会递给他一些写在纸条上的指示并要求他按照纸条上的指示去做，如纸条上写着"闭上你的眼睛"，即使他能够大声读出这一指示，但是他也不会闭上他的眼睛。这表明患者不能够理解他读到的信息。

> 简告诉妈妈午饭在冰箱里，并留下一张字条在冰箱门上提醒她，虽然妈妈能够认出字条上的每一个字，但是她不能够理解它们的意思，因此她没有吃午饭，反过来还抱怨自己一直在挨饿。

直到你意识到阅读和理解是两种不同的技巧，并且其中一种技巧保留，另一种技巧不再拥有时，你会发现这是一件令人头疼的事情。以为患者能够理解他听到或者看到的信息并且做出相应的反应是不保险的，你需要仔细观察他是否能够对他读到或听到的信息做出反应；如果他对指示未做出任何反应，你可以假设他在语言理解力方面出现了问题。

而且，患者能够理解当面交谈时你说的话，却不能够理解你在电话里跟他说的话。当痴呆患者不能够理解你的意思时，并不是因为他不专心或者故意这样做，而是因为疾病使他的大脑功能失常，失去了理解听到的话的能力。

有几种办法可以改善你和痴呆患者的语言交流情况：

1. 确保患者听见了你说的话。人到晚年，听力下降，并且许多老年人都会出现听力障碍。

2. 降低你的语调（音调）。语调升高可能会引起患者出现烦躁不安，语调降低对于听力受损的人来说更容易听见。

3. 消除能使注意力分散的声音或者活动。可能由于患者听力受损或者患者区别声音的能力变差，当周围有噪音或者分散注意力的事情发生时，他可能就听不懂你说的话了。

4. 尽量使用短语或意思简单的短句，避免使用复杂结构的句子。例如，如果你想对患者说"我想我还是晚上把车送到修车厂去，我担心明天早上去路上会比较堵"，你最好这样对患者说："我现在把车送到修车厂去。"

5. 每次只问一个简单的问题。避免这样的问题："你想要苹果还是派作为饭后甜点呢？还是晚点再吃甜点？"复杂的选项也许会给患者做决定带来压力。

6. 让患者一次只完成一项任务，而不是几项。患者也许不能够同时记住几件事情或者不能够理解你的意思。我们要求患者做的最常见的几件事情——洗澡、上床睡觉、穿上衣服去商店——实际上都是由几项任务组成的。痴呆患者也许不能够一下子理清做事的先后次序，所以我们可以帮他们把每一件事情分解成几个步骤，一次完成一个步骤即可。

7. 放慢讲话速度，等待患者的反应。记忆力受损的患者的反应速度常常比我们正常人的反应速度慢得多，所以你要耐心等待。

除了常用的对话形式，还可以用其他形式来改善你与患者的交流，并且尽可能多地理解他的需求。人们不仅通过谈话进行交流，还可以通过表情、眼神、手和身体的动作来进行交流。我们常常意识不到自己正在使用非语言系统进行交流。例如，我们说"他看起来很生气"，"你可以从他俩互相凝视对方的眼神中发现他们相爱了"，"你可以通过他的走路方式知道谁是他的老板"，"我知道你没有听我说话"，等等。这些都不是我们通过言语发现的事情。痴呆患者即使不能够理解语言，他们对这些非语言信息也仍然很敏感，并且经常可以通过非语言途径表达自己的意思。

例如，如果你感到疲惫，你也许会发出一些非语言信息，这些信息会让痴呆患者感到烦躁不安，比较容易被激怒，这样你也会感到烦躁不安。你的双手、脸和眼睛都会泄露你的痛苦情绪，这些都会被患者发现，并且进一步激怒对方。如果你还是没有意识到身体语言的重要性，你可能会奇怪究竟是什么事情使患者感到烦躁不安。事实上，我们一直在这样做。例如，你对你的配偶说："不，我没感到不高兴。"但是他回答道："我知道你不高兴了。"他可以通过你肩膀的位置和姿势发现你烦躁的情绪。

如果你和痴呆患者生活在一起，就可能已经发现了许多痴呆患者发出的表达自己需求的非语言线索。下面是一些常见的非语言交流方法：

1. 保持高兴、平静和赞赏的态度。（即使你感到烦躁，你的身体语言一定要有利于患者保持镇定。）

2. 微笑、握住患者的手、用胳膊搂住他的腰或者通过其他你知道的身体接触来表达你对他的喜爱之情。

3. 直视着他。看看他的注意力是否在你这里。如果他的身体语言表明他的注意力不在你这里，过几分钟以后再试一次。

4. 使用语言以外的其他信号。比如指、触摸、用手递东西给患者。示范一个动作或者用你的手来描述一个事物（例如刷牙）。有时候你帮他开始一项任务，他就能够完成这项任务。

5. 不要给患者的行为假设一些复杂的原因，因为患者的大脑无法正确处理信息，他从周围环境中得到的经历与你看待问题的方式大不相同。由于非语言交流与语言交流的方式、方法和技巧完全不同，你最好尝试从他的言语和行动中去感受他想要说什么而不是你认为他应该说什么，这有助于更好地理解他的想法。

即使当一个人无法交流的时候，他仍旧需要他人的赞美和喜爱。握住他的双手、抱抱他或者陪着他一起坐着都是很重要的交流方式。对患有重度痴呆的患者的照料应该让他感受到你的关心和对他的保护。

失去协调性

由于导致痴呆的疾病会影响大脑的多个区域，所以痴呆患者也许会失去使用双手和手指完成一些以前熟悉的任务的能力。他也许清楚地知道自己想干什么，尽管双手和手指没有出现僵化或者无力，但是信息无法从大脑传递到手指。医生用"失用"来描述这种大脑与肌肉间信息传递失败的现象。失用的早期表现是笔迹的改变，晚期表现是走路方式的改变。失用可缓慢进展或者突然发生改变，例如，起初患者仅仅出现轻微走路不稳，但是逐渐出现走路缓慢、拖步行走。进展速度主要取决于患者的疾病。

对于一个未经专业培训、没有经验的人来说，很难区分导致痴呆的疾病究竟是引起了记忆力障碍（患者是否能够记起别人要求他做的事情）还是失用（患者是否能够按照别人的要求完成肌肉动作）。当疾病损伤大脑时，这两个问题可以同时出现。如果只是想帮助患者尽可能维持自理能力，我们不一定要把这两个问题区分得很清楚。

当失用影响到行走功能时，患者可能出现轻度走路不稳。这时候你必须小心谨慎，注意患者的安全，在患者上下楼时或者上下车时提供扶助工具或者进行搀扶。扶着患者的时候一定要确保自己脚下的安全。

失去协调性和手的技能可能导致日常生活出现问题。例如，洗澡、扣扣子或者拉拉链、穿衣服、倒水或吃饭。即使用电话也需要很好的协调性，未表现出任何运动能力损伤的患者有时会因为缺乏协调性而不能打电话求助。

患者完成某些事情非常困难，我们也许应该放弃这些事情；有些事情经过修改调整后可以由患者完成，这样就能够保持患者的部分独立性。当你修改调整某一任务的时候，关键在于简化任务，而不在于改变任务。由于患者出现智力受损，所以对他来说学习一项简单的新任务是一件很困难的事情。仔细考虑每一项任务的本质，然后询问自己是不是能够找到简化任务的方法。例如，不系带的鞋子比系带的鞋子更容易穿脱，用杯子喝汤比用勺子从汤盘中舀汤喝要简单得多，能用手直接拿着吃显然比必须用刀叉切着吃更容易操作。能不能让患者做他能完成的部分，由你来做较为困难的部分呢？你可能已经发现了，如果你帮助患者扣好扣子或者拉好拉链，他就能自己穿衣服。

患者会为自己的笨拙感到紧张、尴尬或者焦虑，他会努力隐藏自己出现的越来越多的能力限制，拒绝参加各种活动。例如：

> 费希尔夫人很喜欢织毛衣，当她不再热衷于此时，她的女儿感到很奇怪，甚至不能理解到底是怎么回事。费希尔夫人只是解释说她不再喜欢织毛衣了，事实上，她逐渐出现的失用症状让她无法再进行编织了，并且她对自己的这一改变感到难为情。

放松的环境常常有助于让患者的笨拙表现得不那么明显。如果一个人感到紧张时，通常会感到自己不能够完成任务。

有时患者可在某一时间不能完成平时能完成的任务，这也许就是大脑受损的特征，而不是懒惰。如果患者被他人催促、监视而感到烦躁或者很疲惫，会直接影响患者做事的能力——这对每一个人都是一样的。患有脑部疾病会让这些自然的波动变得更戏剧化。有时患者可以完成一项任务，例如拉上裤子的拉链，但是不能够完成另一项相似的任务，例如拉上夹克的拉链。看起来似乎是出现了某些方面的问题，但是实际原因可能是另一项不能完成的任务在某些方面与能够完成的那项任务之间存在不同。

有时候，如果你能够把一项任务分解成许多小步骤，然后让患者一次完成一个步骤，患者也许就能够完成这项任务。例如，刷牙这一项任务就可以分解成拿牙刷、挤牙膏、把牙刷放在嘴里、刷牙、漱口等。委婉地提醒患者每一个步骤，如果能够示范给患者看也许会起到作用。也许每一步你都要重复很多次。有时你可以把一件熟悉的物品或者工具，例如汤勺或者梳子放在患者的手中，轻轻移动他的胳膊至正确的位置。帮助患者开始某一个动作可能有助于患者对该动作的回忆。

专业的治疗师在评估患者还保存的运动技能以及如何最好地运用这些技能方面很有经验。如果能够得到专业治疗评估，这些信息能帮助你给患者提供适当的协助，而不是让患者失去自理能力。

在一些导致痴呆的疾病晚期，可能出现大范围的肌肉运动失调，因此痴呆患者可能会突然碰到某些东西后摔倒。我们将在第五章对此进行讨论。

痴呆患者也许同时出现其他身体状况，这些问题也会干扰他完成日常任务的能力。问题的一部分也许在于肌肉或者关节，另一部分在于患者受损的大脑。这些伴发疾病包括震颤（颤抖）、肌无力、关节病或骨骼疾病（例如关节炎）、药物或帕金森病引起的僵直等。

现在已经出现许多技术和设备能够帮助身体有缺陷的患者保持独立。当你考虑借助于这些技术或者装置时，请记住这些东西中的大多数要求患者具有学习新方法或者使用新工具的能力，而痴呆患者可能不具有学习的能力。

有些痴呆患者同时伴有震颤，即患者的双手或身体出现不同幅度的抖动，这也会使患者的活动出现困难，但是专业治疗师或者物理治疗师也许能够帮助你减少震颤带来的不利影响。

一些患者同时患有神经系统疾病，特别是帕金森病，因此患者在动作的开始或中间部分会突然出现"卡壳"，使你和患者都觉得沮丧。如果出现上述问题，以下信息可能会有帮助：

1. 如果患者在行走时突然像被粘在地板上一样不动了，你可以告诉患者走向他前方的一个标志物或者在几步前的地面上找到一个目标点，鼓励他向那走，这样会有助于他继续前进。

2. 如果椅子有扶手，可能患者更容易从椅子上起身。同样，如果升高椅座2至4英寸将会抬高患者的重心，有助于患者起身。患者需要一个偏硬的座位，选择比较硬的靠枕或者高一些的椅子，例如餐桌椅或者导演椅，避免选择较矮或者软坐垫的椅子。当患者想要起身时，告诉患者先移动到椅子边缘，两脚分开大约一只脚的宽度，这样双脚距离增宽有利于起身。再把手放在扶手上，身体前后晃动获得初始动力，数1、2、3，然后快速站起来，让患者在走路前先找到平衡。

3. 往椅子上坐似乎更容易一些，让患者的双手放在扶手上，尽可能向前弯曲身体，然后慢慢坐下。

当患者活动很少时也会出现肌肉无力或者僵硬，保证一定量的活动对于记忆力受损的患者来说非常重要。

服用常见的镇静剂或抗精神病药物的患者偶尔会出现肌肉僵硬和强直，或者焦躁不安。这可能是药物的副作用。这种情况下患者会感到非常不舒服，请你及时告知医生，医生会调整用药剂量或者给予其他药物来对抗这些副作用。

有关节炎的患者活动关节可以导致疼痛。如果帮助患者穿衣服时，他出现抵抗或者挣扎，请你考虑是否在移动他的肢体时弄疼他了。物理治疗咨询有助于解决这方面的问题。

失去时间感

痴呆患者已经失去了正常人具有的判断时间的能力，会不断地问你现在的时间，或者你仅仅离开他的视野几分钟他就感到有好几个小时了，又或者一到某个地方就想着离开。如果你能够考虑到患者失去了正常人对时间的判断力这一因素，就能够理解为什么他会有这样的行为。想要感受到过去了多少时间，一个人必须记得之前刚刚做了些什么。一个很快就忘记事情的人，无法判断时间到底过去了多久。

除了记忆受损之外，导致痴呆的疾病似乎也打乱了患者的生物钟。生物钟使得我们可以在相对固定的时间范围内入睡、醒来和吃饭。这有利于让你认识到患者的那些行为不是故意的（尽管使人感到愤怒），而是由于患者的大脑功能受到了损伤。

也许在疾病早期，患者就失去了看懂时钟的能力，虽然看着表能够说出"现在是 3 点 15 分"，但是他已经不能够理解其中包含的信息了。

不能掌握时间使得健忘的患者感到焦躁不安。我们中的许多人，在自己的一生当中，都是十分依赖常规日程安排的。不知道时间可以让一个人迟到、被遗忘、错过公交车、停留时间过长、错过午饭或者错过回家的时间。痴呆患者也许不知道自己在担心什么，但是一种焦虑的情绪总是笼罩着他，促使他不断问你现在是几点。当然，当你告诉他现在是几点以后，他很快就会忘记并且会再次询问你。

有时你可能只是离开了一小会儿，也会让患者感到被抛弃，这是由于患者对于你离开的时间长短没有概念。设置一个定时器或者老式的沙漏亦或写一张字条——"我在后花园，下午 3 点钟回到屋里"——也许能够有助于患者耐心等你回来。请注意此时需要选择一种他还能理解的方式（定时器、字条等）。你也许可以想到别的方法来减少这种行为。例如：

詹金斯先生和夫人去儿子家吃晚饭，刚进门坐下，詹金斯先生就立即戴上自己的帽子、穿上外套坚持要回家。大家好说歹说劝他吃完了饭，他又立刻坚持要回家，这让他的儿子感到他非常不友好。

如果詹金斯先生的家人能够理解他的这种行为是由陌生的环境、意识混乱的增加和失去对时间的感觉造成的，就能处理好这个情况。詹金斯先生的家人一起回忆了他过去的生活，突然想到他的一个老习惯可能会帮到大家。在早些年的时候，詹金斯先生喜欢在周日晚餐后观看足球比赛。现在当詹金斯先生吃完晚饭后，他的儿子马上打开电视机。因为这是一个老习惯，因此詹金斯先生可以多待一小时，这样詹金斯太太在他吵着要回家之前可以有时间出去串个门儿。

症状时好时坏

家人经常可以观察到患者在某一个时间能够完成一件事，但是在其他时间却不行。

> "早上我的妈妈需要的帮助要少于晚上。"
>
> "我的妻子在家时可以独立使用卫生间，但是到了女儿家里，她就坚持要有人帮忙。"
>
> "我的丈夫在日间看护中心时心情会好一些，不像待在家里时那样生气或者烦躁，他是在和我生气吗？"
>
> "昨天比尔还能说一句完整的话，怎么今天他说什么我都听不懂了呢？难道是他昨天更用心吗？"

痴呆患者出现能力状况的波动是很常见的事情，其实正常人也会出现类似的情况，只是人们很少注意罢了。痴呆患者也会有症状较轻的日子和症状较重的日子；有的在早上安静的状态下表现会好一些；有的在不熟悉的环境中会出现较多问题；有的在放松的环境下症状会轻一些。有些波动是无法解释的，无论最可能的原因是什么，这样的波动都是正常的，并不是病情发生变化的信号。

痴呆患者在健康上出现小问题时比其他人更脆弱（参见第六章）。如果患者做某件事的能力或者总体能力水平出现突然改变，往往提示患者身上发生了药物反应或者得了一种新的疾病。如果你怀疑患者有类似的改变，马上联系患者的医生非常重要。

大脑损伤本身也会引起一些症状波动。损伤的神经元细胞在大多数情况下都无法正常工作，但是偶尔也会发挥作用；还有一种可能是受损伤较小或者未受损伤的大脑区域可以间断接管工作并且暂时"修复"受损系统。

所有这些导致能力变化的原因都超出了患者主观控制的范畴。他们通常会尽自己最大的努力。如果能够掌握在他们的环境中，什么事情能使他们表现最好，什么事情会引起更多的能力丧失，你就能够最大限度地帮助他们。

第四章　独立生活中出现问题

轻度认知障碍

由于导致痴呆的大多数疾病在起病初期没有临床表现，因此不易被察觉，但是病情会逐步进展；由于痴呆的早期诊断对进行有效治疗非常重要，因此研究者把主要精力集中在如何尽早诊断痴呆。现在已经证明这是一项富于挑战的研究任务，痴呆早期出现的轻度认知改变类似于正常老化过程中出现的轻度认知衰退，并且现在还没有生化检测可以准确区别二者。但是，这种情况可能在将来会出现较大改变，目前研究者正在对痴呆早期的神经心理学、影像学和蛋白标志物这几个方面进行大量的研究。

这项研究任务的难题在于现在还没有关于如何定义早期症状的专家共识，专业术语"轻度认知障碍（MCI）"指出现记忆障碍的患者以及通过记忆力测试发现记忆力轻度下降的患者。10%~12% 出现这些症状的患者在随后的每一年都会出现症状加重，直至发展至痴呆，这一过程至少需要 5 年的时间。

如果一旦确诊为轻度认知障碍，患者未来的不确定性就成为了一个问题。我们建议轻度认知障碍患者应该尽可能地保持生活的活力和忙碌，并且集中精力去做一些自己感兴趣的事情。患者可以从常规锻炼、保持思维活跃以及坚持有益于心脏的饮食习惯中获益（参见第十七章）。

确保患者已经立好遗嘱并且预先设置一个护理原则（一项具有法律效力的声明，内容包括谁能够提供护理以及患者需要何种护理）。试着和患者讨论一下如果将来病情进展了，她想得到什么样的护理。大多数患有轻度认知障碍的患者能够意识到自己身体出现的问题。许多患者发现表达自己的挫折感是有利的。但是持续关注患者的记忆问题却使她更难记住事情。鼓励患者使用帮助记忆的小记事本，并且在记录事情的时候避免产生压力，这样可以使患者在记忆方面表现更好。患者可以试着使用"我要做什么"的清单或者列出自己需要做的事情的便条。保持患者居住生活环境的整洁可以避免丢东西。规律化的生活对一部分患者有利。阿尔茨海默病协会为轻度认知障碍患者提供支持帮助，也为那些能够使用互联网的患者提供公共网站上的"聊天室"服务。

确保患者已经得到了最好的治疗，并且确保在用药中不包括或者尽量减少损害记忆力的药物。把药物放置在标明了一周 7 天的药盒中，这样可以降低忘记服药或者一天重复用药的风险。如果患者出现抑郁或者焦虑的症状，需要及时治疗。

与轻度认知障碍患者共同生活的关键点在于，对待这种疾病要像对待其他晚年出现的健康问题一样：不要惊慌失措，因为对于许多人来说这一症状不会再加重，继续享受美好的生活吧。

· 痴呆早期的管理

当一个人患上了可能导致痴呆的疾病时，在独立管理生活方面出现困难。你可能会怀疑患者是否能够管理好自己的财务，担心患者是否能够安全驾驶，或者想要知道患者是否能够独自生活。这时候，患者往往表现出自己在各方面都能够表现很好，他们也许还会坚持自己一切都好，并且认为你们介入了他们的生活。因此，想要清楚地知道你应该什么时候开始照顾痴呆患者以及照顾到什么程度是非常困难的。一个人如果失去那些象征独立能力的权利是非常痛苦的事情，特别是当患者固执地拒绝搬家、不再开车或者交出财政大权时。

让患者做出上述改变非常困难的一部分原因是这些改变意味着让他放弃自己的独立自主和责任，因此所有的家庭成员对这些改变感觉非常强烈（我们在第十一章中具体讨论角色转变）。如果你能够理解这些强烈的感觉，会让这些必要的改变变得容易一些。

决定何时改变患者的独立自主性的第一个步骤是对患者的整体情况进行评估。这一评估结果可以告诉你，现在患者还能够做什么，什么事情不能再做了。这也可以作为支持你的有力证据，有助于你坚持必要的改变。如果不能够得到专业人士的评估，你和你的家人一定要尽可能仔细、全面、客观地分析患者完成每一项任务的情况，然后决定患者是否能够<u>完整</u>、<u>安全</u>地并且不会变得烦躁地完成一项特定的任务。

导致痴呆的疾病可以导致多种功能的丧失，这意味着患者失去对日常活动的控制、失去独立性、失去技能以及失去做那些得到别人认可的事情的能力。导致痴呆的疾病也限制了痴呆患者对未来的控制力。当其他人期待着未来会越来越好时，痴呆患者却逐渐意识到自己的未来是没有希望的，其中最让人无法忍受的就是记忆力的丧失。失去记忆力意味着痴呆患者失去与他人日常的交流和联系，也失去了跟自己的过去的联系。遥远的过去似乎成为了现在。没有了对今天、对现在的记忆或者对过去的理解，将来似乎也失去了意义。

当患者感到自己失去的东西越来越多时，她会更加想要紧紧抓住现在拥有的东西，所以可以理解的是，患者在发生这些改变时可能出现抵触、抗拒或者愤怒的情绪。患者对熟悉环境的依赖以及大多数人不想要成为他人负担的决心，让她不愿放弃这些能力的想法变得更加容易理解了。为了能够意识到并接受这样做的必要性，她必须面对自己的病情和最终的结局，也许她做不到这一点。

除此之外，患者可能不能够完全意识到出了什么问题。在疾病的早期阶段，患者甚至完全忘记最近发生的事情。如果患者忘记关炉子或者出了车祸，她也许还理直气壮地坚信能够照顾自己或者她仍然是一个好司机。她不是"睁着眼睛否认"事实，不能记起这些错误是记忆力受损的证据。如果她不能够评估自己的能力受限范围，可能会觉得家人把这些从她身边带走是不公平的，而且她的家被"代管"了。如果能够意识到患者的感受，也许你能够找到一些方法帮助患者做出一些必要的改变并且让她感到自己还在掌握自己的生活。

当一个人必须放弃工作

痴呆患者放弃工作的时机取决于她从事什么样的工作并且驾驶是否是工作的一部分。有时候，雇主会告诉你或者患者本人她应该退休了，还有的雇主更愿意给患者换一份要求不那么高的工作。有时候家人必须来做决定，你也许意识到这个时机终于到来了。

如果患者必须放弃工作，你需要考虑两方面的问题：发生如此重大改变的情况下患者可能出现的情感和心理的变化，以及相应的财务变化。一个人的工作是让她感觉到自己存在价值的关键所在，工作让她感到自己是一个对社会有价值的人。痴呆患者也许不愿意放弃工作并且一再坚持没有出现问题。她对退休做出的调整是一个痛苦的、悲伤的过程。如果出现这种情况，咨询师或者社工可以帮你解决相应的问题。

你必须为痴呆患者所面临的财务问题提前考虑，这一点非常重要（我们会在第十五章进行讨论）。痴呆患者能够强制性提前退休是因为这些患者和那些有致残疾病的残疾人一样能够享受提前退休以及其他相应的福利。但是在某些情况下，这些福利因为一些错误的理解和认识不能够得到保障，例如认为"衰老"不是一种疾病。这样的决定会大大削减患者的收入，在这种情况下，你应该考虑借助法律手段来维护患者的权益。

在 65 岁之前出现残疾的人群可以得到联邦法律（《社会保障联邦工人伤残保护法案》）的帮助（社会保障残疾收入，简称 SSDI，又称补充残疾收入）。申请 SSDI 的条件包括在过去的 40 个季度中伤残人士的工作时间超过 20 个季度，而且患者由于患有医学上确诊的、可导致死亡的生理或心理疾病且不能够从事有收入的工作，或者上述病情持续至少 12 个月。伤残人士可申请到的补助取决于她停止工作时的工资水平。因此，如果患者出现痴呆症状、选择一份薪资更低的工作之后再申请 SSDI 比出现痴呆症状直接停止工作之后申请的 SSDI 补助金额要少。通常阿尔茨海默病患者在申请福利方面不会存在困难，但是有些申请也会被拒绝。对于患有额颞叶痴呆的患者或者其他必须提前退休的人来说，做好准备并申请 SSDI 是一件非常重要的事情。

许多患者由于在开始申请阶段被拒绝而过早放弃，但是在上诉程序中坚持自己的立场常常能推翻最初裁决。早发型痴呆的诊断可以使患者提出的 SSDI 或者社会保障残疾（SSD）的申请自动进入快速审查程序。

当一个人不再能够管理自己的财务

痴呆患者可能不能保持自己的收支平衡，不能使用支票，不能够准确找零钱，或者大手大脚花钱。偶尔会出现的情况是，一个不能管好自己财务的痴呆患者可能会指责别人偷她的钱。

弗里德先生说："我的太太掌管家里的账本好多年了。当我的会计来告诉我账本现在一团糟的时候，我就意识到出了问题。"

　　罗杰斯先生说："我的太太把钱送给邻居，或者把钱装在垃圾筐里，有时还会弄丢钱包，所以我替她保管钱包，还有她的财务，她固执地认为我偷了她的钱。"

　　因为财务代表一个人的独立性，所以有时候人们不愿意放弃对财务的掌控。你可以通过简单地修改痴呆患者记账时犯的错误来管理好家庭的财务。如果患者对别人拿走她的支票簿感到不愉快时，你可以写下一张提示字条——"我的儿子约翰替我保管我的支票簿"，然后把字条贴在她能看见的地方，这样可以不断地提醒她。

　　痴呆患者指责别人偷窃她的钱财会让当事人感到不好受，但是如果能够站在人性的角度去理解她就会好得多。我们接受的教育一直告诉我们要仔细管理自己的财务，当一个人发现钱不见了，首先想到的就会是钱被偷了。况且当痴呆患者不能够记起目前的情况以及发生过的事情时，她很有可能变得焦躁不安并且有理由怀疑钱被别人偷了。请你在这个时候不要与她争吵，因为争吵只会让她感到更加心烦。

　　一些家属发现给健忘的患者只带少量的零钱（例如小额的硬币或者一美元的纸币）会有帮助。即使钱弄丢了，那也只是很少的数目。人们通常在身上带些现金才感到踏实，这样还能避免因为钱而引发的争吵。导致痴呆的疾病的一个特征就是患者在失去对钱的需求意识之前就已经失去了找零钱的能力。

　　哈钦森夫人在财务上一直保持自己的独立，所以即使她得了痴呆，哈钦森先生还是给她准备了一个装有零钱的钱包。他把她的名字和地址都写在钱包上以防丢失。哈钦森夫人坚持要用支票付给美发师费用，哈钦森先生就从银行准备了一些印有"无效"的支票给哈钦森夫人。每周，哈钦森夫人都会填一张这样的支票给美发师，而哈钦森先生则会私下里跟美发师打好招呼，让他们先收下支票，然后他把钱付给美发师。

　　这或许是一个极端的例子。看起来这样愚弄妻子似乎是不对的，但事实上，这会让妻子感到自己仍然保持独立，并且这样可以让感到疲惫和承担重任的丈夫在掌控财务的时候同时保持家庭的和睦。

钱的问题可能会引起很大的麻烦，特别是痴呆患者存在怀疑或者家庭其他成员持有不同意见时（第八章和第十一章的内容也许对这句话的理解有帮助）。你的聪明才智可以减少财务问题带来的烦恼。

当一个人不再能够安全驾驶

当你意识到你的父母或者配偶不再能够安全驾驶时，这又是一个生活节点。有些人能够意识到他们的能力受限，有些人却不愿意放弃驾驶。与同龄人相比，痴呆患者如果继续驾驶会更容易发生车祸。

对于大多数有经验的司机来说，驾驶是一项熟练技术，在某种程度上类似"机械反应"。一个人手上在做成年累月重复的工作时，脑子可以集中在别的事情上，比如发号施令或者听音乐。驾驶的确不需要集中全部精力，但是如果路面情况发生突然改变，需要能够马上集中注意力观察路况并且对危险做出快速反应。由于驾驶是一项熟练技术，所以当痴呆患者的驾驶技术还<u>显得</u>很熟练时，她可能已经不是一名能够安全驾驶的司机了。驾驶需要人的眼睛、大脑和肌肉进行高度复杂的协同反应，并且需要快速解决复杂问题的能力。一名看上去仍旧能够安全驾驶的司机也许已经失去了对马路上出现的突发状况进行正确处理的能力。她也许完全依赖于驾驶习惯，并且当情况需要时，不能够从习惯性反应快速转换至做出新的反应。

人们感觉自己"不像以前那样敏锐时"，常常会主动选择放弃驾驶。但是如果你的父母或者配偶不愿意放弃驾驶，你需要认真仔细地评估他们的驾驶是否安全，并且当存在不安全因素时，需要及时制止。当你代替痴呆患者做出决定时可能会出现前面提到的某种情况，你可能因此犹豫不决，但是一旦你禁止了健忘患者驾驶，你会感到松了一口气。另外，不要急着劝说那些正在犹豫是否继续开车的人。

目前，针对痴呆患者在疾病早期是否能够继续驾驶这一问题存在争议。没有一项检测能够给出结果，但是一名经过培训的职业治疗师可以评价相关的驾驶技巧。判断是否需要放弃驾驶取决于安全驾驶需要具备的能力，并且评估患者是否具有这些能力——需要在开车时和其他情况下同时测试。

1. 良好的视力。必须具备良好的视力，或者是经过眼镜矫正的视力，并且能够清楚看见眼睛正前方和余光范围内的物体（周边视觉），这样才能够看见从两边移向她的物体。

2. 良好的洞察力。大脑把接受到的各种感觉信息综合后变为可以理解的信息。例如，在驾驶时，驾驶员的大脑把所有接收到的视觉信息进行整合，这样驾驶员就能够很快发现不同寻常的问题，假如看到一个小孩子站在马路边——提示驾驶员，这个小孩子可能突然冲上马路。导致痴呆的疾病会使患者正确综合信息的能力受损，从而影响患者基本的驾驶能力。

3. 良好的听力。患者必须具有好的听力，或者经助听设备矫正过的听力，这样患者才能够听见汽车靠近的声音、鸣笛的声音等。

4. 快速反应时间。驾驶员必须能够做出快速反应——转向、刹车以及避免交通事故。经过正式测试后发现，老年人的反应时间通常略长于年轻人。但是如果老年人的身体状况良好，那么反应时间的轻度延长也不会干扰到正常驾驶行为。但是，如果你注意到患者行动速度变缓、反应变慢或者不能够对居住环境周围发生的突然变化做出恰当反应，这些表现都提示你应该注意她可能在驾驶过程中出现能力受限。

5. 做出决定的能力。驾驶员必须能够快速、冷静地做出正确的决定。当一个小孩突然冲到车前，附近汽车突然鸣笛，或者一辆卡车正在靠近时做出正确决定的能力使驾驶员能够快速地、不慌不忙地解决复杂及不熟悉的问题。痴呆患者常常依赖习惯性反应，但习惯性反应在驾驶汽车时也许不是正确的反应。当几件事情同时发生的时候，一些人会变得困惑和烦躁不安。当问题发生在你的周围或者开车的时候，你就会发现它们。

6. 良好的协调性。眼睛、双手和双脚必须很好地配合才能保证安全驾驶。如果患者变得笨手笨脚，或者走路方式发生改变，这些表现提醒你也许患者踩刹车时会出现问题。

7. 对周围发生的一切事情保持警觉。驾驶员必须对周围情况保持警觉，而且不会被周围情况搞得烦躁不安或困惑。如果某人对于周围发生的事情产生了"空白感"，这些表现提示她可能不再是一名能够安全驾驶的司机了。

有时候驾驶行为能起到警示作用。健忘的患者常常会在以前熟悉的道路上迷路。迷路会使司机分神，这样也会进一步影响到司机的快速反应能力。

有时候，司机把车开得很慢是对自己的驾驶技术不自信的表现——但是这并不意味着每一个小心谨慎的司机都存在记忆力受损。痴呆患者也许在想要踩刹车的时候误踩油门。

痴呆患者在驾驶时可能会生气或者产生攻击性情绪，他们也许会错误地认为其他驾驶员在试图"追赶他们"。这样的想法是很危险的。痴呆患者偶尔也会喝醉，即使少量的酒精也会对她的驾驶能力产生负面影响。如果你的父母或者配偶身上出现这些危险情况，你必须及时制止。

"子孙测试法"是一种检测能否继续驾驶的常用方法，如果你不敢让一个人开车带上你的孩子或孙子，那么她就不应该继续驾驶了。

如果你已经对痴呆患者的驾驶能力产生怀疑，不妨与她开诚布公地讨论这个问题。即使患者的认知功能受损，但是她依旧具有决策能力。你开始谈话的方式可能会对她的反应产生很大的影响。痴呆患者在情绪、身体情况较好的时候也不愿意别人对他们进行批评，所以你要采用一种婉转的方式来和他们讨论。如果你直截了当地指明"你开车实在太糟糕了，你会迷路的。总之你这样开车是不安全的"，痴呆患者也许会为自己辩解，甚至与你发生激烈的争吵。相反地，如果你轻轻地告诉她："你在看信号灯时分神了。"你也许就给了她一个台阶。放弃驾驶意味着患者出现了更多能力缺陷。找一些方法既能保全痴呆患者的面子，又能维护她的自我形象，同时还能达到安全目的。尝试告诉患者一些替代方案："今天我来开车，你坐在副驾驶上帮我观察路况。"最后的办法就是有些家庭卖掉汽车，告诉痴呆患者汽车坏了，再也修不好了。

有时候家里人也会得到惊喜。

所罗门先生是一个意志坚定、独立性很强的人。他的家人认为他的驾驶技术很糟糕，但是又怕不让他开车会伤害他的自尊心，让他失去了独立性。家人也因为他的驾驶问题不断发生争执。然而，他们的邻居注意到了这个问题并且通知了机动车辆管理部门。当所罗门先生接受完驾驶测试回到家后，他把驾驶证扔在桌子上，然后告诉大家他不再开车了。但是他并没有出现家人担心的烦躁不安和任何不适应。也许通过机动车辆管理部门来通知他不再具备驾驶资格会更简单一些，因为他相信对他这个年龄的老年人来说，这是一项常规驾驶测试。

有时候，即使你想尽了各种各样的办法，痴呆患者还是会毅然决然地拒绝放弃驾驶。这个时候，最好从医生或者家庭律师那里获得帮助。一些内科医生可能会在处方上写上"禁止驾驶"。患者家属总结：让医生扮演"坏人"的角色可以减轻照料者的压力。患者常常会听从来自权威人士的指导意见，但是相似的话从你口中说出来却变成了唠叨。万不得已的时候，你可以选择把车钥匙藏起来。如果你做不到，那么你可以采取一些措施让车不能发动，例如移开配电盘的盖子或者断开连接配电盘的电线。这些装置移除起来很简单，并且当你想开车的时候很容易恢复，一名加油工就能告诉你怎么做。

美国各州对于汽车驾驶证的规定不尽相同，有的州要求医生及时报告患有痴呆的驾驶员。在一些州，机动车辆管理部门将会发给非驾驶员一张身份识别卡片，这张卡片可以兑现支票以及完成类似的业务。相关工作人员也会对任何一位公民的投诉展开调查，即使投诉者是匿名的。如果收到来自医生的书面通知说明患者的健康状况不能保证安全驾驶，就会吊销患者的驾照。有些州会发放一些有限制的驾驶证，允许持有这类证件的司机仅在特定环境下进行驾驶，例如在白天可以开车。请你致电当地警察局或者机动车辆管理部门咨询当地的相关政策。如果医生告诫患者不能再驾驶了，但患者继续开车并且发生了车祸，那么看护人将被认为存在疏忽大意；如果在车祸中有人受伤或者死亡，这将会让一个家庭倾家荡产。一位不再开车的妻子卖掉了汽车，并且把卖车的钱放在曲奇罐里，每周她还会往罐子里放进那些以前用于加油、保养和买汽车保险的钱。当她很清楚地知道以前在汽车上花了多少钱后，她认为花钱坐出租车更方便。

当一个人不能再独自生活

当一个人不再适合独自生活时，她应该搬去与其他人共同生活，但这对双方来说都是一件困难的事情。一些人很喜欢与其他人共同生活时所营造的安全感，另外一些人觉得这样会剥夺他们的独立性。

痴呆患者常常要经历从完全独立到与他人共同生活这一系列的阶段。从独立自主逐渐过渡也许能让患者更好接受一些，能更好地做出调整，也可以推迟她必须与他人共同生活的时间。例如，在早期，邻居的帮助或者"送餐上门"项目就足以帮助解决患者一日三餐的问题。渐渐地，患者可能需要家人或者雇来的陪护者在一天中的某一段时间内陪伴他们，有些患者仅仅需要有人能够在固定时间来喂药或者帮忙做饭即可。

·当你怀疑一个独自生活的人正在向痴呆发展

你需要警惕患者的独立能力可能突然发生改变：一些很小的压力，甚至是一次小感冒都会让她的情况变得更糟。否则，除非发生一些事情，你可能不会注意到逐渐出现的、隐匿的功能减退。家庭成员往往等待一段时间以后才采取行动。

当患者做错事情的时候，她的反应可能是想要"掩盖"错误。一些痴呆患者不认为自己出现了问题，其他一些患者也许会责怪家人或者回避这个问题，甚至有些很亲近的家属也会不承认。因此，很难确切地知道到底发生了什么事情。当你判断独自生活的一个人是否需要帮助时，这里有几个问题供你参考：

·性格或习惯的改变

她是否出现非同寻常的冷漠、消极、悲观、猜疑或者对犯罪异常恐惧？

她是否坚称一切都好，或者当你已经发现存在问题时，她仍然不承认？

这个人能否自己照顾个人卫生和梳妆打扮？她是否穿脏衣服，忘记（或者拒绝）洗澡或者刷牙，或者通过其他方式来疏于照顾自己？

她是否变得不合群？她是否嘴上说要出门可实际上并没有呢？

·打电话

她是否在电话里的表达变得越来越含混不清？（细节需要更好的记忆力。）

交谈有没有变得絮絮叨叨？或者她忘记了自己在说什么？她是否不断重复自己说的话？

她是否在接电话时变得比以前更加"急躁不安"？她是否变得更加不能忍受挫折？

是否越来越少接到她的电话，或者接到很多的电话，亦或半夜打来电话呢？

她是否在每一次交谈中都重复同一个故事，就像从来没说过一样呢？

·信件

她是否停止写信或者便条，或者她写的信一反常态地不知所云？她的字迹是否发生了变化？

·吃饭和服药

患者是否按照正常习惯吃饭或者正确服用药物？痴呆患者可能不想吃饭，或者当你做好热饭热菜时仅吃些甜食。也有可能重复服用药物或者忘记服药，这会使她的精神损害更加严重并且危害身体健康。如果患者除了吃饭和服药以外在生活的其他方面都没有问题，在按时帮助她用餐和服药的情况下可以独立生活。但是根据我们的经验，那些经常忘记吃饭的患者在认知功能上已经严重受损，已经不适合独立生活了。

患者是否出现忘记关炉子或者把食物烤焦的情况？那些表面上看起来能够很好生活的患者常常忘记关炉子。她是否不再做饭？锅是否常常烧焦？患者是否使用蜡烛或者火柴？当患者看起来一切都很好的时候，很难相信她的行为能够威胁到自己的生命，但是火灾是一个真实存在的、严重的灾害，重度的甚至危及生命的意外烧伤并不罕见。如果你怀疑患者可能会忘记关炉子，你就必须采取措施。

·其他问题

患者从家中走失过吗？她可能迷路或者被坏人抢劫、攻击。她是否经常深夜在户外游荡？这样的行为是非常危险的。她的朋友或者邻居有没有给你打过电话，表示对她的行为或者安全感到担忧？她是否不能够遵守约定或者不能参加家庭聚会？她有没有含混不清地告诉你一次意外（例如车祸）？她的退休时间是不是很早或者很突然？

患者是否能保持屋内整洁，并且没有危险？有的患者把厨房或者浴室弄得到处都是水并且忘记打扫，从而给她的安全造成威胁。有时候患者忘记洗碗或者忘记冲厕所，就会造成屋里卫生状况不好。如果屋子里堆满东西，有可能被绊倒或者摔倒。痴呆患者也许会到处乱堆报纸和破布，这也变成了火灾隐患。屋里是否有尿味？这是患者不能够独自生活或者生病的标志。

患者是否能够充分保证自己的冷暖需求？她也许会让屋子的温度过低

或者在大冷天穿得很单薄。在这种情况下，她的体温可能降得很低，甚至发生危险。在炎热的天气里，她也许会穿得很厚或者害怕打开窗户、房门来通风，这有可能导致中暑。

患者是否出现妄想、偏执或者多疑？这样的行为和想法会让她在社区中惹上麻烦。有时候患者打电话报警是因为他们产生了恐惧感，这让邻居感到很生气。有时候，老年人或者痴呆患者成为不良少年的攻击目标。这样的问题在郊区和城区都可以见到。

患者是否还具备良好的判断力？她有没有结交一些有性格问题的新"朋友"？她是否为一些并不可靠的项目捐款？她是否为信箱里收到的所有募集慈善捐款的单子捐钱，即使这些慈善工作跟她一点儿关系都没有？痴呆患者的判断力下降，所以有时候她不能分清楚该让哪些陌生人进家门，所以可能会出现被抢劫的情况。有时患者可能随意送钱给别人或者乱花钱。

谁付账单？通常家属注意到的第一个现象是取暖费或者水费未及时缴付，因此家里出现断暖断水，或者患者不让抄表员进家门。患者无法保持收支平衡或者她的花钱习惯发生了很大改变。

上述线索提示可能出了问题——但不一定是得了导致痴呆的疾病。一旦你察觉到可能出了问题，最重要的是对患者进行整体评估。这些改变也可能提示许多其他可治疗的疾病。

·你能够做些什么

请联系你所在社区的阿尔茨海默病协会的分会，大多数分会都有帮助照料家属不在身边的痴呆患者的经验，并且能够给你提供有价值的信息。与邻居以及其他家人进行交流，尽可能完完整整地了解信息。如果患者居住在城市，可以找她亲近的朋友、公寓里的邻居或者门卫聊一聊；如果她住在乡下，可以找邮递员、银行账户经理、牧师或者邻居聊一聊。他们也许会发现一些问题。把你的电话号码留给他们，这样一旦发生一些你应该知道的事情的时候他们能够及时联系上你。

亲自拜访评估患者情况的医生并安排一个时间来明确诊断。与你的亲人所在社区的阿尔茨海默病协会和老年办公室联系以获取当地资源。

有些时候，如果你能够安排好监督工作，患者也许可以暂时独立生活。也许她的医生能够告诉你她还能够独立生活多久。在许多大城市有专门的老年人管理者，花钱雇用这些管理者可以起到部分替代作用，比如带患者去赴约看病，帮忙管理支票本，并且做好监督工作。你应该仔细检查你雇用的人员的资质和信用。可以询问一些推荐人，询问候选者的诚实度和可信赖度，他们认识候选者多久了并且候选者为他们做过什么。检查这项服务是否由州政府设立的中介代理机构推荐，并且检查是否有针对候选者的投诉。告诉糊里糊涂的亲人，你很关心她并且会经常来看望她。

· 搬到一个新的居住地

如果你认为亲属不能够独自生活，你必须提前为她做些准备。你也许会考虑全日制陪护或者可以安排她搬到别人家去住，或者选择去养老院、寄宿护理院（这些养老机构将会在第十六章进行详述）。

> 索耶先生说道："妈妈真的不能再独自生活了，我们雇用了一个保姆，她又把人家开除了。我再打电话联系中介公司，答复是不再派任何人来了。我们就和妈妈谈了一次话，告诉她我们想要她搬来和我们一起住。她拒绝了，她说她一切都好，并且怀疑我是不是想偷她的钱。她不承认她没吃饭，并且说她换了衣服，但是我们知道其实没有。唉，我真不知道该怎么办了。"

如果糊涂的患者拒绝放弃她的独立自主搬至一个更加安全的地方居住，如果你能理解她的想法和感觉就能使整件事情变得容易一些。从独立生活到与他人共同生活意味着她要放弃自己的独立性并且承认自己的缺陷和不足。搬家意味着失去更多，离开熟悉的环境和物品。那些环境和物品是她对过去的纪念，当她的记忆出现问题后，这些对她都能起到提醒的作用。

即使患者处于发展至痴呆的阶段，依赖熟悉环境的提示仍有可能独立生活。在新的环境中学习新的生活方法是困难的或者是不可能的，因为她感到要依赖熟悉的环境才能生活。痴呆患者可能忘记已经讨论过的计划或者不能够理解这些计划的内容。你可以再次告诉你的妈妈她将搬到你的家里来住——你家对她来说是非常熟悉的——但是她已经受损的大脑却认为她要失去许多东西。她不能够理解为什么要搬家，因为她根本记不起她出了什么问题。

当你计划让痴呆患者与他人共同生活时，你需要考虑以下几件事情：

1. 请仔细考虑这次搬家对你的生活带来的影响，在搬家前做好计划，例如收入来源和情感宣泄以及对你自己的支持。如果痴呆患者与你同住，这对她的收入会产生什么影响？有的州可能会把食宿费当成一种收入并且减少对与他人共同生活的个人的公共援助福利。你也可以重新考虑一些事情，例如是否把患者作为依靠你生活的人进行上报从而获得个人收入所得税的退税。

如果患者搬来与你住在一起，家里其他成员会有什么看法？如果你的家里有小孩或者青少年，他们的活动是否会影响到患者，或者患者的"奇怪"行为是否会影响到他们？你的配偶如何看待这件事情？你的婚姻是不是能承受这方面的压力？即使在最好的生活环境中，患者的存在也会给家庭生活带来负担和压力。如果患者和她的配偶同时搬进家里住，你必须考虑她的配偶对家庭生活带来的影响。所有受到影响的人都要参与到决策中来，而且每个人都应该有机会来表达自己的意见。

试着想一想，照顾健忘的人还可能导致出现其他改变：休闲时间（因为没有人陪着妈妈，你也许不能够外出），安宁（因为妈妈在家里走来走去，你不能静下心来读报或者与你的妻子进行交谈），财务（你将会增加医疗、重新装修卧室的费用），休息（痴呆患者可能会在半夜不睡觉），来访者（如果痴呆患者有一些令人尴尬的行为，也许来拜访的人会越来越少）。下面这点有助于你忍受并且减少压力。想各种各样的方法让你和家人从照顾痴呆患者带来的压力中放松并解脱，这非常重要。另外，请记住其他问题仍然会随时发生：你可能仍然担心你的孩子，下班回家后感到筋疲力尽，或者车在半路抛锚。

你带回家的患者是否能与你和平共处？如果你和你的妈妈相处得一直不太好，或者她的病情让她的好脾气变成了坏脾气，那么让她搬进你家和你一起居住可能就是会产生不好的结果。如果你与患者的关系一直不好，你们之间的关系会让事情变得更加困难。

2. 即使患者不愿意搬家，也应该让她尽可能多地参与到搬家计划中来。痴呆患者仍是一个完整的人，她亲自参与涉及到自己的计划和决策是很重要的，除非她的病情严重到不能够理解正在发生的事情。如果不告诉患者搬家的事，等到搬家的时候她会变得更加愤怒并产生怀疑，对于新环境的调整和适应将变得非常困难。当然患者参与的范围和实质取决于疾病的严重程度和她对于搬家的态度。

请记住，做出决定（也许你不得不这么做）和参与计划（鼓励痴呆患者同时参与）有很重要的区别。也许索耶先生的故事应该这样发展：

> "在我们和妈妈详细交谈后，她仍旧拒绝搬家。但是我还在继续搬家的安排。我告诉妈妈她现在变得很健忘，所以她必须搬家。"

> "我知道突然让她做出太多的决定会让她感到烦躁不安，所以我们一次只问她几件事情：'妈妈，你愿意把这些照片一起带走吗？''妈妈，我们把你的床和漂亮的床罩搬到你的新卧室吧？'"

> "当然，我们在没有她参与的情况下也做出很多决定——关于壁炉和洗衣机，还有阁楼的废物。她还是一直不愿搬家，以为我在抢劫她的东西。我仍旧认为有些事情是可以理解的，她正在'帮助'我们准备搬家的事情。有时候她拿起一个花瓶说道：'我想把这个送给卡罗尔。'我们尽量满足她的愿望。在搬家后，我们诚实地告诉她花瓶没有被偷，而是她把花瓶送给卡罗尔了。"

如果患者的记忆力已经严重受损，根本无法理解到底发生了什么事情，这种情况下尽量不要让她参与到搬家中来，否则会给她带来压力。

3. 准备好一段调整期。对于痴呆患者来说，改变常常是令人心烦的。无论你计划搬家时做了如何仔细的打算，这对于患者来说仍是一个很大的改变，因此患者可能会感到心烦意乱。这点很容易理解，从搬家带来的损失中恢复过来是需要时间的，痴呆患者需要更多的时间来学习在新环境中如何生活。

在痴呆患者的病情变严重之前搬家，常常使患者能够更好地适应新环境。他们有更强的能力来适应和学习新事物。等到患者"很坚决地反对，"也许意味着患者不能够了解周围的新环境或者意识不到自己在新的环境中生活。

你可以这样安慰自己，在一段调整期之后，患者就能够习惯在新环境中生活了。在房门上做标记有助于她在一个不熟悉的家中找到自己想去的地方。短时间内增加一些额外的镇静药可能有助于她在夜间的睡眠。尽量推迟其他活动或者改变，直到大家都适应了这次搬家。

偶尔有些痴呆患者始终不能适应搬家后的改变。请你不要自责，你已经尽力做到最好，并且尽全力为她争取利益了。你需要接受的现实是，她的疾病让她不能够适应新的环境。

第五章　日常护理中出现的问题

提防潜在的危险

痴呆患者不能够为自身安全负责。他不具备评估他人的行为可能造成的后果的能力，因为他很快就会忘记发生的事情，所以很容易发生事故。他也许会继续尝试做以前曾经做过的事情，但是完全意识不到自己已经失去了这方面的能力。例如，疾病可能累及大脑的某些与完成简单任务相关的区域，比如扣扣子或者切肉。患者常常不能意识到失去手工工作的能力，并引起事故的发生。由于患者不具备学习能力，所以你必须特别注意保护患者以免意外。由于患者看起来似乎能够完成某些工作，所以你也许不会意识到其实他已经失去了避免发生事故的判断力。家庭需要负担起照顾患者的责任，哪怕患者仅出现轻度功能受损。

当你发脾气或者感到疲惫时，当每一个人都很着急的时候，当大家处于争执当中，或者当家里某一个人生病的时候，非常容易出现事故。这些时候，你对于可能发生事故的敏感度不高，痴呆患者也许可能因为对非常小的一件事情产生误解或者因为冲动而出现灾难性反应。

尽最大努力减少可能出现的干扰或者紧张情绪。这对于还要想方设法照顾痴呆患者的你来说可能是困难的。如果你和他一起非常着急去赴约或者完成一项任务，请立即停止，即使可能会迟到或者什么事情都没有做成。深呼吸，休息一分钟，让患者冷静下来。

请一定注意很小的意外可能是即将发生的事故的一些征兆：你在床沿上磕了一下小腿，或者失手打了一个杯子，痴呆患者就会变得烦躁起来。这时，你应该调整一下节奏，防止发生更严重的事故。提醒家庭成员注意紧张情绪的不断增长和发生事故的危险性升高之间的关系。在这种时候，每一个人都应该更关注痴呆患者。

一定要搞清楚患者能力受限的地方，不要听信患者说自己可以加热晚餐或者独自在浴盆洗澡等。一名职业的治疗师可以清楚地告诉你患者能够安全地做些什么。如果你不具备这个条件，请仔细观察患者做各种事情时的具体情况。

请提前制定紧急预案以防备突然发生的事情。如果有人（包括你）受伤了，你会给谁打电话？如果痴呆患者因为发生火灾而变得焦躁不安，并且跑出了家门，你怎样才能找到他？请记住他也许对正在发生的事情不能正确理解，并且拒绝你对他的帮助。

改变环境，让环境更加安全，这是避免事故最重要的方法之一。医院和其他机构有专门的安全专家定期检查危险情况。你也可以并且应该坚持这样做。

选择一个患者和你不在一起的时间，仔细思考一下患者的房屋、院子、邻居和汽车的情况，寻找一些可能被患者用错或者误解并且能够引起事故的物品。请记住患者很容易在杂乱的环境中变得糊涂，可能会去做一些不安全的事情，例如使用壁炉；并且变得越来越笨拙，很容易被周围的东西绊倒，例如较低的家具或者松动的地毯。仔细想一想患者能力受损的情况，并且为接下来情况可能继续加重做好准备。在你没有注意到患者面临的风险增加的时候，他的能力就开始下降了。当疾病进展的时候，请再次评估。可以找一些关于家庭"阿尔茨海默病防护"的书，另外，阿尔茨海默病协会也能给你推荐一些有用的资源。

你需要立即做出重要改变，并且列出一个清单，包括你想随着时间推移而逐渐改变或者你想请求别人帮助改变的事情，同时，也需要为自己考虑。你能够做些什么事情节省自己的时间，让自己不摔倒或者防止火灾？你也许会发现做出改变是一件很困难的事情，这意味着你必须面对痴呆患者也正在改变的事实，同时也意味着你做事情的方式跟以前不同了。

·在家中

把危险的用品，例如药物、菜刀、火柴、电动工具和小电器（例如卷发器），放在远离患者的地方，如果这些用品被误用，可能会引起火灾或者伤害到患者。把杀虫剂、汽油、油漆、溶剂、清洁用品和类似物品锁好——或者更好的办法是，直接扔掉这些东西。即使是很轻程度记忆受损的患者也有可能不正确地使用这些东西。对于需要仔细保存的物品，你可以去五金店里买一些儿童安全锁把抽屉和柜子锁上。有几种款式可供挑选并且安装方法都很简单。你将需要不止一个上锁的或者带儿童安全锁的柜子来存放这些东西。

确保家中的烟雾报警器正常工作并且电池电量充足。

简化！简化！简化！杂乱无章意味着痴呆患者必须努力思考更多的事情，更容易导致事故的发生。一定要避免杂乱，特别是楼梯上、厨房里还有浴室中。请仔细检查患者活动的区域，在他一定会路过的地方清除一切杂物。把较低的家具和小地毯收好，这样可以避免患者被绊倒。去掉任何有可能绊倒患者的拉线。一个干净整洁的房子也有助于比较容易地找到患者乱放或者藏起来的东西。

患者年龄越来越大，视力会变得不好，所以需要更多的光亮。但是人们通常习惯让家里不要太亮。增加居室的光线和夜灯的数量将会减少事故的发生，有助于痴呆患者尽可能地发挥自己仅有的功能。你可以在白天的时候拉开窗帘增加光线，也可以使用更高瓦数的灯泡。白天的时候在光线阴暗的房间里最好也打开电灯，可以选择一些节能灯泡，节约电能。增加的光线有助于减轻患者的迷糊程度，并且防止患者被其他东西绊倒。

浴室通常是最危险的地方，包括摔倒、有毒物质、割伤和烫伤。把药品锁起来，把其他的物品，例如香波类的东西，放在带儿童安全锁的柜子里，防止患者误食。尽量不要使用玻璃质地的杯子，改用塑料质地的杯子，这样不会被摔破。

降低热水器的温度，这样就可以减少烫伤患者的事故。因为患者已经失去了判断冷热的能力。关掉取暖器。

痴呆患者也许想要自己做饭，或者是"加热食物"，特别是在晚上，可能在你睡觉的时候。他们可能会把一个空锅放在炉子上烧，这是一个极其严重的火灾隐患。也可能把东西藏在炉灶的下面，这样也可以引起火灾。你可以采取几个步骤来减少危险。在不使用炉子的时候把点火旋钮拿掉，也可以在炉子上和其他家用电器（例如微波炉）上加装计时装置，这样可以在它们运行一段时间后自动关闭。你可以在炉子或者其他电器设备上加装一个开关，当你不用它们的时候可以关掉开关。最好的做法是把开关装在痴呆患者看不到的地方，比如柜子里。

如果你把药物放在一个开放的地方，你一定要养成把药物放在痴呆患者拿不到的地方的习惯。患者吃过一次药后可能忘记了他已经服用了药物，如果他看见药瓶后又再服用一次，可能会因为服药过量而出现严重的问题。

仔细检查患者可能走过的地方，在本书的第七章我们将会讨论锁门的方法。请把你不想让患者进入的房间锁好。请在门上或者柜门上做好清晰的标记，有助于患者找到自己想要的东西或想去的地方。使用防滑地毯，把家具从门廊中移开，仔细检查可能绊倒患者的东西。

患者是否会把自己反锁在房门中，这样你就不能进去？把门锁卸掉，把齿轮拿走，并且换掉门把手或者用胶带把门闩粘上，保持房门打开。

楼梯是危险的地方。痴呆会让患者的步伐变得不平稳并且更少注意脚下的台阶。患者很容易在转身的时候从楼梯上摔下来，特别是在晚上。检查楼梯的扶手，确保扶手牢固。扶手应该用螺栓固定，而不是靠石膏板或者灰泥来进行固定，必须保证安全牢固才能承受患者的体重。

如果可能的话，在患者刚一得病的时候就把她的卧室安排到一楼去，这样可以减少患者上下楼的次数。在楼梯的上下口处设置一个门或者挡上楼梯口。确保患者不能翻过门并从楼梯上摔下来。

大多数痴呆患者在病程中的某几个时间点都会走入一些不安全区域或者走失。提前做好准备，让患者的居家环境更加安全。我们将会在第七章讨论患者出现游荡的情况。

痴呆患者很容易把大半个身子探出窗外或者栏杆外，并且出现意外坠落，这对于居住在高楼中的患者来说是一个特别需要注意的地方。在窗户和阳台门上安装安全锁。请记住患者可能会爬过栏杆。当患者出现灾难性反应并且感到惊慌失措的时候，也许会感到迷糊并且翻出阳台，翻过护栏或者爬出窗户，以躲避他认为危险的东西。提前做好准备，以防出现此类情况，这样你就不必到发生意外时才拼命把她拽回来。

你在让家里变得更安全的同时，也要保证痴呆患者所处环境的舒适度。清楚的标记有助于患者维持一定的独立性。使用稳固的椅子是很简单的方法（参见第三章）。把舒服的椅子放在你常待着的地方，例如靠近厨房的地方，这样让患者看着你做家务。在窗户边放把椅子，在院子里设置一个舒适、安全的休息区。

减少患者卧室里堆放的杂物，但是要让患者喜欢卧室，并且留下几个抽屉供他随意翻腾。你也可以降低床的高度，这样即使患者从床上摔下来也会降低受伤的可能性。你还可以从医药器材商店和药房里买到床围。

如果你住的是公寓或者公寓式楼房，那里会有门卫或保安，请你告诉他们你的这个家人有健忘的问题，并且她可能找不到自己的家门。这些工作人员会在发现患者有可能走失时及时提醒你。

·在户外

成人和儿童很容易摔倒或者把手伸向大门的玻璃。因此外门上应该装饰一些保护性的菱格图案。阳台的玻璃推拉门上应该贴上一些装饰。

请仔细检查痴呆患者是否会在走廊或者露天平台上跌倒。确保栏杆安全稳固。如果有楼梯，门外至楼梯边缘的地方需要铺放防滑垫并安装栏杆。

确保患者不能轻易接近车库、业余爱好区或者工具区以及室外的大棚，这些地方是很危险的。一名患有轻度痴呆的男士在修理烤面包机的时候很容易在未关闭电源的情况下进行操作。这种错误很常见并且通常会导致严重后果。

仔细检查不平整的地面、破裂的路面、草坪上的洞、掉下的树枝、带刺的灌木丛或者鼹鼠挖的小土堆，这些都会导致患者在不经意间摔倒。一定要取下晾衣绳，确保患者不会碰到它。

如果室外有烧烤架，请不要在煤块燃烧的时候离开烧烤架。确保煤火已经熄灭后再离开。如果使用燃气进行烧烤，确保痴呆患者不会去碰它。

仔细检查院子里的摆设，确保每一件摆设稳当牢固，不会翻倒或者突然垮塌，并且没有裂口或者掉漆。

请锁好整理花园使用的工具。把有毒的花用栅栏围起来或者直接处理掉。

割草机是危险的。记忆力受损的患者也许会在割草机的刀片还在转动的时候去碰它。偶尔会出现的情况是，不再能够驾驶的患者突然开动割草机。在有起伏的地形上推动或者驾驶割草机是很危险的，因为割草机有可能翻倒。

给院子围上篱笆可以阻止患者四处游荡，但是他可以自己翻过篱笆并可能在翻越的过程中摔倒；高围栏比低围栏更加安全，但是，你仍需要仔细看管患者以防患者四处游荡。

室外游泳池是非常危险的。确保你和你邻居的游泳池周边装有围栏并且锁好围栏，这样痴呆患者就不能够进入泳池。你也许需要告诉泳池的主人患者的病情状况，确保他不能接近泳池。即使患者以前是个游泳健将，但是患者的疾病使他失去了在水中判断或者保护自己的能力。

冰雪对于你们俩来说都具有危险性。痴呆患者注意不到脚下的情况，即使你提醒他，他缓慢的步伐还是会让事情变得更糟。你也有可能在帮助他或者注意他的时候分神以至于自己失去平衡。对于痴呆患者来说，他已经不能理解摔倒带来的严重后果，并且如果你摔倒受伤，就不能够照料他了。请人帮忙把通道上的雪铲掉并且撒上盐。在冰雪天气里，除非出现紧急状况，否则不要带痴呆患者外出。即使要外出，最好有其他人能够帮助你。可以从杂货店里购买一些猫砂作为盐的替代品，猫砂不会毁坏草地。

· 在车里

关于驾驶的问题在第四章已经讨论过了，绝对不要让痴呆患者独自留在车里。他也许会四处游逛，随意摆弄点火装置，松开手刹，面对陌生人感到烦躁，或者打开灯直至耗尽电池的电量。对于痴呆患者和儿童来说，一些自动车窗也是很危险的，当车窗关闭的时候，有可能夹到脑袋或者手臂。

偶尔会出现汽车还在行驶的时候，患者想要打开车门并且离开正在行驶的汽车。锁上车锁也许会有帮助，大多数汽车在后门装有儿童安全锁，这样可以让后排座位上的痴呆患者不能随意打开车门，除非司机亲自开锁。如果患者可能出现突然跳车，你也许需要其他人帮忙驾驶，以便自己照看他。

· 在高速公路上和停车场

高速公路是很危险的。如果你感觉患者可能在高速公路上行驶，请你立即通知警察。警察不会介意不必要的报警，这比悲剧发生后再报告他们要好得多。

人们在停车场里找车位停车时常常以为路人会主动让路。痴呆患者往往不会注意到有车正在驶来或者她们的动作很缓慢。当驾驶进入封闭式车库时一定要保持警觉，因为这种车库常常让行人直接在车道上走。

· 吸烟

如果患者吸烟，很可能出现他把一支点燃的香烟忘在床上，这是非常危险的。如果出现这种情况，你必须采取行动，劝说患者戒烟，许多家庭会把烟直接拿走扔掉。可能在最初的几天或几周里，患者感到非常难受，但是时间长了，不适感也会减少。有时候，一些患者也许会忘记自己以前抽烟，这样就不会抱怨家人拿走他们的烟了。有些家庭允许患者在他们的监管下吸烟。所有与吸烟有关的东西和厨房或者壁炉用的火柴必须妥善保存，放在患者拿不到的地方（患者如果手上有香烟，但是没有火柴，也许会选择用炉子来点烟，并且可能忘记关掉炉子）。

·狩猎

使用枪支需要复杂的大脑技巧，痴呆患者的这些技巧和能力往往在很早的时候就受到了破坏。如果有必要的话，让你的医生或者牧师告诉患者打猎的同伴，打猎对于患者来说是一件太危险的事情。枪支必须放在安全的地方。请询问当地警方或者治安部门，看看他们是否能够帮助处理枪支。

营养和进食

良好的营养对于你和痴呆患者都是十分重要的。如果你们吃得不好，很容易感到紧张和烦躁。现在还不清楚什么样的饮食可以改善痴呆的发展，但是我们知道健忘的患者很难保证正确饮食并且容易出现营养不良。营养不良可能导致许多牙科和健康问题，这些也可导致出现行为症状。

与你的医生讨论什么是适合你们的健康饮食非常重要。研究显示对心脏有益的饮食同样有益于大脑——询问你的医生是否推荐心脏健康饮食。阿尔茨海默病协会会提供一些关于饮食健康方面的最新信息。如果患者存在卒中风险，医生也许会增加一些营养补充剂或者药物来降低这方面的风险。如果你的医生已经推荐控制其他疾病（例如糖尿病或者心脏疾病）的特殊饮食，你需要咨询他什么样的食物可以保持饮食平衡。

请你的医生推荐一位专业营养师，这样你可以从营养师那里知道什么样的饮食适合你们，既能保证患者的营养，你做起来也简单方便。

如果痴呆患者比较活跃，喜欢四处游荡或者来回走动，并且在吃饭时坐不住，你可以准备一些三明治给他，把一个三明治分成四块，患者在来回走动时给他一块。

·准备饮食

当你除了承担其他责任以外还需要给患者准备饮食时，你也许会发现有一些捷径可走。例如准备一杯咖啡和几片烤面包。如果你以前从未做过饭，当你的配偶生病后，你也许不知道如何快速、容易地准备好饭菜。你也可能不想学习做饭。这里有几种替代方法。我们建议你花最少的精力，使用多种方法来准备好的饮食。

现在有名为"共同进餐"的项目专门针对 60 岁以上的老人，大部分地区还有"送餐上门"项目。这些项目都为服务对象每天提供一顿热乎、营养的饭菜。你可以通过社工或者致电当地的老年办公室找到饮食服务能够提供的服务内容。"送餐上门"项目可以把饭菜送到你的家中。"共同进餐"项目在老年中心展开，由《美国老年人法案》通过和资助，在社区中心为老年人提供午餐并且常常会提供一些娱乐服务，服务对象常为退休老人。通常这些项目还会提供交通服务。

许多餐馆也会提供餐饮外送服务，这也有利于不能在外就餐的人享受到餐饮服务。

市场上出售大量便宜的食谱，可以教会你如何准备简单的饭菜。一些食谱是为单身汉准备的，一些食谱会印刷成较大的字体。一名经验丰富的主妇能够教会你如何准备快速、简单的饮食。在你所住社区的推广办公室的家庭经济学家或者一名公共卫生护士能够给你一些适合你们俩的、好的、简单的食谱，也可以告知你一些关于预算、购物、餐饮计划和营养的有用信息，还可以帮助你理解特殊饮食并准备菜单。

一些冷冻的食品可以满足饮食平衡的需求，但是通常价格昂贵。维生素含量较低，含盐量较高，且缺少老年人需要来防止便秘的食物纤维。

·进食

让患者尽量坐得舒服一些，尽可能地维持正常就餐环境。确保可能转移注意力的东西或事情在可掌握的范围之内（例如电视机或者需要使用卫生间）。有些人与其他人一起吃饭时会表现得更好，但是有些人却因此分散了注意力。

餐厅的灯光应该明亮，这样患者可以清楚地看见他的食物。使用与桌垫颜色反差较大的颜色的盘子来装食物（例如亮蓝色的桌垫上摆放白色的盘子更容易让人识别）。如果患者在识别玻璃制品方面存在困难，就避免使用玻璃制品。如果盘子周围绘制的图案让患者感到困惑，就不要使用这样的盘子。如果患者看到桌子上的调味品（盐、胡椒、糖等）感到困惑，就不要把调味品摆在桌子上。如果患者对吃饭的几种餐具感到困惑，就只给患者使用其中的一种。一些患者在餐厅或者厨房表现较好，因为在那里会有一些细微的线索，例如食物的味道，提醒他该吃饭了。让患者尽可能多地自己用餐。

　　一些患者不会决定选择哪种食物。如果你身边正在照顾的患者也有类似情况，请你在上菜的时候控制他盘子里食物的种类。例如，先给他盛沙拉，吃完后再给他上肉菜。让患者决定选择何种食物常常会让患者认为是与食物玩耍。不要把盐、番茄酱或者其他调料放在患者能够着的地方；如果患者在食物中添加了不正确的调料，请你为他的食物重新调味。确保食物被切成小块而且足够柔软，便于患者安全食用。痴呆患者也许会出现忘记咀嚼或者不能够正确切肉的情况，因为他的大脑和手不能够协同工作。

·出现混乱

　　当患者的协调性出现问题，他也许会把事情弄得乱糟糟的，而且开始用手来抓饭吃而不是使用餐具。如果出现这种情况，较简单的方法是去适应这种情况，而不是指出患者不对的地方。使用塑料材质的桌布或垫布。在地板容易清洗的房间里伺候患者吃饭。如果患者用手抓饭吃，不要责骂他。用手抓饭吃可能会推迟他需要你更多照顾的时间。准备一些易于手抓且能一口吃掉的小块食物。

　　如果患者能够继续使用叉子或者勺子吃饭，那么他适合用带边的盘子吃饭。你可以从医疗器材商店里购买一些凹底的盘子或者盘子专用护板（与盘子配套）。最好使用分量较重的盘子（不易滑脱）。

　　最好在盘子下垫上防滑垫（可以在医疗器材商店购买）以防止滑脱，带有吸盘的盘子也非常有效。带有大的（厚实的）把手的餐具有利于患有关节炎或者出现协调障碍的患者抓握。你可以购买到这些餐具也可以用泡沫橡胶自制专用的勺子和叉子把手（可以先尝试用这种方法改造你的钢笔并且注意写字时能够省多少劲）。

　　一些痴呆患者同意在衣服外穿上罩衣，但是另一些人对此感到困惑或者觉得被冒犯。如果你想要患者同意，请尝试使用罩衣或者大围裙，而不是围嘴。

有些患者不能判断一个杯子能盛多少水或不懂什么是溢出，他们需要你的帮助。为了防止液体溢出，不要把杯子盛满。

·液体

确保患者每天饮用足够量的液体。即使是轻度记忆力受损的患者也会忘记喝水，液体摄入不足可能导致其他问题（参见第六章）。

患者喝热饮时，你一定要检查温度。痴呆患者可能已经失去了温度感知能力，这样可能会造成烫伤。

如果患者不爱喝白水，就为他准备果汁并且不断提示他多喝几口。如果可能的话，他每天饮用的咖啡、茶或者含咖啡因的可乐不要超过一杯。咖啡因具有利尿功能，可以带走身体的水分。

·泥状食物

如果患者需要食用泥状食物，请使用搅拌机或者婴儿食品研磨机制作。你可以在这些机器中研磨准备好的日常食物，这样既省时间又省钱。家里做的东西比婴儿食品更具有吸引力。

·用勺子喂食

如果你需要用勺子给患者喂饭，一次仅盛取少量食物，等到患者咽下后才能继续喂。有时候需要你提醒他吞咽。

·进餐行为出现问题

健忘的患者虽然仍旧能够独自吃饭，但是有时即使你把食物放在明显的位置，她也会忘记吃饭。患者可能藏起食物，把食物扔掉或者食物变质后才吃。这些信号表示患者已经不能够独立生活了，你必须为患者的生活做新的安排。你可以在中午的一个固定时间打电话提醒他吃饭，但这不是长久之计。如果独自居住的患者存在轻度认知障碍或者痴呆，比较容易出现营养不良。即使患者可能出现体重超出正常范围的情况，他们也并没有合理地进食。糟糕的饮食能加重他们的症状。

许多吃饭时出现的问题会引起灾难性反应。尽量固定患者的用餐时间，这样可以减少患者的困惑，也会减少灾难性反应的出现。当一切处于平静的时候，糊涂和混乱的患者也会表现得好一些。

当患者使用假牙吃饭时，注意检查假牙松紧程度是否合适。如果假牙变松，取下假牙，调整合适后再佩戴是比较安全的。

检查食物的温度。在微波炉加热时可能会导致食物温度过高。充分搅拌使温度适宜。痴呆患者缺乏对温度的判断力，很容易造成烫伤。

痴呆患者可能会喜恶鲜明，并且拒绝吃某一类食物。这些患者更愿意吃一些平时总吃的食物，并且以平时常用的方式进行烹调。患者以前不喜欢吃的东西，现在也不会喜欢。新的种类的食物可能会使他感到困惑。如果患者坚持每天只吃一至两种食物，并且你的劝说和伪装食物的方法都不奏效，你需要去医生那里开一些维生素和营养补充剂。

· 藏食物

有的患者会在自己的房间里藏食物，这有可能吸引昆虫或者老鼠。有的患者如果能够保证他们在任何时候都能有零食吃，也许会改掉这个习惯。把曲奇罐放在痴呆患者能够找着的地方并且经常提醒他曲奇罐在哪里。一些家庭也会提供给患者密封罐用来保存食物。你需要提醒他把零食放在食品罐里。有些家庭鼓励患者用时间较长的、变质的食品"交换"一些新鲜的食品。

如果患者得了需要特殊饮食照料的复杂疾病，例如糖尿病，这时需要把患者不应该吃的东西放在他找不到的地方，并且仅允许他吃他应该吃的东西。请记住，他已经不能够判断哪些是他想吃的，哪些是为确保他身体健康应该吃的。因为正确的饮食对他的健康尤为重要，即使他强烈反对，你也要坚定地不让他吃那些他不应该吃的东西。如果必要的话，请找锁匠给冰箱上锁。儿童锁可以锁住柜子。但是在你锁住家里的吃的之前，问问自己是否需要把这些甜食都放在家中。

· 一点一点地吃

有时候患者吃完一餐饭后忘记了自己已经吃过东西，还会要求继续吃东西。他可能想要一直吃东西。可以尝试准备一些小块的零食，例如小的饼干块或者奶酪块。也许他一次只吃一块就能够得到满足。如果患者体重增加明显，请把食物替换成胡萝卜或者芹菜。

·吃了一些他不应该吃的食物

痴呆患者也许不能认出哪些东西变得不好了，不能吃了，或者大量食用后会出现不好的情况。你也许需要把以下这些食品放置起来，例如盐、醋、油或者辣酱油。这些东西大量食用后可能会对身体产生不好的影响。一些患者可能会食用一些非食物的东西，如肥皂、泥土或者海绵，这可能是感知力和记忆力受损的结果。如果出现这样的行为，你需要把这些东西放在患者看不到的地方。许多患者不会出现这样的问题，所以我们不建议在未出现这些问题的情况下移开这些东西。

·不吃饭或者把食物吐出来

痴呆患者服用的药物常常导致口干和喉咙干燥，具体表现为患者对许多事物排斥或者难以下咽。你的药师会告诉你哪些药物会产生这类反应。把食物与果汁或者水混合后食用，或者在患者吃下一小块食物后喝一口水。有时候，口干和喉咙干燥可能会非常痛苦，难以忍受，使患者脾气暴躁。请记得给患者多喝水。

·不能吞咽

有时候可能出现患者把食物塞进嘴里但是不咽下去的情况，因为他已经忘记了如何咀嚼或者吞咽。这也属于一种失用症（参见第三章），解决这一问题的方法是给患者喂食不需要太多咀嚼的软食，例如碎肉馅、凝胶食品以及糊状食物。如果患者不能够咽下药片，可以压碎药片与食物混合。这样做之前，请咨询你的药师，因为有些药物是不能被压碎后服用的。

·营养不良

即使照料者给患者最好的照料，他们也很容易出现营养不良。由于患者总体健康状况不佳出现营养不良和脱水，这会增加他的病痛并且缩短寿命。营养不良影响患者的整体机能，例如患者从疾病中恢复的时间或者伤口愈合的时间延长，体重超重或者不能摄取必要的蛋白质或维生素。吞咽困难或者中风的患者出现营养不良的风险较高。

许多居住在养老院的患者容易出现营养不良，而且有些患者不能够摄取足够量的液体。如果你的亲属住在养老院里，需要坚持定期评估患者的营养状况并且积极治疗。

·体重减轻／消瘦

痴呆患者出现体重减轻的原因与正常人出现类似情况的原因相同。因此，如果患者出现体重减轻并且不遵守特定的饮食要求，需要采取的第一个措施是咨询他的医生。体重减轻可以治疗，并且与痴呆不相关。不要盲目地认为体重减轻意味着病情加重。需要医生仔细检查可能导致体重减轻的原因。患者是否出现了便秘？是否有新发的小卒中？是否出现了抑郁？抑郁可以导致患者体重下降，在痴呆患者中也是这样。不合适的假牙、疼痛的牙齿或牙龈也可导致体重减轻。如果在疾病的晚期出现体重减轻，这可能是由疾病进展导致的。除此之外，还应该考虑所有其他可能的原因。

当患者始终保持较好的饮食习惯但是仍然出现体重减轻时，可能是因为他来回踱步、发脾气或者保持活跃状态导致他消耗了较多的热量。可在两餐间和睡觉前给患者一些营养丰富的零食。有些医生认为少食多餐和频繁的零食有助于防止体重减轻。

有时候，为了让患者能够更好地进食需要提供一个安静的、支持他的环境。你也许不得不在找到最合适、最能鼓励患者进食的环境之前多尝试各种环境。确保食物口味好，尽量提供给患者他喜欢吃的食物。一次只提供一种食物，不要催他。痴呆患者吃饭速度很慢，经常给他吃些零食，温柔地提醒他该吃点东西了。

在许多养老院里都存在吃饭问题。大多数老年人可以一小群人聚在一起或者围坐在一张桌子旁，在一间安静的房间里吃饭。也许养老院应该把痴呆患者和其他人分开，不让痴呆患者在大的、嘈杂的房间里吃饭。有时候养老院的工作人员因为过于着急而哄骗患者吃饭，熟悉的家庭成员来做这件事情或许更好一些。家庭制作的饮食要比食堂的饭菜更吸引人。我们曾经给一位痴呆患者喂饭时轻轻拍她的背部，这样她就能把饭吃下去。另一名痴呆患者服用低剂量的镇静药后可以顺利吃饭，所以我们每次在饭前一小时让他服用药物。

你也许会给吃饭不好的患者提供一些流质、高热量的营养补充剂（例如 Ensure、Mariteme 或者 Sustacal 等品牌）。你可以从许多药店和折扣商店购买。这些补充剂里包含一个人必须的维生素、矿物质、能量和蛋白质，味道不一，有些患者可能会对其中的某一种产生特殊的喜爱。在吃饭时提供这类补充剂作为饮料，或者在两餐间作为"奶昔"。请咨询你的医生如何使用这类补充剂。

·窒息

有时候痴呆患者在吞咽动作协调方面存在问题并且容易被食物窒息。如果患者在变换面部表情方面存在问题或者出现过卒中，他也许在咀嚼或者吞咽方面也存在问题。当存在上述问题时，最重要的是预防窒息。因为患者可能忘了嚼完再咽，所以不要给他吃诸如小块硬糖、坚果、胡萝卜、口香糖或者爆米花等食物。软的、浓的食物不容易引起窒息。比较容易处理的食物包括碎肉馅、煮软的鸡蛋、罐头水果和酸奶。食物可以通过搅拌机进行深加工。各种调料使食物更加诱人。你可以把流质食物和固体食物混合（例如肉汤和土豆泥），这样患者更容易下咽。

如果患者在吞咽方面有问题，请确保患者在吃饭的时候坐直，头向前倾，不要向后靠。他的坐姿应与正常人在餐桌边吃饭时的坐姿一致，并且患者在吃完饭后不要立即起身，需要坐15分钟。

不要在患者发怒或者想要睡觉的时候喂饭。

牛奶加谷类食品这种搭配极易引起窒息。两种食物一起喂进嘴里——一种固体食物和一种流质食物，可能造成患者不知道应该咀嚼还是吞咽。

一些流质食物易吞咽。如果患者在喝水时容易窒息，请尝试给他较稠的液体，例如杏汁或者番茄汁。护士可以帮助你解决这个问题。

·窒息的急救措施

护士或者红十字急救人员可以教会你一些简单的、解救窒息患者的技术。学会这些技术仅需要花费几分钟的时间。每一个人都应该学会怎样来做。

如果患者能说话、咳嗽或者呼吸，就<u>不要帮助他</u>。鼓励他继续咳嗽。如果患者不能够说话、咳嗽或者呼吸（他可能会指着自己的喉咙并且憋得满脸通红），<u>这时候你必须帮助他</u>。如果患者坐在椅子上或者站着，你需要站在他的身后，然后从后面抱住他，在他腹部（肚子）中间、肋骨下方握住你的双手或者重叠双手，使劲拉向你的身体方向，快速来回几下。如果患者躺着，请转动患者的身体，让他脸朝上，把你的双手放在他的腹部中间，然后按压。这会迫使空气通过患者的喉部，使食物从喉部飞出，就像打开瓶塞一样（你可以提前尝试把手放在正确的部位，但是不要在呼吸正常的患者身上用力尝试）。

·何时考虑使用插管喂食

痴呆患者因为多种原因而不能进食，由于失用症、食管溃疡、食管阻塞（狭窄）或者服用药物过多而出现吞咽困难。他们也许不喜欢提供的食物，没有饥饿或者口渴的感觉，或者坐的姿势不舒服。痴呆患者如果患有其他疾病，可能也会出现不想吃饭；当身体恢复的时候，他们可能会开始吃东西。存在严重认知障碍的患者可能同时患有抑郁，也会造成患者不想吃饭。然而，当患者不能吃饭或者无法吞咽的时候，表明他们的疾病进入了另一个阶段。即使是在痴呆晚期，好的照料也包括医生对患者身体健康状况的仔细检查。如果不能够阻止患者体重的减轻，你和你的医生将会处于道德困境。你是否允许往患者的胃里插个管子（胃造瘘术或者聚乙二醇插管）？或者你是否同意中止痴呆患者的生命？不同的患者和家庭会做出不同的选择。

如果你在出现这一问题之前或者当患者刚开始出现吞咽困难或明显的体重减轻时讨论这一问题，会非常有帮助。重要的是要与一位了解患者病情的医生全面讨论插管这个问题。

许多医生认为胃造瘘管（通过腹壁插入胃部的插管）要比痴呆患者以前常用的鼻饲管（插管直接通过鼻子，沿食管向下进入胃部）舒服得多。患者不太可能会自己拔掉胃造瘘管，并且也不需要经常更换插管。管子从内部直接置入，即患者需要做一次内窥镜来完成插管。消化科医生把插管从嘴置入，沿着食管向下进入胃部，然后把插管穿出胃壁和腹壁通向外部。由于患者的腹部有一个开口，所以可能存在一些不太大的风险。如果患者患有痴呆，可能需要家属在插管前签署知情同意书。通过插管喂食可能需要花费好几个小时的时间，但是可以使用机器，还可以调节液体灌输的速度，但是重力作用是这一喂食过程中必不可少的因素。

痴呆患者有时候会自己拔出聚乙二醇插管，但是极少能够成功。我们不知道出现这种情况是患者感到不舒服还是他们觉得插管不应该在那里，也可能是由于患者无所事事。束缚拔出过插管的患者的手，会增加患者的不适感。在不使用插管的时候盖住插管会减少风险。家访护士能够告诉你如何在家管理这两类插管。

我们对于痴呆患者自己不能进食而又不采用插管进食的经验很少，但是我们的临床经验认为插管引起的不适感很少见。大多数的专家认为脱水或多或少会减轻或者消除口渴和饥饿的感觉，但是我们不能确定这一观点是否正确。从其他原因去世的患者身上得到的经验不一定适用于痴呆患者，认知功能正常的人从严重脱水中恢复过来后，并未报告当时感到口渴。最终，你和你的家庭必须做出你们以为最恰当的决定。如果患者之前曾经书面或口头表达过自己的意愿，这有利于你们做出决定，但是最终还是需要家庭成员或者监护人做最后的决定。

运动锻炼

坚持锻炼对于身体健康是很重要的。我们不清楚运动对健康能够起到多大的作用，但是我们确信你和痴呆患者保持足够的运动量是很重要的。我们也不知道压力和运动之间的关系，但是许多过着紧张的、要求较高的生活的人确信体力运动可以让他们更有效地缓解压力。

一些医生观察到痴呆患者如果能坚持运动，情绪会更加稳定且不易被激怒。一些人还观察发现，如果患者能够经常使用运动技能，这些技能就能够保持更长的时间。运动是一种能够让人参与到活动中的好方法，因为对痴呆患者来说，运动比思考和记忆更简单。也许对于你来说，锻炼还具有其他重要的意义，比如让患者晚上睡眠质量更高，维持规律的肠道活动。

可能你不得不与痴呆患者一起运动。你们一起参与的运动项目取决于你们俩的共同爱好，不要给你们的生活凭空增添一些不喜欢的运动。仔细想想患者在出现痴呆前喜欢什么样的运动，并找到一些改进这些运动的方法，让患者可以继续锻炼。有时候，除了语言交流之外，一项体育运动项目也可以成为你和痴呆患者增加亲密关系和好感的方式。

一个老年人能够安全地完成多少运动？如果你或者痴呆患者患有高血压或者心脏疾病，在你选择运动项目之前要与你的医生进行沟通，了解哪些运动可以参加而哪些不能。如果你们俩可以一起散步、爬楼梯以及逛商店，那么你可以选择一些活动量中等的运动项目。逐渐开始一个新的项目并慢慢养成习惯。如果某个运动项目让你们中的某一个人感到身体僵硬、疼痛或者肿痛，就少做这项运动或者换一种更轻柔的运动。在你们开始走路前，检查患者脚上是否有水泡或者擦伤。

散步是一个不错的选择。除了天气恶劣，尽量每天都带患者出去走一会儿。运动和新鲜的空气可以让患者睡眠质量更好。如果天气过于潮湿或者阴冷，就开车带患者去购物中心，开始"橱窗购物"的游戏。确保你们俩都穿着舒适的、低跟的鞋和柔软的、吸汗的棉袜。可以逐渐增加散步的距离，但是需要避免斜坡。对于健忘的患者来说，每天重复同样的路会更容易一些。你们在散步过程中闻到的气味，遇见的人，看见的场景等，都可以指出来。

舞蹈是一种较好的运动，如果患者在发病前就喜欢舞蹈，可以鼓励他继续跟着音乐做些动作。

如果患者以前喜欢玩高尔夫或者网球，他现在也许不能参加真正的比赛，但是可以随便玩玩来享受击球的乐趣。

痴呆患者常常比较喜欢做健美操，例如在日间看护中心与大家一起做。如果你们和一大群人一起或者在家里进行运动锻炼，让患者尽可能地模仿你的动作；如果他在某一些具体的动作上出现问题，温柔地帮助他解决。

如果患者能够保持平衡，站着运动比坐在椅子上运动更好。然而，如果平衡出现了问题，就在椅子上做类似的运动。

如果患者由于得了某些急性病卧床不起，请咨询医生或者治疗师在他恢复之后帮助他活动。这样可以延后患者长期卧床的时间。

即使卧床的患者也可以进行运动。然而，对于患有严重慢性疾病的患者来说，需要和治疗师一起计划合适的运动，这样才不会加重患者的病情，也不会对他较差的协调或者平衡能力造成危险。

每天在固定的时间完成运动，运动的环境应该保持安静，整齐有序，这样可以减少患者的困惑，不会激怒患者。动作顺序相同，让锻炼充满乐趣，鼓励患者记住动作。如果患者出现灾难性反应，请立即停止，以后再恢复。

如果患者生病或者不太活跃，他可能会变得虚弱或者容易疲劳，关节也可能变得僵硬。规律的、轻柔的运动可以让关节和肌肉保持健康状态。当其他疾病引起身体僵硬或者虚弱时，例如关节炎、外伤，物理治疗师或者职业治疗师能够帮助你做运动计划，可以防止出现僵硬或者虚弱。

如果患者还有其他健康问题，或者如果你正在计划进行一项充满活力的运动，在开始之前与你的医生讨论这个运动方案，你应该告诉医生所有新出现的问题或者已经存在的显著变化。

娱乐

娱乐，开心，享受生活对每一个人都很重要。患有导致痴呆的疾病并不意味着享受生活的结束，也许代表着你需要花费力气找到别的方法给你喜欢的人制造快乐。

当患者的病情出现进展的时候，很难发现他还会继续喜欢做什么事情。事实上，你已经尽力了。增加一项新活动项目也许会耗费你更多的精力和体力，并且给整个家庭带来更多的压力；相反地，从你们以前的活动中寻找你们俩都喜欢做的事情可能更好一些。

可以考虑成人日间看护项目或者上门随访项目。在成人日间看护项目中受保护的社会环境可以为患者提供一个刺激与安全两者之间的平衡。如果痴呆患者能够适应这种环境，那么他一定很享受和其他记忆功能出现问题的人共同相处的时光。一些上门随访项目提供职业的或者娱乐性治疗服务。这些专业人士能够帮助你做运动计划，让患者享受到其中的乐趣。上门随访和日间看护都有相应的活动设置，为成功找到生活乐趣提供了新的契机。如果可能的话，尽量让痴呆患者参与到这些项目中来。

痴呆患者常常失去了自娱自乐的能力。对于一些患者来说，懒散可以导致患者出现来回踱步或者其他重复性动作。患者可能坚决反对你的建议。关键是，他可能经常不理解你的建议。你可以尝试着开始一项运动，然后邀请患者与你一起进行；选择简单的成人运动而不是小孩子的游戏；选择一些能够给患者带来乐趣的项目而不是具有治疗性质的项目；找到一些患者很享受的以及他能够成功完成的事情（例如打磨木材，与小孩子一起玩耍，摇动冰淇淋机）。

患者能够忍受的活动量各异。当患者休息时计划好活动项目，把活动分成简单的步骤；无论患者出现焦虑还是急躁，都尽可能地帮助他。

即使患者出现严重的记忆功能障碍，之前喜欢的活动对于患者来说仍然很重要，依旧可以带来乐趣。然而，有些患者过去喜欢的事情，例如爱好、款待客人、音乐会或者外出就餐等，就目前情况而言，对于他们来说过于复杂，不再能够产生乐趣，这些喜好必须被更简单的快乐代替。尽管对于家庭成员来说，很难想象这么简单的事情现在能够给患者带来这么多的乐趣。

对于许多人来说，音乐是令人愉快的。有时候，记忆功能严重受损的患者仍然有能力欣赏熟悉的老歌。如果有人坐下听并且鼓励患者唱，他可能就会开口唱歌。有些患者也许能够使用大按钮的 CD 播放机或者收音机。有时候患者依然能够弹钢琴或者唱歌，前提条件是他们在较早的时候就学会了这些技艺。

一些记忆功能受损的患者喜欢看电视，但是有些人当不能够看懂电视剧时又变得心烦意乱。有时候电视能够减少患者的灾难性反应的发作。还有一些患者喜欢看老电影的 DVD 影碟或者录影带。

尽管有时候客人来拜访会让患者感到心烦意乱。大多数迷糊的患者还是喜欢见见老朋友。如果出现这种情况，一次让一至两名来客拜访，而不是一群人。如果一大群人一起来，患者不能想起每一个人，这也会让他感到心烦意乱。请求来访者拜访时间短一点，并且需要提前告知来访者患者的健忘状况以及可能发生的行为。

有些家庭喜欢外出就餐，而且许多痴呆患者仍旧保留了大部分交际技巧。有些患者可能吃得乱七八糟，让一同就餐的亲属感到尴尬。请主动为患者点餐，尽量选一些吃起来简单方便的食物，这样患者就不会吃得乱七八糟了。把不需要的餐具撤掉。有些家庭发现提前向服务生做出解释是很有帮助的，可以告诉服务生患者患有痴呆并且不能够为自己点餐。

仔细考虑患者在生病前的兴趣和爱好，并且找到能够让他继续享受这些乐趣的方法。例如，痴呆患者在不能够理解内容的情况下仍旧可以享受翻阅杂志带来的乐趣。有时候，患者放弃一种爱好或者兴趣之后很难再对它感兴趣。这种情况往往是患者之前能够做得很好的事情现在不能够做得那么好了。鼓励患者做一些简化了的以前能很好完成的活动时，可能会产生降级的感觉，除非患者自己也特别享受这样的事情，否则最好还是重新找一种娱乐方式。

每一个人都喜欢通过感官来了解事物。你也许很喜欢观看绚丽的晚霞，喜欢花朵的芬芳或者品尝你最喜欢的食物的味道。痴呆患者常常比较孤僻，不能主动寻求外在感受来刺激他们的感觉。试着引导他们看一幅美丽的画作，正在鸣叫的鸟儿，感受一下熟悉的味道或者口味。和你一样，患者也会对某些感觉比较喜欢，对另外一些感觉比较讨厌。

许多家庭发现痴呆患者喜欢坐车。

如果痴呆患者一直很喜欢动物，他也许能够和宠物快乐相处。一些小猫小狗似乎天生具有与大脑功能出现障碍的患者相处的天赋。

一些人喜欢毛绒动物玩具或者玩偶。一只毛绒玩具是幼稚的、降低身份的，或者是令人快乐的，这更多地取决于痴呆患者身边的人如何看待这件事情。

当痴呆患者病情出现进展并且出现协调和语言问题时，周围的人很容易忘记他对快乐事物和享受生活的需求。不要小看拉手、触摸、拥抱和爱他的重要性。我们常常能够碰到，当不能够找到别的方法与患者进行交流时，他可能会对触摸做出反应。触摸是人类交流的重要组成部分。背部或手脚按摩能够使人平静。你也许很享受静静坐着，握着手的感觉。当交流存在困难或者不再能交流时，最好的方法就是静静地坐在一起分享彼此的时间。

·有意义的活动

一个正常人在一天中做的大部分事情都是有目的的，这些事对生活是有意义的是重要的。我们工作赚钱，为别人服务，感到自己的重要价值所在。我们可以为孙子孙女织一件毛衣或者为朋友烤一块蛋糕。我们经常洗头发、洗衣服，为了能够看起来干净整齐。这样一些带有目的的活动对于我们来说是很重要的，这是我们价值的体现。

当痴呆患者不再能够完成这些日常活动时，你需要帮助他找一些有意义的、力所能及的事情去做。这些事对他来说是有意义的、容易满足的——无论这些事情对你是否具有意义。例如，浴巾叠来叠去对于某些人来说是有意思的，但是对于其他人来说就没有任何意义。把痴呆患者看作志愿者而不是病人是很重要的，这会给患者带来一种价值感并且能够感受到参与其中的乐趣。当患者不能够做一顿完整的饭菜时，他也许还能够帮助你和邻居整理花园、择菜或者收拾餐桌。当你收拾家务的时候，患者还能够帮你卷毛线球、吸尘或者整理杂志。尽管你可以把一件任务分成简单的步骤或者你帮助患者完成其中一部分，但是还是尽可能地让患者自己的事情自己做。

一些医生敦促痴呆患者多做运动或者多做一些事情以保持大脑的活跃性。有研究证据表明保持大脑活跃有利于未患痴呆的人们降低发生痴呆的风险。然而，一旦患者的疾病引起痴呆表现，更重要的是要考虑某项活动对患者的影响，选择的活动必须是令人愉悦的，即使这项活动非常简单。例如抚摸小狗、与他人交谈、散步或者坐在户外呼吸新鲜空气。如果患者不断地表现出烦躁不安，例如易被激怒、固执、哭泣或者拒绝做任何运动，这时候对于你们俩来说这项活动就成为了一种压力，而不是快乐。不断地催促患者做一些令他感到烦躁的事情是没有用的。

个人卫生

对于患有能够导致痴呆的疾病的患者来说，他对个人护理的需求取决于大脑受损的范围和程度。在疾病早期，患者可以自己照顾自己，但是随着疾病的进展，患者逐渐忽视了对自己的照顾，最终需要别人的全方位照料。

问题常常出现在要求患者换衣服或者洗澡的时候。"我已经换过衣服了。"患者也许对你这样说，或者他可能掀翻桌子发脾气，让你感觉到建议换衣服这件事情是错误的。

> 一个患者的女儿说道："我没办法让她换衣服，她一周都在穿那件衣服，连睡觉的时候也穿着。我让她换衣服的时候，她或者说她已经换过衣服了或者对我大喊大叫：'你以为你是谁？有什么权利要求我换衣服？'"
>
> 一个患者的丈夫这样说道："当我给她洗澡的时候她一直大喊大叫，甚至打开窗户大喊：'救命！救命！我被抢劫了！'"

患有导致痴呆的疾病的患者可能出现抑郁或者情感淡漠，对个人清洁失去兴趣。他也许记不住已经过了多长时间：似乎距离他上回换衣服还不到一周。有人告诉他需要更换衣服会使他感到尴尬（当有人走上前告诉你需要更换衣服时，你会怎么想？）。

穿衣服和洗澡是非常私人的事情，我们有自己的方式来处理。有些人喜欢淋浴，而有些人喜欢泡澡；有些人喜欢在早上洗，有些人喜欢在晚上洗；有些人喜欢一天换两次衣服，有些人喜欢隔天换衣服。不管自己的方式如何，我们都已经习惯了自己的方式。有时候当家属帮助患者完成这些事情的时候，往往会忽视患者自己养成的习惯。而改变习惯又会使患者感到烦躁不安。一两代人之前的时候，人们洗澡、换衣服的频率远远不如现在。甚至现在有的人小的时候也是一周换一次衣服。

当我们还是小孩时，我们就开始自己洗澡、穿衣服，这是我们开始变得独立的表现。并且，洗澡和穿衣服是很私密的事情。大部分成年人都没有在别人面前洗澡或穿衣服的经历。如果在别人面前赤身裸体并被别人触摸，尤其是当自己的身体不再年轻，不再美丽时，这会令他感到很不舒服。当我们需要帮助患者完成他自己经常做的事情的时候——那些每个人都自己私下做的事情——这是一个强有力的信号，证实患者不再能够自理。实际上，患者变得更像一个小孩子，必须有人告诉他什么时候该穿衣服并且需要帮他穿。

换衣服和洗澡这两件事情实际上涉及许多选择和决定。一个人必须在许多备选方案中选择适合外出并且能够搭配的衣服，例如袜子、衬衣和领带。当患者意识到自己不能够再做这些事情的时候，当他看着一抽屉的蓝的、绿的、黑的袜子变得更加迷糊的时候，最简单的办法就是不换衣服。

这些因素常常会在洗澡和穿衣服时导致患者发生灾难性反应。尽管如此，你仍然面临保持患者干净整洁的难题。你需要慢慢理解患者的想法和感受，以及他对个人空间和独立性的需求。你还需要记住他的行为是由于他受损的大脑引起的，不是他故意要冒犯别人。在不伤害到患者的独立性的情况下，找一些方法减少关于个人卫生的决定。

·洗浴

当患者拒绝洗澡时，部分原因可能是洗澡过于复杂，另外一些原因可能是患者出现了焦虑或者看护者侵犯了患者的私人空间。寻找减少这些因素的方法。保持冷静和镇静，简化任务。可以把患者包裹在浴袍里或者浴巾里，然后给他洗澡。当你鼓励患者洗澡的时候，尽可能地遵守患者以前的生活习惯，并且帮助他简化步骤。如果患者通常先刮胡子，然后洗澡、吃早饭，那么当你帮他做这些事情的时候，遵循他以前的时间规律，患者会更加合作。先准备好患者的衣服和浴巾，然后放水洗澡。

当你帮助患者洗澡的时候，保持冷静并且动作轻柔。不要在洗澡的时候谈论为什么需要洗澡，这时你可以告诉患者洗澡前应该做哪些准备，最好一次只告诉他一件事情。

不要这样说："爸爸，我想让你吃完早饭后马上洗澡。""吃完早饭后马上……"意味着患者不得不记住一些事情。

当患者对你说"我不需要洗澡"时，不要这样回答："你需要，你已经有一周没有洗澡了。"（当你不能回忆起自己最后一次洗澡的时间时，你也不愿意他对你这样说话。）

你可以这样说："爸爸，洗澡水已经准备好了。""我不需要洗澡。""这是你的浴巾，现在你可以脱衬衣了。"他也许就会把注意力集中在解纽扣上，而不是与你争吵。如果你发现他有困难，你可以轻柔地帮他解决。"现在请站起来，脱掉你的裤子，爸爸。""我不需要洗澡。""现在请迈进浴盆。"

> 女儿计划让父亲去洗澡，一切都准备好了，当父亲走到大厅的时候，她说道："看看这可爱的洗澡水吧，既然它在这里了，为什么不洗澡呢？浪费了该多可怕啊！"她的父亲是一个吝啬鬼，所以只能妥协洗澡。

> 妻子告诉丈夫："你洗完澡，我们俩就可以去吃珍妮带来的美味曲奇了。"

一些家庭发现痴呆患者愿意让穿制服的保姆或者另一个家庭成员帮他洗澡。

请仔细考虑患者以前的洗澡习惯：他喜欢盆浴还是淋浴？喜欢在早上还是在晚上洗澡？

如果其他的方法都失败了，试着把身体分成几部分，一次洗一部分，或者改用海绵洗澡。仔细观察患者身上的皮疹或者发红的地方。

洗澡应该采取固定模式，每天在相同的时间以相同的方式来洗澡，这样患者就会自然而然地认为这个时间应该洗澡并且减少抵触情绪。如果洗澡仍旧是一个难题，不需要每天给患者洗。

洗澡时容易发生许多事故。提前把所有的东西准备好，不要转身离去或者单独留下患者。即使患者能够自己做到这一点，也要经常检查浴盆里的或者淋浴的水温。患者对安全水温的判断能力可能会在不知不觉中丧失。不要尝试泡泡浴或者浴油，这会让浴盆变得很滑，也会造成女性生殖系统感染。

让患者进出浴盆可能比较困难，特别是患者动作笨拙或者体重较重时。一个步态不稳的患者在进出浴盆时可能滑倒，甚至在淋浴的时候也有可能突然摔倒。最好安装扶手，扶手是保障安全的重要措施。这样患者在进出浴盆的时候可以借助扶手，洗澡的时候也可以握住扶手。在浴盆里或者淋浴下放置一个洗澡凳。还可以在浴盆的边缘上安装一个洗澡转移凳。你可以帮助患者把腿跨过边缘，然后他可以沿着凳子滑下去，直至完全进入浴盆（请参考以下内容安装洗浴装置）。许多家庭告诉我们洗澡凳和手持软管极大地减少了洗澡时可能出现的危险。你可以控制水（和困境）。板凳会更安全，控制的水流不会让患者感到困惑。洗澡凳可以降低患者的焦虑情绪，因为他感到更加安全，并且减少你需要弯腰、直立的次数。软管可以使冲洗患者身体、清洗患者头发变得更简单。

绝不能让患者单独待在浴盆里。浴盆里的水保持在 2 至 3 英寸高，这样患者能够感到更有安全感，如果患者不小心滑倒，这样的水面高度更加安全。在浴盆底部放置橡胶垫或者贴上防滑贴纸。如果你能够在旁边温柔地指导患者，一次告诉一个清洗步骤，患者常常能够做到自己洗澡。

对于家属来说，确保患者生殖器部位的卫生可能是件很尴尬的事情。但是，如果生殖器部位未清洗干净，很有可能长出红疹，所以一定要仔细检查该部位。确保你或者痴呆患者已经把他的皮肤褶皱区和乳房下区域完全清洗干净。

在浴盆外放置浴室足垫，防止患者在走出浴盆后滑倒，并且确保地板上没有脏东西。如果把浴室足垫更换为浴室地毯会更有帮助，地毯不仅能够防滑，还能吸水，也易清洗。如果患者自己擦干身体，仔细检查患者是否遗忘了某个部位；如果是你帮助患者擦干身体，确保完全擦干。在女性患者的乳房下区域和皮肤褶皱区域使用爽身粉、婴儿爽身粉或者玉米淀粉。玉米淀粉价格便宜、无香味，并且不会引起过敏反应，是很好的爽身粉替代品。如果患者拒绝使用除臭剂，可以使用同样有效的小苏打来代替。

当患者脱掉衣物时，仔细检查患者身体上泛红的区域。例如发红的皮肤、红疹或者褥疮。如果出现红疹或者褥疮，请寻求医生的帮助进行控制。对于久坐或者卧床时间很长的患者来说，褥疮或者褥疮性溃疡很快就会出现。如果患者皮肤干燥，可使用身体乳液，也有男士专用无香乳液可供选择。

· 寻找护理工具

大型的药房和医疗卫生器材供应商店提供我们推荐的产品，包括洗浴用品、卫生间安全框架、便桶、Dycem 系列防滑产品、扶手杆、尿失禁产品、手杖、轮椅和帮助完成吃饭、刷牙的用具。供应的产品有不同的型号和设计，满足不同的浴室装修和需求。请在购买这些产品前询问医疗保险、医疗补助计划或者你的主要保险公司是否承担这些产品的费用。这些物品可能不会摆放在货架上，请药店的售货员拿出你需要的产品，药师同样也可以帮助你进行选择。

一个卫生间安全护栏可以在马桶周围提供多个扶手，帮助患者俯下身子并且抬高身体、离开马桶，同样可以防止患者向一侧跌倒。

加高的（拼接的）马桶配套座垫让患者能够更容易从座位上起立或者坐下，并且让患者从轮椅上更容易地转移到马桶上。马桶配套座垫必须安全固定在马桶上，这样患者坐上座垫后不会滑倒。填充式（柔软的材料）马桶座垫对于必须在马桶上坐一会儿的患者来说更舒适，而且这对于出现褥疮的患者来说尤其重要。

你可以租用一个便携式马桶，放在患者床铺的周围或者地板上，这样患者就不需要上下楼。也有多种小便器和便盆可供选择。

许多家庭和住房里，毛巾杆和肥皂盘拖常常是粘在墙上或者固定在墙板上的。如果患者在紧急情况下抓住这些东西保持平衡或者抬起身体，它们可能会松脱。请一些熟悉木工知识的人确认这些东西是被螺钉牢固地固定在墙壁上或者设计得非常牢固。

·穿衣

如果患者所有的袜子都能够与他的裤子进行搭配，患者就不需要考虑正确搭配的问题。

在挂衬衣或者外衣的架子上同时搭配合适的领带、围巾或者配饰。清除那些有可能穿戴错误的皮带、围巾、毛衣、领带和其他配饰。

如果患者在选择衣装方面存在困难，你可以为她摆好干净的全套服装。把服装一件件按穿衣顺序摆放好有助于患者穿衣服。

把衣橱里存放的过季衣物或者许久不穿的衣物清理掉，减少患者的选项。如果患者拒绝更换衣物，不要和患者直接发生争执，可以在过后再次提出你的建议和意见。

随着疾病的进展，患者会出现穿衣顺序方面的困难。纽扣、拉链、鞋带和皮带搭扣对患者来说都会变得难以掌握。如果患者不能够扣扣子了，就把扣子替换为搭扣粘带，这在针织店里可以买到。即使患者的手指不能够很好地扣纽扣了，患者也常常能够自己使用搭扣粘带。一位妻子的丈夫要求继续自己穿衣，为了满足丈夫的需求并且不触碰到丈夫敏感的神经，这位妻子为丈夫购买了许多可以两面穿的衣服。她买的 T 恤衫印有很吸引人的图案，即使患者不小心穿反了看起来也不会很糟糕，并且这些衣服没有纽扣，裤子也是用松紧带就可以系紧的，还有圆筒短袜（圆筒短袜没有足跟部，所以患者穿起来就会更加容易些）。松紧口的鞋子比系鞋带的鞋子要容易穿脱。

如果女性患者选择可两面穿的套头衫以及可两面穿的松紧带式腰带的裙子或者裤子同样也会装扮得很美。宽松款式的衣服更加容易穿脱。

选择易清洗并且不需要熨烫的衣物，这样可以减少你的工作量。避免复杂款式的衣物。

对于女性患者，穿脱内衣很难应付，而且她们的丈夫在这方面也往往懂得不多。尽量购买一些布料柔软、宽松的内裤。这样如果患者出现前后或者内外两面反穿时也不要紧。不要选择手感滑的布料，这是不需要的。如果需要给女性患者戴胸罩，请她向前倾斜以便把胸罩戴在乳房上。想要穿上连裤袜比较困难，及膝袜或者吊袜带对于循环不好的患者来说都不是好的选择。患者在家的时候最好穿上短棉袜。

把你们要做的事或者正在做的事告诉患者，但是一次只说一个步骤。怎么有效怎么做。如果患者穿衣比较奇怪，就随他去。

·衣着修饰

给患者理发，选择适合患者的短发，这样容易清洗整理。不要选择需要精心整理的发式。以前经常去美发店或者理发店的患者可能仍旧保有这种习惯，但是如果去理发店或者美发店让患者感到心烦意乱，不妨请理发师或者美发师到家里来为患者整理头发。

在厨房水槽里给患者洗头发比在浴盆里洗头发要安全一些（特别是患者仰卧的姿势会让你觉得更容易一些），除非你在浴盆中安装了专用软管为患者洗头发。也可以在水槽上安装软管，保证你能够很好地为患者冲洗头发。可能你用手指为患者整理头发时会让他感到不适，发出一些声音。

你需要为患者修剪手指甲或者脚趾甲，或者检查患者是否还具备完成这些任务的能力。很长的脚趾甲会长到肉里，产生疼痛。

鼓励患者打扮自己，让患者看起来更精神。整日让患者穿着浴袍不会振奋他的精神。如果女性患者之前经常化妆，那么继续鼓励她化一些简单的妆，并且对于丈夫来说，给妻子的脸上打一些粉底或者涂唇膏不是难事。如果女性患者年龄较大，使用一些柔和的颜色，并且动作轻柔一些。不要给患者化眼妆。

患者洗完澡、换完衣服后，鼓励患者照照镜子，看看自己有多精神（即使你已经非常疲惫、没有精力也要坚持做到这一点）。也要让其他的家人称赞他。赞美和鼓励对患者保持自我感觉良好是十分重要的，即使是在患者失去了一些能力的时候，例如穿衣服对患者来说变得比较困难时。

·口腔卫生

照顾慢性疾病患者需要处理好方方面面的杂事，所以有的时候容易忽略一些看不见的事情，但是好的口腔卫生对于患者保持健康是十分重要的。一位患者可能在其他方面被照顾得很好，但是很容易忽略口腔卫生的护理，忘记给患者刷牙或者清理假牙。

把口腔护理作为常规、固定护理内容的一部分，沉着冷静地要求患者完成，这样你遇到的来自患者的阻力会更少。选择患者最配合的时间来做口腔护理。如果患者变得烦躁不安，不要强求患者完成，换个时间再试试。

因为你想让患者尽可能地保持独立，你可以承担记忆部分的责任，但是在实际的护理操作过程中尽可能让患者自己完成。患者停止护理口腔卫生或者清理假牙的一个原因是这些任务对于他来说是比较复杂的，需要很多步骤来完成，因此往往因为不能记起下一步该做什么而变得迷糊。在痴呆的早期，你需要提醒患者刷牙。当患者变得更迷糊时，简化你的指令，把每一个动作进行分解：不要说"刷牙"，而要说"拿起牙刷，我给你挤牙膏，把牙刷放在嘴里……"。这样的指令有助于患者自己刷牙，适时提醒患者漱口和吐水。如果你必须给患者刷牙时，尝试不同形状的牙刷，并且刷牙时站在患者的身后。

清洁假牙尤其麻烦。如果假牙不合适或者患者不能够正确佩戴假牙以至于咬合不佳，都会在患者咀嚼食物时带来麻烦。如果出现这些情况，患者可能出现的自然反应是不吃他嚼不动的食物，这样会导致患者营养不良或者便秘。患者在吃东西时需要假牙能够正常行使功能。如果假牙不合适或者佩戴起来产生不适感，必须坚持让牙医进行修整。如果患者忘记取出假牙进行清洁，或者他拒绝你这样做，就可能在牙龈处产生痛性溃疡，这也会对患者的正常饮食产生影响。

如果由你来代替患者护理假牙，必须做到每天把患者的假牙取下来，清洁假牙，并且检查咀嚼时是否会引起疼痛刺激。牙医可以教你怎么做。

仔细检查患者的口腔里是否出现溃疡。如果他咀嚼或者吃饭的方式发生改变，请保持高度警惕性，这可能提示你患者出现了口腔问题。寻找一位诊治记忆力障碍方面有经验的牙医，这样的牙医对患者态度较好、有耐心并且能够持续给予患者口腔护理。

健康的牙齿或者合适的假牙对于患者来说至关重要。痴呆患者容易出现咀嚼不良和窒息。口腔问题会让这些问题变得更严重。口腔溃疡引起的轻度营养不良也会加重患者的迷糊或者引起便秘。口腔溃疡还能够引起其他问题并且加重对患者身体的损害（参见第六章）。

大小便失禁（遗尿或遗粪）

患有导致痴呆的疾病的患者可能出现尿裤子或者拉裤子，分别称为小便失禁和大便失禁，但是这两个问题不相关，患者常常只出现其中一种。引起失禁的原因有很多种，有些是可以治愈的，重要的是需要医生进行仔细检查评估患者的病情。

排尿和排便是人的正常生理功能，但是从我们小的时候开始就被教育，这是非常私人的行为。我们中的许多人被灌输的教育是排便和排尿是很脏的、令人恶心的，不能被社会接受。除此之外，对于正常人来说，我们可以独立进行排便和排尿，以保持自己的尊严。当别人帮助患者完成排便和排尿时，对于帮助者和患者来说都是痛苦的事情。一般人也常常觉得排便和排尿是令人恶心的事情，可能会在清理过程中引起呕吐。重要的是，家属和职业看护人员都需要意识到这方面的强烈感受。

· 小便失禁

引起小便失禁的原因有很多，有些对治疗有比较好的反应。你可以问问自己下面的问题。

如果是女性患者，她是一点点"漏尿"出来还是一下子完全排空了膀胱里的尿液？特别是大笑、咳嗽、举重物或者突然用力时。如果患者使用轻薄的尿垫，穿上衣服后别人很难从外部发现尿垫，这样当患者不得不穿上尿垫外出时也会使他保持自信。男性患者可能出现"尿滴流"，现在也有男士专用轻薄尿垫。尿失禁是否仅仅发生在一天中的某些固定时间？例如晚上（如果能够对尿失禁发生的时间、患者使用马桶的次数以及吃饭或者喝水的时间连续记录几天是很有帮助的）。患者每天排尿的频率是多少？排尿的时候是否有疼痛感？是否突然出现尿失禁？患者的迷糊记忆是否突然加重？尿失禁是偶尔出现还是断断续续出现？患者是否居住在新环境中？患者是否在错误的地方排尿？例如衣橱或者花盆里（无论患者在什么地方，这与患者尿失禁和尿在裤子上是不一样的）。患者出现尿失禁的时候是因为不能去卫生间，还是出现在去卫生间的路上？

如果尿失禁出现在阿尔茨海默病晚期之前（每一种疾病的具体情况是不同的），这说明尿失禁多半不是由疾病本身引起的。你有可能解决这个问题。

无论尿失禁何时出现，重要的是需要进行检查。你可以带着患者去医生那里并且回答医生的提问，这有助于医生的诊断。如果患者出现发烧，请立即告知医生。不要让医生忽视尿失禁这个问题，需要仔细寻找可能治愈的病因。

尿失禁也可以由慢性或者急性膀胱感染、没控制好的糖尿病、粪便嵌塞、良性前列腺增生、脱水、用药或者许多其他医疗问题引起（参见第六章）。"漏尿"可能由于肌肉松弛和其他有可能治疗的原因引起。

看似喝水量减少将会减少尿失禁，但是这样做是很危险的。因为喝水少会导致患者出现脱水。如果出现尿失禁，第一步需要做的是确保患者摄入足够量的水以刺激膀胱工作。过量水分摄入或者水分摄入不足都是有害的。如果你不能确定患者应该摄入的液体量是多少，请向医生或者护士咨询，他们能够确定患者是否脱水。

当疾病出现进展，患者可能不会感受到或者不能对想排尿的感觉做出反应，或者在想去卫生间时不能及时站起来排尿。要解决这个问题，你可以定时定点地提醒患者该上厕所了。

如果尿裤子的原因是患者移动缓慢、使用助行器或者动作笨拙不能够及时去卫生间，你可以这样对患者说："你坐下前想去上厕所吗？"如果患者居住的环境要求患者需要步行一小段才能到达卫生间，可以租用一个便桶，方便患者排尿。你也可以给患者穿一些简单样式的衣服，这样患者在上厕所时动作虽然笨拙但是可以快一些。使用搭扣粘带，不要使用拉链或者纽扣。患者能够很容易地从他的椅子上站起来吗？如果他坐在深陷的座椅里，可能不能及时站起来。及时提醒患者上厕所以防为时过晚。

有时候患者找不到卫生间，这种情况常常发生在新的居住环境或者家里重新布置之后。可以在卫生间的门上挂上显著的标志或者用颜色鲜明的漆粉刷卫生间的大门。患者在垃圾桶、橱柜或者花盆里撒尿可能因为患者找不到卫生间或者记不起卫生间的正确位置。一些家庭发现患者需要循序渐进地引导和帮助，给垃圾桶盖上盖子，锁上衣柜的门，把患者带入卫生间。请你记住老年患者也许需要像孩子那样进行教导，教会他们怎么在室外上厕所或者把尿排在床边的小罐里。与清理垃圾桶相比，给患者准备几个小罐更简单一些。

购买一些可清洗的椅垫套，给它们套上大个的垃圾袋，这样就成了防水的椅垫。如果你偏爱某一把椅子或者地毯，不想让这些东西被破坏，最好把这些东西拿走并放在患者用不到的地方。

当患者需要帮助的时候，可能不会要求别人帮助他或者会感到不好意思。烦躁不安或者易激怒可能是患者需要有人带他上卫生间的标志。学会观察这些线索的意思，确保看护者能够明白这些意思。

如果患者在晚上出现尿失禁，可以限制患者晚餐后的液体摄入量，除非医生建议患者必须摄入额外的液体（但是在其他时间需要确保患者摄入足够量的水）。帮助患者起一次夜。可以在患者的床边放置一个他常用的便桶，特别是当患者出现活动困难时。卫生间和卧室里的夜灯也会很有用。在尿失禁出现前买一个防水的褥子给患者垫上，并且在床上铺一个防水垫（参见以下关于患者出现失禁后的着装建议）。

患者在夜间去卫生间的过程中很容易摔倒。确保在这一过程中光线足够亮并且没有绊脚的小地毯，患者能够从床上下来，他的拖鞋鞋底不滑而且也不肥大。

如果患者自己不能排尿，需要制订一个规律的排尿计划。每次排尿时间间隔两小时有助于防止患者出现尿失禁。只要患者能够来回走动，即使到了疾病晚期你也能够帮助患者轻松完成排尿。

每日记录这些情况可以提供给你防止患者出现尿失禁所需要的信息。如果你知道患者通常排尿的时间（例如醒来后、早上十点左右、喝了果汁一个小时后），就可以及时带患者去卫生间排尿，防止尿失禁的发生。所以你需要适应患者的生物钟。许多家庭发现他们可以准确地说出患者要去卫生间的时间。患者也许会变得焦躁不安或者鼓捣他的衣服。如果患者不能够给你一些线索，可以比较规律地每两到三小时带他去一次卫生间。一个规律的计划将会防止大多数尿失禁的发生，减少皮肤刺激，对你和患者来说都能够减轻负担。当你询问患者是否需要去卫生间的时候可能会引起尴尬，规律的安排可以减少患者由于尿湿裤子而产生的羞耻感。

某些非语言信号可以告诉我们患者现在是否需要去卫生间。脱掉患者的内裤、拉开裤子的拉链或者坐在马桶上都可以作为"开始排尿"的信号。干燥的衣服、在床上躺着或者在公众场合可以作为"不能排尿"的信号（当一些患者接收到"不能排尿"的信号时，例如其他人在场或者使用床上便盆时，他们就不能够排尿了）。有时候给女性患者脱衣服时如果脱下她的内裤可能会引起排尿，可以使用这些非语言暗示来帮助患者在正确的时间排尿。

患者可能每天一起床就需要小便，如果出现这种情况，你可以准备一个便壶接尿。也可能出现当你和患者同在卫生间时或者你要求患者在卫生间以外的地方使用便桶排尿时，患者不排尿或者不能排尿的情况。这些可能是患者本能的"不能排尿"的反应，家属可能会说："我带他上卫生间，他不尿，一会儿就尿裤子了，我想他只是非常难过，所以才这么不肯合作。"你应该先把患者安排好，然后就从卫生间出来。

如果患者出现排尿障碍，可以给患者一杯水和一根吸管让他吹泡泡。这样有助于患者产生排尿动力。请教护士如何轻柔按压膀胱以刺激排尿。

有时候患者每隔几分钟就要求上一次卫生间。如果出现这样的问题，让医生仔细检查以明确尿频是否疾病原因。尿路感染或者用药都可以引起尿频，或者导致患者无法完全排空尿液（如果患者不能够完全排空尿液，很快就能再次感到尿意）。

一些医生和护士可能认为尿失禁是不可避免的。对于痴呆患者来说，当疾病发展到一定阶段时，患者可能失去了控制排尿的能力。但是许多患者不会出现这种情况，所以需要仔细排除引起尿失禁的可控原因。即使当患者失去了独立能力，也有很大的空间让你的工作量变得少一些，并且减少患者的尴尬。如果你发现了这些问题，请向护士或者医生求助，学习一些控制尿失禁的方法。

· 大便失禁

如果患者出现大便失禁，与小便失禁的情况类似，需要去看医生进行仔细检查。突然出现大便失禁或者暂时性失禁可能由感染、腹泻、肠易激综合征、用药、便秘或者粪便嵌塞引起（参见第六章）。

确保卫生间环境舒适，患者坐在马桶上不会感到不适或者不稳，而且能够坐足够长的时间来排便。患者的双脚需要踩在地面上并且应该有扶手让他抓着。一个卫生间的安全座位应该让患者有地方扶，并且可以帮助坐立不安的患者能坐住。试试让他排便时做点事或者听听音乐。

掌握患者习惯排便的时间，在那个时间带患者去卫生间排便。

如果患者出现大便失禁不要训斥他。请医生仔细检查患者是否出现便秘或者粪便嵌塞，同样请参见第六章。

准备一些一次性的毛巾在患者出现大便失禁时使用。皮肤清洁产品可以溶解大便残余物并且减少臭味，有助于你给患者进行清洗。

· 清理

如果患者的皮肤不干净或者接触皮肤的衣物是潮湿的，很容易出现皮肤发红或者褥疮，仔细观察这些反应是很重要的。一定要保持皮肤清洁和干燥，这是保护皮肤的最好方法。出现失禁后，患者受到污染的皮肤必须清洗干净，爽身粉可以保持皮肤干燥。润肤乳可以保持皮肤水润，减少皮肤刺激。会阴部位应该使用专用的润肤乳。如果患者出现持续的尿失禁，可以使用导尿管。

如果患者出现失禁，他人对患者进行的个人护理可能会让患者感到羞耻、不愉快，或者会让护理人产生恶心感。因此，一些家庭在做清理的这段时间里表达出对患者深厚的感情。这样做可以在完成不得不做的事情时心情变得更愉快一些。

市场上有一些针对失禁患者专门设计的服装，你是否会购买这些服装呢？专家建议不要购买。有些专家认为"尿布"会让患者情绪低落，丧失信心，并且鼓励患者的一些幼稚行为。一些专家发现固定时间去卫生间比穿戴解决失禁的专用服装更有效。当然适合你和患者的选择取决于你自己的感受和失禁患者的反应。如果解决失禁的专用服装对你来说更简便，对患者来说更舒服，可以在晚间给患者穿上这类服装。养老院或者寄宿护理院考虑到费用问题不能把使用尿布作为常规，而不是考虑到使用尿布对个人的影响。我们认为固定时间去卫生间是一种理想的选择，并且能起作用，但是我们认为一些患者会拒绝这样做，并且即使尝试在固定时间去卫生间也还是会出现失禁。医生或者护士可以帮助你决定哪种选择更适合你们。

一次性纸尿裤和纸内裤在药店和美国退休者协会（AARP）都有出售。一些产品会更加舒适，并且如果在外面罩上常规内裤其贴合性更好。由于"尿布"这个词会引起一些负面感觉，所以可以选用"成人紧身内裤"或者"失禁专用服装"这类广告词来指代这类产品。现在已有多种选择。一些产品只有均码号，适合所有体型的人群；其他产品按照臀部或腰部尺寸划分尺码；有些产品专为男士或者女士设计；有些产品专为卧床不起的患者设计；有些产品是一次性的，有些产品包括一个可更换的衬垫；一次性成人毛巾可以用于清洁，而且比反复洗毛巾要方便得多。

专用衣服和衬垫都会标记出最多可吸收的尿量。一个充盈的膀胱一次性排空后可产生 8 至 10 盎司（1 杯）的尿量。你可以不断尝试各种款式和吸收性不同的产品，寻找最适合你的一款。不合适的或者吸收的尿量过于饱和的专用衣服可能会出现渗漏。不要期望专用衣服可以吸收一次以上的尿量。

有几款产品由外面的可清洗的长裤和里面的一次性衬垫组成。理想的衬垫是柔软、凉爽的材质，这样吸水衬垫才能够把尿液从患者会阴部引流走，患者的皮肤才可以保持干燥。如果衣服能够设计成不需要脱下就可以更换衬垫，并且可以方便地脱下上厕所的样式，这会对你和患者都很有帮助。

裤腿应该贴身而且舒服，这样可以防止渗漏，但是不应该太紧。成人短内裤中的尿液可能会沿着体型消瘦患者的腿部流出。家属发现使用婴幼儿尺寸的纸尿裤加上成人短内裤的吸水部分效果较好。使用安全别针别上卧床患者的短内裤和贴身内衣，这样有助于患者的排便。一些短内裤在前方的吸水性更好，一些则在后部。所以需要不断地尝试不同的产品，确保找到最适合自己的。

每一次给患者进行护理清洁时，用肥皂把双手洗干净非常重要。尽管表面上看起来"就是在家里"，但是你可能会把引起感染的病菌传给患者或者你自己。紧急情况下使用一次性擦手巾。

在大城市里，可能会有相应的成人尿布清洗服务，这样可以减少你的工作量。

一次性衬垫可以用来保护床单被褥不被污染，或者你也可以也买有橡胶涂层的绒面婴儿床单，这种床单比过去的橡胶床单更加舒适。

塑料长裤、塑料袋或者橡胶床单不能直接接触皮肤，中间需要一层布料进行保护。如果没有中间这层布料的保护，塑料材质可能会引起皮肤潮湿，导致出现皮肤刺激和疼痛。

行走和平衡问题：跌倒

当疾病出现进展时，患者的身体可能会变得僵硬或者笨拙，也可能出现从椅子或者床上坐起时有困难，也可能出现弯腰驼背、身体倾斜或者拖步步态。如果患者存在跌倒的风险，他就需要被密切监护。

> 一位患者的家属写道："他的脚步变得异常缓慢，走路的时候，他的脚抬得很高，距离感变得很差，他会紧紧抓住门框或者椅子，有时候却抓空了。目光也变得涣散，就像一个盲人一样。他常常在镜子前驻足，和镜子中的自己说话、大笑。"

> 一位妻子说："有时候他自己把自己绊倒了。但是当我准备扶起他时，他又变得很大男子主义，大喊大叫，用手臂把我推开。"

患者的用药可以引起上述症状中的任意一种。如果患者的步态出现改变，姿势变得僵硬，不断重复某一动作或者跌倒，请向你的医生进行咨询。医生会帮你确定引起上述症状的病因是否可以进行治疗，例如是否由用药引起或者出现谵妄。如果患者发生小卒中，理疗可能会有帮助。当痴呆损害了大脑皮层控制运动的区域时，这些症状就会出现。但是不要事先假设，需要等待医生排除其他原因后才能确定。

注意观察患者何时出现不能安全上下楼梯或者远行，亦或出现其他行走问题。如果患者的脚步不稳，如果他愿意的话，你可以让他扶着你的胳膊，而不是你抓住他的胳膊。让你的胳膊紧贴着身体，这样可以尽量保持你的平衡，或者你可以让患者走在你的前面，抓住他的腰带保持他走路时的平衡。

不要随便使用小块地毯，如果患者走上去可能会滑倒。安装一些扶手，特别是在卫生间里。应该在台阶上铺上地毯，但是要把地毯的边缘钉好或者粘好。确保患者可能倚靠的椅子或者其他家具结实牢靠。

某些患者一起床就会摔倒。为了防止这种情况出现，最好在开始走以前在床沿上坐几分钟。许多拖鞋和鞋子的底很滑，容易摔倒。有些患者穿上胶底的鞋子后走路会更加蹒跚。但是其他一些患者穿上胶底的鞋子后更加安全。一些患者尝试使用拐棍或者助行器，但是也有一些患者不能学习这些新本领。如果患者不能够学习正确使用一种器具，就不要让他使用。

当你帮助患者的时候，重要的是不能伤害自己或者让自己失去了平衡。理疗师或者家庭护士可以告诉你一些方法轻松地协助患者。在你给予协助时，避免向前倾或者弯腰。如果你必须弯下身举起某些东西，请不要弯腰，而是屈膝蹲下来。慢慢地走，很多事故就发生在你催促患者的时候。如果你需要扶起患者，从患者的腋窝处扶住患者的胳膊。不能直接拉患者的胳膊让患者从床上站起来。不要让行动不便或者体重较重的患者坐在双开门汽车的后排座位上。

当患者跌倒时：

1. 保持冷静；
2. 仔细检查是否有肉眼可见的外伤或是否疼痛；
3. 避免诱发患者的灾难性反应；
4. 注意观察患者是否有疼痛、肿胀、擦伤、激动或者痛苦加重的症状。如果出现这些症状或者患者撞到了头部亦或伤到了自己的其他部位，请立即拨打医生的电话。

一位患者的妻子并没有强求自己跌倒的丈夫马上站起来，相反这位妻子尝试与丈夫一起坐到地板上（很显然，她是在努力减少自己的压力）。她轻轻地拍拍丈夫，轻柔地安慰他，直到他安静下来。当患者放松下来后，她又鼓励他自己一点点站起来，而不是由她把丈夫扶起来。

对于你们两个人来说，在患者摔倒之后也可以寻求911的帮助，而不是冒着受伤的危险自己把患者扶起来。急救人员告诉我们这是他们工作的一部分，而且他们非常乐意提供帮助。

· 坐轮椅或者卧床

当疾病出现进展的时候，许多患者逐渐失去了行走能力。开始的时候，患者偶尔出现走路蹒跚或者摔跤，后来出现步伐越来越小，并且症状逐渐加重。通常在几年后，患者就站不起来了。最后患者即使在他人的帮助下站在地板上，双腿也不能够伸直，这种情况称作步态失用（参见第三章和第五章）。

与病情逐渐进展相反的是，如果出现站立、行走能力突然丧失或者突然摔倒，意味着患者可能患有其他疾病或者由用药引起，应立即由医生进行仔细检查。

行走或者站立能力的逐渐丧失是大脑进行性损伤导致的，患者已经忘记了如何走路。尽可能地保持患者大脑活跃有助于维持患者的肌肉力量和总体健康状况，但是没有证据显示锻炼或者运动能够推迟或者阻止患者行走能力的丧失。

即使当患者已经不能够行走，他也许还能坐着。如果能一天大部分时间坐在椅子上，就会使患者觉得自己还是家庭的一分子或者生活的一部分。如果患者出现从椅子上摔倒的趋势，可以用枕头作为支撑（请向物理治疗师咨询，告诉你如何做），或者偶尔使用腰带。膝部约束带的替代物有"护膝伴侣"和躺椅或者老年人专用椅（你可以从医疗器材商店租用或购买到这些产品）。当躺椅的椅背处于平躺的位置时，可以防止患者向前摔倒，你也可以使用枕头支撑患者，这样他会感到更加舒适。你可能想要把患者从一把椅子挪到另一把椅子上或者挪到床上，这样可以改变患者的姿势。可以用几片"鸡蛋拖盘样的"泡沫海绵（可以从医疗器材商店或者床上用品商店购买到）作为患者的靠垫。一个护膝伴侣就是一块特殊的泡沫海绵，可以放在患者的膝盖上和椅子扶手的下方，这样比绑膝部约束带更容易解开，因此也更加安全。

一些患者最后甚至不能够坐着，常见原因是身体挛缩——僵硬的肌腱使关节不能够充分地打开或者伸展。为了防止患者出现挛缩或者减轻患者挛缩的程度，可以让他进行适当的锻炼和理疗，但是，即使帮助患者进行关节运动和锻炼，他还是会在疾病晚期或者卒中后出现挛缩。

当痴呆患者不能够自主活动或者卧床不起时，需要照料者持续观察身体状况。患者极有可能出现褥疮（参见第六章），或者不小心出现食物、唾液和其他东西误吸到肺部，原因可能是他们不能够吞咽或者处于平躺的姿势。

痴呆患者和其他卧床患者应该每两个小时翻一次身，从一边翻向另一边。你的医生可能会建议增加翻身频率。一定注意避免患者身体的任何一个部位过度负重或承受过大的压力，因为这类患者的骨骼和皮肤都很脆弱，容易受到损害。选择绸缎床单和睡衣，这样当你帮助不能自己活动的患者翻身时会容易一些。当患者侧卧的时候，应该在背部用枕头支撑他。有时候需要在两个膝关节之间放置枕头或者垫子防止褥疮的形成，皮肤必须保持干净和干燥。

搬动一个完全卧床的患者需要技巧和训练，请及时咨询护士和理疗师，以便获取有用的知识，有助于你搬动患者和帮助患者进行翻身。

·轮椅

当患者不得不使用轮椅时，你的医生或者家庭护士可以指导你如何选择和使用一款适合的轮椅。你也可以通过图书馆或者网络查找关于如何使用轮椅的信息。久坐轮椅的患者可能感到身体不适。许多椅子质地坚硬，可能会引起褥疮的发生。如果座椅不能够正确支撑身体，可能会引起肌肉和神经损伤。有时，患者瘫坐在轮椅上，或者长时间坐在轮椅上，胳膊却挂在外面，这样都会引起手指麻木。选择一款合适的轮椅可以避免出现这些问题。目前市面上有不同种类的轮椅。一位有资质的销售人员可以帮助你挑选一款舒适的、能够很好支撑使用者的轮椅。你需要一款符合你的力量大小的轮椅（你能够举起轮椅吗？），同时便于携带（你能够把轮椅搬到车上吗？），宽度适中（是否能够通过门廊或过道？）。请向理疗师或者护士进行咨询，让他们教会你如何帮助患者坐上轮椅或者从轮椅上站起来，以及如何正确支撑患者。

联邦医疗保险 B 部分（和医疗保险优势计划）将会支付轮椅（每一个人）的费用，如果该轮椅使用者具有理疗师开具的处方。符合处方要求的轮椅可以减少疼痛、褥疮和其他可能出现的问题。联邦医疗保险的主页列举出符合报销要求的条款。有些家庭告诉我们他们现在正在竭力要求报销轮椅和电动残疾车的费用。请向你的医生或者健康护理人员咨询，联邦医疗保险是否包含支付患者需要的、医生要求的其他耐用医疗设备的费用。

改变家里的布置

你可以改变家里的许多地方，这样会让你和患者的生活变得更方便一些。当你读到痴呆的相关信息或者与其他家庭探讨痴呆的相关问题时，你将会得到很多的建议。这些建议可能会有一定帮助，但是使用设备不是解决问题的根本方法。当你考虑给家里做出一些改变的时候，你需要自问，目前的生活环境是否舒适。同样，请牢记痴呆患者可能连非常简单的事情都学不会，有时即使是很小的改变他们也不能够适应。你可能买了一个新电话，对你来说很容易学会怎样使用，但是你会发现痴呆患者却总是学不会；你也可能重新布置了一下家具，却发现这个改变不是让痴呆患者变得安静而是让他烦躁不安。

重要的是，你要记住没有一条建议是可以通用的。你需要找到适合你的方法，并且花费较低。你可能不需要购买一些昂贵的、"阿尔茨海默病患者专用"的器材。这些产品和一些医疗器材，如助行器和轮椅，也有二手产品出售。我们将会在第七章对这些器材进行讨论，有助于减少你购买器材的时间。

让老年人生活更加便捷的装置

包括躺椅、专为体重较轻或者皮肤敏感的人群设计的特殊靠枕、可以自动关闭的电热毯、可以夹在柜子上用的灯具（如果旁边的区域需要更多的光亮）、针对有视力问题的患者适用的放大镜、针对有听力问题的患者适用的声音放大器和专用灯具（可以帮助患者察觉电话铃声或门铃声）。

现在市面上有许多装置能够用于加大餐具把柄、钢笔和铅笔以及其他必须抓住的物品的尺寸。也有一些装置用于扩大你能碰到的范围，比如把放置在高架子上的东西拿下来或者拿开地板上的东西。还有一些用于开瓶罐的装置。这些产品通常会在杂志上做广告，目标人群是老年读者，也可以在当地的药房里买到这些产品。

来电记录装置

电话公司可以提供查询来电号码的装置，这些装置可以记录下所有来电，防止痴呆患者忘记告诉你别人打来的电话。答录机也可以设置成记录所有来电的模式，这样就可以记录下所有来电的号码。

控制电灯的装置

傍晚时分，户外的太阳能电灯能够自动打开。当患者在夜间活动时，活动感应灯可以自动打开（在浴室里安装这样的灯具有助于患者在没有你帮助的情况下找到方向，并且看清楚脚底下的情况）。

<u>可以为你和患者提供声音的装置</u>

当患者看电视的时候你可以戴着耳机听音乐，反之亦然。无线耳机也可以帮助听不清电视声音的患者。

<u>保证安全的装置</u>

考虑在家里安装家庭安全系统，这样会让你感到更安全，包括烟火报警装置，以及门或窗户打开后会报警的装置。这样如果患者试图外出时，系统可以提醒你。一些公司可以提供个人安全设备，你戴上这种设备以后，当你找不到电话时，它可以帮助你打电话求助。

<u>监控声音的装置</u>

起初这类装置是为初生婴儿的父母设计的，当你在其他房间或者外边的庭院里做别的事情的时候，这个装置能够让你听见屋子里的动静。你可以在患者的房间或者衣袋里放一个小型的发射器，然后你自己携带一个接收器，这样你就能听见患者在做什么了。

<u>家庭录像和 DVD</u>

使用家庭录像只受到人的想象力的限制。一些患者喜欢看电影（特别是符合他们的时代和经历的电影）。养老院使用录像来完成人员培训；家庭录像可以转换成 DVD，这样家庭成员可以一起追忆往事。你可以给自己录一段像传递给患者一些简单的信息，例如："约翰，我是玛丽，你的妻子。我去上班了，兰博夫人会一直陪着你，我 6 点左右到家。兰博夫人会给你做午餐，然后你们一起出去散散步。你要听兰博夫人的话。我爱你，6 点见。"

· 居家环境应该摆满物品还是留出大量空间？

环境有多杂乱呢？痴呆患者在乱七八糟的房间里很难对一件事情集中精力。整齐、有规律、简单对于不能够集中精力或者思考的患者有帮助。然而，有些房间太空荡也不好，容易造成感觉丧失，并且失去方向感。一些人主张家里人把许多东西都收起来，有些人认为患者需要一定的外界刺激。有些人主张墙上挂着画或者贴墙纸会导致痴呆患者产生幻觉或者失去方向感。你怎么知道哪个是正确的呢？答案取决于不同的个人以及房间是杂乱无章的还是有趣的。

仔细观察痴呆患者。他是不是想去抓浴室里所有的东西？他是不是会把手指放进盘子里或者把桌子中间的调料玩来玩去？他是不是不能够决定先吃什么或者需要拿起哪种餐具？如果你观察到了这些事情，试着把每一件事情简单化。把浴室里不必要的东西拿走；把上菜的餐盘放在厨房里，或者一次只给患者用餐的盘子里放一种食物。偶尔会出现患者和墙上的画进行交谈或者要拿起墙纸里的花的情况。但是，大多数患者不会这样做。养老院的一位妇女看到墙纸后感到很骄傲，说："这墙纸是我丈夫贴的。"如果一幅画或者一面镜子让患者感到烦躁，请把画和镜子拿掉；但是如果患者和画或者镜子说话，而且并没有引起患者的烦躁感觉，就没有理由拿掉这些东西了。

总体上来说，房间里的人、动物、声音和活动比室内装饰更容易让人分神。如果当你和患者进行交谈的时候，他感到焦躁不安、易被激怒或者在集中注意力方面有困难，请考虑降低这些分神因素的作用，但是一定要确保有大量的、有意义的、值得关注的、一对一的交流互动存在。

需要患者进行选择的东西（例如在洗浴时有几种香波可供选择或者一个盘子里装有几种食物）常常比"就放在那"的东西（例如沙发上的几个靠垫）更容易引起问题。如果患者只是把枕头叠放在一起或者拿着枕头走来走去，就没有必要把这些枕头收起来，仅仅需要把引起问题的东西收起来。

与居家生活相反的是，辅助生活机构和养老院不能够带来足够刺激、兴趣或者环境提示。无论如何布置，一定要仔细观察患者的反应。如果患者出现来回踱步、无聊地摆弄手指或者一件事情反复说来说去，那么帮助他开始做一些能够集中注意力的事情，这样就可以让上述行为自动停止。

我们有很多方法，通过改变现实环境来帮助一个人发挥作用。我们同样可以通过环境让患者远离某些特定区域。例如，随着年龄的增长，当我们看东西时，需要更多的光线。因此，一定要保证光线充足。痴呆患者可以说是双重残疾，因为他们想不起开灯或者开窗以获得更多的光线。但是要减少从窗户进来的或者是来自电灯的刺眼的光线。刺眼的光线会让本来已经出现烦躁的患者更加不安。有强烈反差的颜色比柔和的颜色或者相似的颜色更容易识别。对于某些视力受损的患者来说，看见白色盘子里的浅色食物是很困难的。如果浴室的浴帘是深蓝色的，患者很容易发现白色的马桶，但是如果浴帘是白色的，识别白色的马桶对于患者来说就变得很困难了。

颜色有助于患者发现某些东西，也可以隐藏某些东西。如果你不想让患者注意到门，你可以给门（门框、踢脚线和所有的东西）漆上和周围的墙壁相同的颜色。

助听器会扩大背景噪音，痴呆患者常常不能适应这些噪音。如果可能的话，尽可能地消除背景噪音。

第六章 医疗相关问题

患有导致痴呆疾病的患者也可能患上其他疾病，小到感冒，大到非常严重的疾病。患者可能不会告诉你他们正在经受疼痛（即使他们可以很好地说话、表达），或者他们可能忽略了自己的身体状况，切口、擦伤，甚至骨折都不能引起他们的重视。老是坐着或者卧床的患者很容易出现褥疮，健康状况每况愈下。纠正一个很小的健康问题就有可能极大改善痴呆患者的状况。

当你生病的时候，你可能会觉得头脑"迟钝"。这样的情况在痴呆患者身上更为严重，似乎患者面对更多的困难时变得特别脆弱。患者的烦躁不安和行为症状可能会恶化。精神错乱（参见第十二章）可以由其他疾病引起（流感、小感冒、肺炎、心脏问题、药物反应和其他问题），并且看起来像是痴呆症状加重的表现。然而，精神错乱通常会随着上述疾病的治愈而消失。你应该经常检查痴呆患者有没有生病或者受伤，并告诉医生，引起他们的重视。

当你问一些具体问题时，患者不能够充分表达自己的意思，可能不能给你肯定或者否定的答案，例如，"你的头疼吗？"。即使能够充分表达自己的意思，患者也有可能发现不了，或者不会主动说身体不舒服或者疼痛，也有可能不能告诉你问题在哪里。患者也许不能够区分问题的严重程度。她忘记告诉你，也不记得你的安慰，所以不断重复的安慰是有必要的。

应该足够重视疼痛或者生病的症状和表现。重要的是找到一位态度温和、能够理解患者病情并且能够正确评估患者健康状况的医生。不要让医生认为患者的一切症状都是因为患者"老了"导致的。坚持让医生控制患者头痛进一步发展，找到病因并且缓解疼痛。由于患者很容易出现精神错乱，所以明智的做法是与医生一起发现问题，哪怕是再小的问题，比如感冒。

需要牢记的是，在看护中心或养老院，伴发疾病和疼痛常常被忽视。你可能需要不断地、主动地提及患者出现的问题。

疾病的信号包括：

- 行为突然变坏（例如患者拒绝做以前愿意做的事情）。
- 发热（体温超过 37.5 摄氏度）。测体温时，使用颞部或者前额体温计（有些只需要几秒钟就能够读出体温数据）。这些体温计在药店里就能够买到。患者有可能会去啃咬体温计，所以不要购买玻璃质地的体温计（玻璃体温计在美国已经买不到了，因为里面的水银具有毒性）。年龄较大的患者即使患有严重疾病时，体温也可能升高得不明显。<u>因此不发烧也不意味着患者健康状况良好。</u>
- 面色潮红或者苍白。
- 脉搏变得很快，但是明显与运动无关。正常人的脉搏为每分钟 60 ～ 100 次。护士可以教会你如何在腕部数脉搏。数 20 秒钟的跳动次数，然后乘以 3。了解患者安静时的脉搏次数也很有帮助。
- 呕吐或者腹泻。
- 皮肤改变（失去弹性或者看起来很干燥或者苍白）。
- 牙龈干燥、苍白，口腔溃疡。
- 经常口渴或者拒绝饮水、进食。
- 性格改变、易怒、无精打采越来越明显或者容易犯困。
- 头痛。
- 呻吟或者大喊大叫。
- 突然出现抽搐、幻觉或者摔倒。
- 大、小便失禁。
- 身体任何部位的肿胀（特别是手和脚）。
- 咳嗽、打喷嚏、呼吸急促或者呼吸困难。

你需要问问自己以下问题：患者的身体健康状况有没有下降？哪怕是很小程度的下降。最近 3 天内有没有排便？最近（过去的一个月里）有没有换药？患者是否突然不能移动手臂或者腿？患者是否因为疼痛而回避某些事情？是否有其他健康问题，例如心脏病、关节炎或者感冒？

如果患者出现体重下降，提示他可能得了严重疾病，需要医生来确定引起体重下降的原因。如果下降 10% 以上，需要立即看医生。即使患者原来体重超重，也需要立即看医生（确定不是由于节食引起的体重下降）。

疼痛

家属会询问患者感到的疼痛是否属于导致痴呆的疾病症状的一部分。据目前知道的情况来看，阿尔茨海默病并不引起疼痛，血管性痴呆引起疼痛的情况也很少见。痴呆患者出现疼痛可能是由其他原因引起，例如胃部和腹部痉挛、便秘、潜在的扭伤或者骨折、保持一个坐姿过久、流感、关节炎、褥疮、划伤、由于不注意卫生导致的红疹、牙齿或牙龈疼痛、衣服和鞋子的摩擦或者太紧了，以及打开的别针等等。

疼痛的症状表现包括行为突然变坏、呻吟或者喊叫、拒绝做某些事情以及坐立不安。必须重视疼痛的所有症状表现。如果患者不能够告诉你她哪里感到疼痛或者是否感到疼痛，需要由医生为她寻找疼痛的具体部位和原因。

跌倒和受伤

痴呆患者的动作常常会变得笨拙，从床上摔下来、无意中撞到东西、被绊倒或者割伤自己。但是严重受伤很容易被忽视，原因有以下几点：（1）即使轻微受伤也可能导致老年人发生骨折或者其他严重的损伤，因为其他常见的疾病（比如骨质疏松）会导致老年人骨骼脆性增加；（2）患者继续使用骨折的肢体；（3）痴呆患者可能不会告诉你他们感到疼痛或者忘记了他们曾摔倒过。挫伤可能在几天内都不明显。即使轻微的头部受伤也有可能造成颅内出血，所以这种情况应该得到及时的治疗，避免造成进一步的脑损伤。

我们建议你定期检查患者身体是否有划伤、瘀血以及水疱，这些可能是由意外事故、跌倒、踱步或者衣着不适引起的。要注意脚和口腔是容易忽视的部位。有时候行为的改变可能是受伤的唯一线索。

褥疮

久坐或者卧床的患者容易发生褥疮（又称为"褥疮性溃疡"）。可能是由衣物过紧、肿胀或者营养不良引起。老年人的皮肤容易出现褥疮。褥疮开始时表现为局部皮肤发红，随后发展成开放性溃疡。褥疮容易发生在骨头明显的区域，如：足跟、髋部、肩部、肩胛骨、脊柱、肘部、膝部、臀部和脚踝。即使是在常规擦洗中，脆弱的皮肤也很容易出现撕裂和擦伤。仔细检查发红的皮肤或者擦伤处，特别是在髋部、尾骨、足跟和肘部。如果出现局部皮肤发红，确保患者不要再压到这个部位。要不断地给患者翻身，防止其他褥疮的形成。与你的医生或者家庭护士联系。密切观察可以防止小的擦伤发展成更严重的损伤。

鼓励患者变换体位。让患者转身看看你，走一走，布置一下餐桌。让患者到厨房来看看晚饭做得好不好，或者走到窗边看看风景。

不能活动、卧床或者坐轮椅的患者很容易出现褥疮。制订一个计划，每两小时翻一次身或者变换姿势。

如果患者不能够经常变换姿势，那么需要尽量保护易受损的部位。医疗器材公司销售"飘浮"垫，患者可以坐在或者躺在上面。如果患者住院，可以在患者出院的时候选择泡沫床垫。现在可以买到气垫、水垫、凝胶垫、泡沫垫和这几种材质组合的产品。选择靠垫或者衬垫时，材质要柔软，封套可拆洗，这样可以防止破漏和异味。商店里同样销售足跟和肘部衬垫（这些产品通常由合成的绒状材料制成），可以保护这些骨头明显的部位。除了频繁翻身之外还可以使用这些产品。

脱水

那些能够走路、看似能够照顾自己的患者也会出现脱水。由于我们认为患者能够照顾自己，所以容易忽视一些脱水的迹象。需要特别注意观察出现呕吐、腹泻、患有糖尿病、服用利尿剂（水丸）或心脏病药物的患者。症状包括口渴或者拒绝喝水；发热；潮红；脉搏快；口唇干燥、发白，皮肤失去弹性；头晕或头昏；迷糊或者产生幻觉。

每个人每天需要摄入的水量因人而异，并且季节不同情况也不相同。夏天时，人们对液体的需求增多。如果你不确定患者一天需要饮用多少水才算足量，请咨询医生。

肺炎

肺炎是一种常见的由细菌或者病毒引起的肺部感染，也是痴呆常见的并发症，但是常常难以诊断，因为缺少发热或者咳嗽这些常见的症状。精神错乱可能是最初症状，所以如果痴呆患者突然出现症状恶化，应该考虑肺炎。常常发生窒息或者卧床的患者很容易发生肺炎。

便秘

当患者变得健忘时，她也许不能够记得最后一次大便的时间，也可能不理解自己的不舒服是由便秘引起的。一些患者的胃肠蠕动减少，2~3 天解一次大便。

便秘能够引起不适或者疼痛，使得患者的糊涂变得更加严重。便秘可以引起肠道阻塞，导致肠道部分或者完全梗阻，使患者的身体不能够自己排泄废物。如果出现这种情况，你应该咨询医生或者护士（某些患者可能出现腹泻合并部分梗阻）。

许多因素可以导致便秘。一个重要的因素是大多数美国人的饮食比较精细，喜食方便食品，纤维素含量低，而纤维素有益于肠道蠕动。通常，当一个人患有痴呆或者假牙不合适、牙齿疼痛，她的饮食会发生进一步的变化，这样可能加重便秘问题。随着年龄的增长，肠道的肌肉运送废物的能力下降，加之运动减少，肠道活动也会随之减少。一些药物和营养补充剂（给不能吃饭的人群使用）可能会加重便秘。请向药师咨询患者服用的药物是否会引起便秘。

你不能假设痴呆患者能够记住最后一次大便的时间，即使患者看似只是记忆力轻度受损或者患者告诉你她可以照顾自己。独自生活的患者很有可能因为失去准备饭菜的能力而不吃东西；也有可能摄入过多的精细食物，例如蛋糕、曲奇等。你可能不知道患者排便的频率。如果你怀疑患者可能出现便秘，需要仔细观察患者的生活起居，但是要不露痕迹地悄悄观察，如果被患者发现，她很容易误认为你是在"多管闲事"。

大多数人觉得自己身体功能的好坏是很隐私的事情，而且痴呆患者可能会对你侵犯她的隐私表现出气愤的反应；同样，观察某人的排便情况可能会由于气味让人感到恶心，很有可能导致很多人不会去做这件事情。这两种想法共同作用，会让一些潜在的严重问题被忽视。

当痴呆患者感到疼痛或者头痛的时候，千万不要认为便秘绝不可能是诱因。患者的抱怨或者你观察到患者肚子鼓起来、总是"放屁"，这都有可能是疾病的信号。在护理痴呆患者的过程中，很容易忽视排便的问题。如果你认为患者可能出现便秘，你需要与你的医生进行沟通，医生能够很快做出判断，发现患者的肠道功能是否正常。如果医生确认患者的肠道功能不正常，他就会着手解决这方面的问题。

不推荐常规或者频繁使用药店里购买的非处方泻药，取而代之的是增加饮食中纤维素和水的摄入量，帮助患者锻炼（如果可能的话，每天出去散散步）。大多数患者每天应该至少摄入八杯水或者果汁。增加蔬菜（试着自己嚼碎）、水果（包括西梅和苹果，啃着吃或者与谷物混合食用）、全麦杂粮（麸、全麦面包、全麦早餐谷物）、沙拉、豆类和坚果的摄入量。即食麦片和其他全麦食品可以作为零食来食用。小麦和燕麦片可以混合到果汁里吃。

请向你的医生咨询是否需要通过食用亚麻籽制品（现在市面上有很多品牌，例如 Metamucil 和 Citrucel）、含有纤维素的片剂或者营养棒来增加膳食纤维的摄入量。在没有医疗监护的情况下，请不要食用这类产品。

用药

药物是一把双刃剑。它们可以保证痴呆患者睡个好觉、控制患者的怒气或者治疗其他方面的问题。但是同时可能出现的问题是，痴呆患者（整个老年人群）容易用药过度，并且对合并用药产生不良反应。这也包括非处方药、药膏、乳膏和栓剂类药品。药物可能出现的副反应包括突然情绪激动、走路缓慢拖步、摔倒、困倦、失禁、淡漠、瞌睡、迷糊程度增加、身体倾斜、僵硬或者不常见的唇部或双手活动。同样比较常见的副反应包括眩晕、头痛、恶心、呕吐、腹泻、食欲下降、不宁腿或者腿部挛缩、心率发生改变、视力出现变化、皮肤红疹或者发红，这些症状都应该引起医生的重视。医生常常不能解决药物引起的全部不良反应，并且同时获得想要的疗效，但是有时候，类似的药物可能不引起副作用或者只引起较小的副作用。你应该和你的医生一起努力，找到最好最合适的平衡。当疾病进展到某个阶段时，患者可能需要使用一些控制行为的药物。但是，由于这些药物会产生比较严重的不良反应，包括更加严重的迷糊，因此在使用这些药物时需要十分谨慎。治疗行为症状的药物针对具体的症状进行治疗，例如失眠、幻觉、猜疑以及严重的烦躁，但是这些药物不能很好地控制毫无目的的徘徊或者不安。无论何时，当医生要求增加改善症状的药物剂量时，你需要自己思考是否有一些你能做到的非药物方法可能奏效（参见第八章）。也许你想给自己留出更多的时间，所以你能够容忍患者的坐立不安。你是否能够做到在问题出现以前，很冷静地对患者的行为做出回应或者转移患者的注意力？请向专业人士咨询是否需要在患者症状最严重的时候使用效力强劲的药物进行控制。

你的药师在药物疗效和相互作用方面接受过高级培训。一些药师甚至在老年用药方面接受过特殊培训。许多药店都会保存患者的处方记录，这样在取药时药师就会提醒你可能出现的副作用和药物相互作用。但是，大多数的用药安全责任还是落在了你的头上。这里提供一些方法以供参考。

确保参与患者治疗护理的所有医生都了解患者的用药情况。某些药物联合使用会加重患者的迷糊。你也可以把患者的所有处方和非处方药告诉你的药师，让他制作一张用药卡片，把患者的用药都列在上面，这样当你带着患者去看医生的时候可以带着卡片。请向药师进行咨询，是否有必要把患者的某种用药写在她佩戴的辨认身份的手镯上。当医生需要开具新药时，请让医生回顾患者目前的所有用药情况，以便医生判断是否需要停用某些药物。这样就可以大大减少药物间的反应。请让医生在开始使用新药时，剂量尽可能地低，如果需要的话随后逐步增加剂量。脑部受到损伤的患者，例如痴呆患者，常常在成人低剂量或者常规剂量用药水平上出现副反应。问问医生，这种新药在身体里代谢的最短时间，以及其他类似的药物是否会出现更少的副反应。

请向医生咨询需要观察哪些可能的副反应。一些副反应可能在患者用药三周或者一个月以后才会出现。到那个时候，可能你和医生都不会把新出现的症状与药物联系起来。还要弄清楚是否有一些副反应一旦出现需要立即向医生报告。

一些保险公司只能报销每类药物中的几种（见报销药物一览表；医疗保险 D 部分处方药供应商；参见第十五章）。如果有可能的话，选择一家可以报销患者需要服用的所有药物的保险公司。

某些药物特别要求在饭前或饭后服用。有些药物具有累积作用（也就是说，它们逐渐发挥药效），而另一些药物不这样。老年人和痴呆患者对于不正确的剂量特别敏感，所以你一定要确保患者服用的药物剂量正确，并且根据医生的处方在正确的时间服用药物。如果患者服用某些药物后出现昏昏欲睡，可以问问医生，这些药物是否可以在睡前服用，而不是在早上服用（早上起床后患者应该处于清醒活跃的状态），这样也有助于患者的睡眠。

同样需要搞清楚的事情还包括，如果忘记给患者服药或者服用了双倍剂量后，应该如何处理。

一些痴呆患者不能够理解为什么需要吃药，并且吃药可能会引起患者发生灾难性反应。出现这种情况的时候，不要与患者争论，等到下一次吃药的时候，一次告诉她一个步骤："这是你的药，布朗医生给你开的，把药放进你的嘴里，喝水，好极了。"如果患者当时烦躁不安，请过一会儿再让她吃药。如果你在固定的时间把患者每次需要服用的药物放在一个小杯子里，而不是把整个药瓶交给患者，这样就会更容易服用。.

痴呆患者可能不会吞咽药片或者拒绝吞咽药片，也有可能把药片含在口中，找一个隐蔽的地方吐掉。所以你有可能会发现地板上有药片。让患者在服药的时候喝些水可能会有所帮助。如果患者还是排斥服药，请向医生咨询是否可以改变药物的剂型。片剂或者水剂比胶囊更容易吞服。有时候药片可以碾碎，把药粉末与食物混合后服用（苹果酱的效果较好）。不过一定要问清楚医生药片是否能压碎后服用。如果你不能确定患者吃没吃药，请向医生或者药师咨询你应该怎么做。如果地板上出现患者吐出的药片，一定不要让孩子或者宠物误食。

永远不要假设健忘的患者能够自己吃药，如果你不得不让患者单独待着，可以把这次服用的药物替她准备好，然后你自己带着整瓶药离开。甚至仅有轻度记忆力障碍的患者或者没有记忆力障碍的人也常常忘记他们是否服用过药物。

如果你感到非常疲惫或者心烦意乱，你也可能忘记患者服药的事情。药店和保健品商店都有专门的塑料小药盒出售，里面有分格和标签，一周七天的每次用药能够分开。这样你就可以知道哪天服了药，哪天没服药（这种药盒对你十分有用：不要指望痴呆患者能自己使用这种药盒）。如果你打开儿童安全药瓶有困难，你可以向药师咨询是否有容易打开的药瓶。然而，儿童安全药瓶盖可以不让痴呆患者误服药物。

一定要把药品放在健忘的患者拿不到的地方。

这一部分的内容主要满足生活在家里的患者的护理需求。在寄宿护理院或者养老院里，患者很少需要服用强效的、有时候具有危险性的、控制行为的药物。在这些地方，用药错误时常发生。

口腔问题

患者接受定期的口腔科检查是很重要的。疼痛的蛀牙、脓肿或者口腔溃疡很难发现，而且患者可能不能告诉你她的口腔问题，也有可能拒绝让你检查她的口腔。甚至轻度健忘的人也会忽视自己的牙齿或者假牙的问题，导致出现口腔感染。必须确保患者的牙齿没有疼痛，假牙配戴非常合适。牙齿不健康或者嵌合不好的假牙可能造成营养不良，这样会明显加重患者的身体健康问题。口腔问题可以加重患者的迷糊或者使行为恶化。如果患者是在养老院或者寄宿护理院生活，一定要确保这些地方能够提供长期的口腔护理。

痴呆患者可能出现丢失假牙或者假牙一部分缺失的情况，请向口腔科医生咨询，考虑是否有不用摘下来的或不易丢失的替代品。痴呆患者的预期寿命会缩短，与可持续多年的治疗相比，易于操作管理显得更加重要（例如，固定的齿冠与可摘带的齿桥相比较）。

许多人不愿意去看牙医。尽量找一位能够理解痴呆患者并且耐心、态度好的牙医。一些牙医认为自己与痴呆患者相处起来没有问题。如果在牙齿治疗过程中，牙医推荐进行全麻，请仔细权衡这个治疗的必要性与麻醉风险之间的利害关系。

在患者去寄宿护理院或者养老院之前，请让牙医在患者的假牙上刻上她的姓名（你自己千万不要去做这件事情）。有时候老年人的假牙会弄混，刻上名字后容易找到患者的假牙。

视力问题

有时候，患者可能看东西不太清楚或者逐渐失明。有可能突然撞到某样东西，跨过很低的马路沿时她却把脚抬得很高，不能捡起掉在地上的食物和餐具，在昏暗的光线下视力变得更加模糊或者迷失方向。这其中的任何一种情况都有可能出现。这样的行为常常是由大脑损伤导致的，但是也有可能是患者出现了视力问题，例如远视或者白内障。如果出现了上述情况，请务必让眼科医生仔细检查患者的眼睛。有些视力问题是可以矫正的，这样患者受损的大脑能够接收到来自眼睛的最优质的信息。如果患者不能看得很清楚，并且不能考虑得很清楚，那么很有可能不能很好地理解和感受自己身处的环境，身体的机能也会随之变差。千万不要让医生把患者的视力问题归咎为"年纪大了"。即使医生不能够解决视力问题，也要让他告诉你问题出在哪儿。

痴呆患者很难分清楚相似的颜色强度。例如淡蓝、淡绿和淡黄。对于患者来说，很难发现一面洁白的墙壁上的白色把手。有些人不能发现蓝绿色的地毯连着淡绿色的墙壁。这很可能导致患者撞上墙壁。

一些患者对深度的感知出现问题，印花和图案可能给患者造成错觉。对于患者来说，黑白相间的浴室地板就像是有无数的窟窿。她很难判断自己距离要坐下的椅子到底有多远，或者判断台阶和路沿有多高，甚至不能够看清楚楼梯的台阶在哪里。从窗口透进来的眩光很容易掩盖窗旁物体的细节。老年人的眼睛对突然从亮处到暗处适应得比较慢，反之亦然。

当大脑不能够很好地行使功能时，患者可能不能弥补这些视力问题，但是你可以帮助她。患者需要尽可能地看清楚，这样才能发挥自己最佳的能力水平。如果墙壁是浅色，请将把手的颜色漆成深色。如果墙壁和地板是浅色，请把踢脚线漆成深色。深色的线条可以帮助患者看清楚从地板到墙壁的变化。

白天和傍晚的时候，增加屋子里的亮度，夜间请打开夜灯。在黑暗的壁橱里装一盏灯。

痴呆患者可能失去了理解看到的东西的能力。这种情况下，双眼即使能够正常工作，大脑却不能够正确处理双眼收集到的信息。例如，患者撞上家具的原因不是因为视力问题，而是因为大脑不能正常工作。看起来可能是视力出了问题，实际上可能是痴呆导致的。这种情况在医学上被称为"失认"，本书在第八章中进行了讨论。如果问题是由失认引起的，那么眼科医生也无能为力。事实上，想要查明思维或者语言方面有障碍的患者的视力问题也是很困难的。显然，当的确存在失认时，大脑就不能够告诉患者她正在往哪走。因此患者需要更多的关照，避免受到伤害。你可能需要经常检查患者身上有没有伤口和擦伤。

如果患者放下自己的眼镜后，就会忘记戴上它，这个时候可以给眼镜配上链子。保存好患者的旧眼镜，或者给她再买一副备用眼镜，以防患者的眼镜丢失。当你们去外地时，要带上患者和你的配眼镜的单子。有这些单子在手上，当出现眼镜丢失或者损坏的情况时，就能比较容易地配一副新的眼镜，还能省钱。

如果患者之前佩戴的是隐形眼镜，你需要在她不能够自己进行隐形眼镜护理之前更换成普通眼镜。如果她继续佩戴隐形眼镜，你肯定会看到她的眼睛发红。一定要确保患者佩戴隐形眼镜的方法正确。

听力问题

听力出现问题意味着大脑被剥夺了感知周围环境信息所需的能力。听力的丧失可能引起或者加重患者的怀疑或退缩（参见第八章）。如果可能的话，一定要纠正听力问题，这很重要。医生能够帮助确定引起患者听力丧失的原因，并且帮助你选择一副合适的助听器。正如视力问题一样，很难区分到底是大脑出现了问题，还是听力出现了问题。痴呆患者可能在理解他们听到的话的意思时出现了问题（参见第三章）。一名听力矫正专家和你的医生应该能够区分问题到底是什么，以及属于何种听力丧失，并能解决这些问题。由于痴呆患者失去了学习能力，她可能不能够适应佩戴助听器。助听器可以扩大背景噪音，而且感觉像是有异物在耳朵里。这会让记不住为什么要戴助听器的痴呆患者感到烦躁不安。在购买助听器时，你应该与卖家达成协议，如果助听器不能正常使用，可以退货。

如果患者使用助听器，你必须对它负责，并且要定期检查电池的电量是否够用。

除了使用助听器来矫正听力之外，还有一些事情是你能够做到的：

1. 减少背景噪音，例如小家电的噪音、电视机的噪音或者几个人一起聊天的声音。对于痴呆患者来说，很难区分什么是她想要听到的声音。

2. 坐在或者站在患者的旁边，充当患者的"耳朵"。

3. 提示患者声音来自哪里。对于患者来说，想要确定声音的方位和辨别声音是一件很难的事情，而且这有可能造成患者更加迷糊。可以这样提醒患者:"这是垃圾车的声音。"

4. 同时使用多种提示。例如指出来、说出来、温柔地引导患者、举例子。

眩晕

眩晕是老年人常出现的健康问题,也是许多药物带来的副反应之一。痴呆患者也许不能弥补平衡能力下降,或者不能告诉你她感到头晕脑胀。由于感到眩晕,患者可能不愿意活动或者怕摔倒。如果你怀疑患者出现眩晕,直截了当地问她,并且观察她的步态或者站姿是否平稳,询问她是否感到房间在旋转,或者头重脚轻。恶心可能是眩晕的一种症状。由于眩晕增加了跌倒的风险,如果患者出现眩晕,请立即告知医生。

看医生

对于你和痴呆患者来说,定期去看医生或者牙医可能会变成一件折磨人的事情。这里提供一些方法可以让这件事情变得容易一些。

患者也许不能够清楚地知道自己要去哪里以及为什么去,再加上出门前繁琐的准备,这种情况下患者很容易出现灾难性反应。尽量找到一些简化步骤的方法。

一些患者在得知自己要去看医生以后,表现很好。但是另外一些患者可能在得知自己要去医院以后就会产生抵触情绪,所以你可以在快到诊室的时候再告诉患者该看医生了。不要这样对患者说:"我们要早点起床,赶快把早饭吃了,然后去见布朗医生,他该给你换药了。"你应该让患者起床,不要告诉她任何事情,让她吃完早餐,然后给她穿上外套。快到诊所的时候再告诉她:"我们等会去见布朗医生。"

不要与患者争吵,当她出现负面情绪的时候,不要理她或者把事情一带而过。如果患者说"我不去看医生",你不要说"你必须得去看医生";试着改变话题,或者说"我们等会儿去城里的时候去吃冰淇淋吧"。

提前计划好行程,知道你要去哪里,在哪里停车,大概多长时间,要去的地方是否有楼梯或者电梯。不要着急,留出足够的时间,但是也不要去得太早等很长时间。最好把时间预约在患者一天中状态最好的时候。如果你需要在路上不断安慰患者，最好找人帮你开车。

问问前台接待或者护士你们是否需要等待较长的时间。如果候诊室非常拥挤、吵闹，她们还可以帮你找到一个比较安静的地方候诊。带上一些零食，一袋速食汤（前台可以告诉你哪里有热水），或者做一些患者喜欢的小活动。如果前台告诉你需要等待的时间较长，你可以带着患者去外面走走。千万不要让痴呆患者单独待在候诊室里。陌生的环境会让她感到烦躁不安，或者可能自己离开。

如果这些方法都失败了，医生可能会给患者开具一些镇静药，但是镇静药可能会增加摔倒的风险。然而，通常情况下，你需要保持冷静、实事求是以及给患者一些简单信息和安慰，这些都是必须的。

如果患者必须住院

痴呆患者常常由于其他原因病得很重，需要住院治疗，这样你必须和痴呆患者一起配合，努力适应住院的环境。需要住院治疗的疾病通常也会导致患者的认知功能出现暂时下降。不熟悉的环境、繁忙的医院带来的烦躁不安以及新的治疗方法都会引起患者的功能下降。在这种情况下，痴呆患者很容易被激怒、大喊大叫、冲出房间。其他一些能够控制行为的药物可能会有帮助，但是这些药物同样会进一步损害患者的思维能力或者行为能力。住院后，患者会逐渐恢复到之前的功能水平。

你可以采取一些措施让住院变得容易一些，但是你必须认识到你不能够完全阻止问题的发生。<u>最重要的是不能让自己筋疲力尽</u>。

提前与医生讨论患者住院的相关事宜，确保所有参与诊疗的医生都知道患者患有痴呆，并且问清楚痴呆会给这次住院治疗带来什么影响，询问治疗是否可以在门诊进行。这也许很难，但是可以减少患者必须待在陌生环境里的时间。如果能够在门诊进行治疗，可以在开始治疗后的头几天安排家庭护理服务。

在入院的时候，也要与护理人员进行交流，确保护理人员知道患者患有痴呆。请她们尽可能多地重复告诉患者她在哪里，并且平复、安慰患者。你可以把护士需要知道的事情写下来，然后请求把你的便条放在患者的日程表中。还需要提醒护理人员一些能够帮助他们与患者相处的事情，例如患者的昵称，患者可能会问起哪位家庭成员，需要帮患者做些什么（例如填写菜单、打开牛奶的盒子），以及上厕所时应该怎样做。

医院常常出现人手短缺，护士工作压力也很大。护士不可能花费太多的时间来照料每一位患者，并且有些护士可能没有接受过护理痴呆患者的专业训练。

通常情况下，为了能够让患者感到安心，最好让她尽可能地和她认识的人待在一起并陪着患者去做检查、进行治疗。家属可以帮助患者用餐，观察患者是否摄入足够量的液体，并且针对正在发生的事情安慰一下患者。一些医生允许痴呆患者或者精神错乱的患者的家属夜间陪护。但是，有时候患者家属的焦虑和紧张反过来也会让患者感到更加烦躁不安，不利于医护人员顺利开展治疗和护理。平稳的情绪是可以传染的，同样，紧张的情绪也是可以相互影响的。患者很有可能受到你的情绪的影响。你也许想要别人来陪一下患者，这样你可以休息一会儿。如果你不能够陪着患者去做检查，你需要告诉工作人员，不断地安慰患者有多么重要。

我们推荐你可以考虑雇用一名护工整天陪着患者，或者雇用护工在你或其他家属不能够陪着患者的时候陪伴她。如果可能的话，给子女们、其他家人或者熟悉情况的密友们安排一个陪护时间表，这样大家可以轮流陪护患者。熟悉的服装、毯子和家庭成员的大照片等，这些东西都有助于安慰患者。当患者感到焦虑的时候，护士可以拿出家人写给患者的信读给她听，以安慰患者烦躁的情绪。大致像这样的内容：

> 亲爱的妈妈：你因为摔伤了臀部，所以需要住院治疗。你很快就会出院的。泰德或者我在你每天晚上吃完饭的时候会去看你。我爱你。你的女儿：安。

如果必须对患者采取一些限制措施，请尽可能地使用温柔的方法。例如，给患者带上连指手套，这样可以让患者不去拔插管。与此相比，捆绑患者的双手可能会让她感到恐惧。

如果患者在医院里出现迷糊加重，不要过于紧张。大多数情况下，患者在出院以后，整体情况会恢复到住院前的水平。

癫痫、惊厥或痉挛

大多数患有导致痴呆的疾病的患者不会出现癫痫。由于癫痫不常见，所以你不太可能遇到这类问题。然而，如果你事先没有准备好应对措施，一旦患者出现癫痫发作你将会感到很恐怖。很多疾病都能引起癫痫发作。因此，如果你的患者的确有癫痫，那也不一定和痴呆有关。

癫痫发作可以分为几种。全身强直阵挛性发作（我们通常把惊厥和癫痫联系在一起的疾病）的表现为患者的身体变得僵直，突然摔倒，失去意识。呼吸变得不规律甚至短暂停止。患者的肌肉变得僵硬，并且不断出现抽搐。也有可能出现牙关紧闭。几秒到几十秒钟以后，抽搐停止，逐步恢复意识。之后可能会感到迷糊、想睡觉或者头痛，也有可能出现言语困难。

其他几种类型的癫痫发作症状没有这么剧烈，例如，仅仅出现手或者胳膊的重复抽动，或者患者对于声音和触碰持续几秒钟或者几分钟没有反应。

一次单纯癫痫发作不会威胁生命，最重要的仍是保持冷静。不要约束患者，要试着保护她不摔倒或者头部不会撞到硬东西。如果患者躺在地上，把周围的东西挪开；如果患者坐在椅子上，并且马上要从椅子上掉下来，你应该顺势把患者放到地面上或者赶快放一个沙发垫在地上缓冲一下。

在癫痫发作时，不要挪动患者或者试图终止癫痫发作。与患者待在一起，让癫痫发作自然结束。不要试着去动患者的舌头，也不要把勺子放在她的嘴里。如果患者出现牙关紧闭，千万不要强迫患者张开嘴巴，这样可能会损伤患者的牙齿和牙龈。如果可能的话，松开患者的衣服。例如，解开腰带、领带或者领口的纽扣。

当抽动停止时，确保患者正常呼吸。如果患者唾液增多，把她的头部转向一侧，然后清理口腔。如果患者愿意的话，让她睡一会儿或者休息。她可能知道发生了一些事情，但是不记得癫痫发作。保持冷静，态度温和，不断安慰患者。不要束缚、限制患者的活动，或者坚持让她做应该做的事情。

在癫痫发作后用一些时间来放松、恢复自己的身体。如果患者出现部分性癫痫发作，不需要立即采取措施。如果患者来回徘徊，跟着她，避免患者伤到自己。当这种癫痫发作结束的时候，患者可能感到暂时性地迷糊不清、易激怒或者说话出现问题。

你可能能够识别癫痫即将发作的警示信号，例如特定的重复运动。如果患者出现这些警示症状，一定要确保患者处于安全的环境之中（远离交通路线，远离楼梯或者炉子等）。

医生能够治疗癫痫发作，所以在患者出现第一次发作时，立即联系医生，这样医生能够及时为患者做检查，确定癫痫发作的诱因。一直陪着患者直到癫痫发作结束，并且你也需要好好调整自己，然后打电话叫医生。医生可以使用一些药物来降低癫痫再次发作的可能性。

如果痴呆患者正在接受癫痫治疗，当患者在短期内出现许多次癫痫发作时，或者症状持续几个小时也未消失，或者你怀疑患者可能撞到了头部或通过其他方式伤到自己的时候，应该及时联系医生。

癫痫发作的情形比较吓人，很多人经历后感到非常难受，但是癫痫发作通常不会危及到生命，对于其他人来说也不会产生危险，也不是精神错乱的征象。如果你学会如何应对癫痫发作，就有可能减少内心的恐惧感。找一位护士或者在这方面经验丰富的家属，与你一起讨论你面临的痛苦，他们能够从知识层面给你安慰。

肌肉抽动（肌阵挛）

阿尔茨海默病患者偶尔会出现胳膊、腿部或者身体快速、单一的抽动现象，被称作肌阵挛。这不属于癫痫发作，癫痫发作是同一组肌肉重复抽动，但是肌阵挛是胳膊或者头部的单一抽动。

出现肌阵挛，不必恐慌，因为肌阵挛不会发展为癫痫，唯一可能出现的危险就是患者不慎撞到东西或者意外受伤。目前为止，还没有好的方法来治疗阿尔茨海默病相关的肌阵挛。可以试用一些药物，但是通常这些药物具有副作用，并且治疗效果不明显。

痴呆患者的死亡

只要你照顾一个患者或者老人，你就有可能面对她的死亡。你可能在内心有一些疑问，但是不愿意与医生进行讨论。然而，提前做好思想准备可以帮助你缓解压力，并且当你面对这个状况时，处理起来更容易一些。

·死亡原因

在导致痴呆的疾病发展到最后阶段，患者的大部分神经系统功能衰竭，身体的其他部分受到严重影响。患者最终死于痴呆。死亡的直接原因是一些并发症，例如肺炎、脱水、感染或者营养不良，但是真正的死因就是痴呆。最常见的原因是肺炎，占到 40% ～ 60% 的死亡率。

一些患者已经患有阿尔茨海默病，也有可能死于卒中、心脏病、癌症或者其他疾病。之前患者也许还能正常走动，并且一切功能相对良好，但是可能随时因为这些疾病死去。

·在家中去世

一些家庭可能会对患者或者老年人在家中去世感到担忧，特别是在睡梦中死去，直到有人想叫醒她时才会发现。正因为这样，许多照料者害怕熟睡，可能一个晚上要醒来好几次去检查患者的状况。

> 一位女儿说道："我不知道该做些什么？如果是孩子发现我妈妈去世了该怎么办呢？"

也许你听说过，某人发现自己的另一半去世了，你可能想知道当你遇到这种情况时，你该怎么办。大多数的家庭会提前计划好先做什么再做什么。

- 如果患者死亡，你可以立即拨打紧急求助电话或者当地的急救号码。紧急救助人员或者医护人员通常会立即赶到家中。许多行政辖区要求医护人员到达后立即实施复苏抢救，除非家属签署了放弃抢救的规定文件。如果你不想让这样的事情发生，你就不要立即打电话。
- 你可以提前选好一位丧事承办人或殡仪公司。当患者去世后，你可以打电话给他们。
- 如果患者正在接受临终关怀护理，你可以给临终关怀护士打电话，这样他们就可以联系丧事承办人。
- 你可以给你的牧师或者医生打电话。提前和他们商量是否能够在晚上处理这种紧急电话。
- 有些人想留点儿时间跟死者告别，另一些人则不想这样。如果你想告别，你需要做的第一件事情是和死去的人待一会儿或者大声哭出来，然后再给别人打电话。

有些家庭非常重视家人在家中去世后不被打扰和保护个人隐私，但是家庭成员常常会担心死亡是什么样的或者事后该怎么做。如果你想让患者在家中死去，临终关怀护士可以告诉你在最后时刻需要给予什么样的护理以及指导你如何保存自己的精力。另外，一些书籍也可以帮到你。

·临终关怀院

临终关怀计划可以让患者在家里或者是在特定的临终关怀机构告别人世，这样患者在临终的时候可以舒服一些，而不是接受积极的抢救治疗。工作人员会采取一些措施，让患者尽可能感到舒适，他们还能提供一些服务，例如在床上擦浴。他们不会强制采取积极的抢救治疗，除非那样可以提高患者的舒适度。因此，临终关怀计划对于很多家庭来说是很有价值的。

联邦医疗保险在美国所有州都可以支付临终关怀护理费用，大多数州的医疗补助计划也可以支付，大部分的保险计划和保健组织亦能支付这部分费用。对于接受临终关怀护理的人来说，联邦医疗保险要求至少两位医生确认患者病危，即患者将在 6 个月内去世。医疗补助计划认可与阿尔茨海默病相关的特殊情况，阿尔茨海默病患者可以接受超过 6 个月的临终关怀护理。所以如果有需要的话，请与当地的临终关怀机构取得联系，确认患者是否能够得到这方面的护理。

·在医院或者养老院中去世

一些家庭觉得在患者最后的时间里，接受专业人士的救治可以为大家带来慰藉，所以他们会选择让患者在养老院或者医院死去（如果患者符合医院接受条件）。对一个完全不能自理的人进行床旁护理是非常辛苦的，同时还要付出感情。如果你不能适应这种情况，不要太难过。你可以请别人来给患者进行身体护理，而你给患者进行充满爱意的安慰，这样对你更好。

无论你做出什么样的选择都是正确的。但是无论事情如何发展，重要的是提前做好计划。许多家庭的经验都是应该提前计划好，否则你对发生的事情的掌控力非常有限，而且事情的发展可能跟你和家人预计的完全不一样。

许多问题都是围绕着在患者的最后时刻应该采取什么样的措施、多大的力度来挽救患者的生命。你必须有一份长期有效的关于采取医疗措施的授权书（参见第十五章），放在手边，并给急救人员看。这样做会有一定的帮助，但是不能够保证你的愿望能够实现。

· 何时终止治疗？

如果患者得了慢性绝症，她的家属就会面对一些相应的问题，是否应该结束患者的生命，还是延长患者的生存时间但继续忍受痛苦？这是一个艰难的决定，也是医生、法官和神职人员长久以来持续争论的问题。同样地，患有严重疾病的患者和他们的家属对于这一问题也有不同的答案。我们每一个人在做出决定的时候都是基于自己的背景、信仰、经历以及我们对于患者意愿的理解程度。

在许多州，已有相关的法律规定，当一至两名医生确认患者没有能力做出医疗相关的决定时，由谁来代替做最后的决定。大多数的法律把这项权利首先赋予患者的配偶，如果没有配偶，就由父母来做决定，第三位是子女。

另外，为痴呆患者做最后决定的人必须持有<u>长期有效的关于采取医疗措施的授权书或者是患者的监护人</u>。如果患者在有决定能力时签署过<u>遗嘱</u>或者<u>不施行心肺复苏的知情同意书</u>，这就足够了。一定要随身携带，以便使用。

没有"更好"或者"更糟糕"的选择，只要患者接受温柔的照顾，并且感到舒适就行了。我们介绍了一些选择，有助于你选择一种适合你和你的家人的护理方法。有些家庭觉得应该竭尽所能给患者治病；还有些家庭看到他们不想采取的医疗措施强加到患者身上会感到烦恼或者不安。

偶尔可能出现医生、社工或者养老院的工作人员采取积极的措施维持患者的生命，并进行复苏抢救，无论你是否愿意都要一直做下去。请向医生和寄宿护理院、养老院进行咨询，在这种情况下，他们会采取什么样的措施和具体的过程。他们是否会把痴呆患者转送到医院？是否会给患者插管或者给予维持生命的药物？有哪些医疗步骤是"常规"采用的，并且不会征求你的意见？他们是否会让你待在患者的房间里？如果叫了救护车，那么救护车上的医护人员是否会主动为患者做心肺复苏？医院是否会主动为患者做心肺复苏？他们是否会如实回答你的问题，并且积极回应，或者他们是否会回避你的问题、教条地表明他们的立场？

你也可以请一位神职人员或者一位朋友来帮助你打电话咨询这些问题。如果当地有临终关怀机构，那里的员工会告诉你这个社区里通常的做法是什么。

请直接告诉医院、养老院、寄宿护理院，你希望患者在生命的最后时刻接受什么样的医疗措施，并同时提供一份长期有效的授权书或监护文件的副本。要求他们把你的说明如实记录下来，并放在患者的病历中。复印一份给患者的医生，还要留一份给养老院或者寄宿护理院，并且给每一份复印件都签上字，这样把患者送往医院的时候可以携带上这些东西。请直接询问医生和养老院或者寄宿护理院，他们是否会尊重你的决定和说明。如果可能的话，跟患者一起去医院。患者的遗嘱或不施行心肺复苏知情同意书的复印件应该放在病历里。

偶尔可能出现一个家庭强烈反对患者在被送往其他医院或者养老院之前在当前的医院或者养老院里接受护理的情况。

· 在生命最后一段时期给予何种关怀和护理？

当患者得了慢性绝症时，患者的家属必须为她做出决定，何时可以接受治疗，何时能够接受患者的生命正在逐渐流逝的事实。没有所谓的正确或者错误的答案，但是因为疾病的严重程度，痴呆患者不可能为自己做出决定。所以，家属需要面对的问题包括：患者是否需要住院；如果患者停止进食是否需要插胃管，或者仅仅给予患者能够摄入的食物或液体；是否会使用抗生素或者外科手术来解决患者的并发症（可能在患者患病早期，你也面临类似的问题，例如对于一位有可能摔倒的门诊患者，你是否应该限制她的活动）。

当你做这些决定时，一定要对来自"专家"的教条的建议保持谨慎的态度。正如我们和其他人一样，即使专业人士在面临情感压力的时候，也会把个人的价值观和现实混淆。

当你考虑是否给绝症患者采取维持生命的措施时，例如插胃管、氧气、用抗生素治疗肺炎等疾病或者用外科手术治疗急性疾病，你需要认识到你并不完全了解这些问题，而且有的时候我们对维持生命的措施给痴呆患者带来的效果知道的更少。很难确定疾病的突然恶化是否是痴呆进展的一部分，如果患者接受治疗，是否还能有一段时间感到舒服。很难判断痴呆患者何时变成"绝症"患者，也很难预测晚期痴呆患者何时会死亡。这些不确定的因素都会增加家属的负担。你和医生都不能确定医疗干预对于濒临死亡的痴呆患者来说是有帮助的还是痛苦的。

我们常常不能够确定患者对于治疗的感受是什么——患有严重痴呆的患者是否对胃管、洗澡和翻身或者限制活动感到恐惧；是否不吃东西、不喝水会感到难受。如果痴呆患者试图拔掉插管的时候，我们不知道她想这样做是因为插管让她感到恐惧，还是让她感到不适。如果把痴呆患者的临终情况与其他疾病临终患者的情况混为一谈，将会是一件很危险的事情。我们知道，痴呆患者的痛觉很灵敏，因此晚期痴呆患者可以感到不适和疼痛。即使患者不能够用言语直接表述，但是他们可以通过自己的行为表示出不舒服或者疼痛。在移动或者触摸他们的身体时，他们看上去很痛苦，或者躲避，或者大哭起来，可以通过轻轻地拍拍患者或者轻声细语地说几句话来安慰她们。

导致痴呆的疾病会逐渐进展，所以在患病的过程中需要多次做一些艰难的决定。每一个决定都必须分开来看待。例如，当肺炎导致一个看上去还行的门诊患者不吃东西的时候，你可能会决定使用胃管。而在疾病晚期，当患者不吃东西时，你可能就不愿意给她用胃管了。

即使决定不用抗生素、胃管或者其他治疗方式来治疗，但还可以给予止痛治疗；可是止痛治疗常常带来风险——例如可能损害患者的呼吸功能。如果能够小心使用止痛药物，这就不会成为一个问题。对疼痛和痛苦的缓解是我们在生命即将结束的时候能够做的积极的干预措施。请你直接与患者的医生和护士沟通这个问题。如果你在获知最全面的医学信息后，可以从道德伦理的角度进行衡量，做决定就会简单一些。我们的研究表明晚期痴呆患者接受适当的止痛药物治疗后，生活质量会好一些。

艾伦夫人的孩子一直在争论，不用胃管给她进食是否违反了他们的宗教信仰。艾伦夫人总是想拔出胃管，似乎她对这个东西感到恐惧。当医生告诉她的孩子，即使用胃管进食也只能维持他们的妈妈多活几天的时候，他们做不用胃管的决定就容易多了，但是他们会时不时地给她喂一小勺冰淇淋，让她润湿嘴巴。

请向你的医生咨询，患者恢复到以前的水平的可能性有多大（例如一周前或者一个月前的水平）。是否患者在接受医生建议的治疗后，她的生命能够延续几个小时、几天或者几个月？有什么替代方法？是否有其他的治疗方法可以减少患者的痛苦？

谁来做决定？有时候痴呆患者会留下一个书面声明，上面记录了她对于延长生命的护理的愿望。更常见的是，患者直接告诉家属她需要的护理方式是什么样的，或者对家属声明："我决不要像梅布尔那样活着，多没意思呀！"所以，如果有可能的话，在患者的疾病进入晚期之前，让患者与当她变成没有行为能力的人时替她做决定的人一起交流她的愿望。事实上，我们建议所有的读者都应该确定一位替代决策者（或者一个决策群体），以防突然出现或者逐渐出现不能够给自己做医疗决定的情况。

如果可能的话，你应该尽早与其他家庭成员对给予何种治疗达成一致意见。执行人通常会尊重患者之前做出的声明或者尊重对患者治疗负有法律责任的人的要求。如果患者的家属意见有分歧，执行人往往不愿意采取姑息治疗。

对于家庭成员来说，讨论这类具有挑战性的话题是很困难的。一些家庭成员拒绝讨论；一些家人会变得非常气愤；一些家人感到提前"计划"死亡是不对的。但是，如果把事情讲明白将会减少死亡临近时所面临的焦虑和担心，并且有助于与医疗团队进行明确、直接的沟通。如果不这么做，家人就很难控制患者弥留之际出现的问题。如果家人之间出现意见分歧，请把本章的内容拿给家人看看，还可以请医生、社工或者牧师帮助组织一次家庭讨论。建议家人不要带着旧的分歧来讨论，而是集中在解决问题上。

痴呆患者的死亡即使是在久病之后，也会让你感到非常痛苦，而且还有很多后事要办，这也是令人不愉快的。然而，选择一种平静的、有尊严的死亡方式可以让你对患者的关爱得以体现，而且这种悲伤的方式对你来说是有好处的，因为不会有陌生人的打扰。

第七章　痴呆患者的行为症状

痴呆患者正在做的和经历过的事情——行为症状，是整个病程中最令人痛苦的部分。第三章讨论了几种常见的行为症状，包括易怒、生气和激动，同样讨论了患者为什么会出现这些症状：痴呆损坏了患者的大脑，患者不能够理解他们看到和听到的东西。这种迷迷糊糊的状态让患者感到恐惧和焦虑。因此，有时候患者坚持要回家，有时候会突然对你发脾气或者拒绝治疗，也有可能认为你偷他的钱或者想要毒害他。大多数行为不受患者控制，并且他自己也在尽全力控制这些行为的发生。

在这里，我们有一些关于控制行为症状的一般性指导意见。请仔细考虑患者的行为症状是否会损害到某些人的健康——你和痴呆患者。或者即使患者的行为症状不会产生危险，但是让别的人（你自己、其他居民或者工作人员）无法忍受。

如果某种行为具有潜在的危害性，你可能需要采取一些措施阻止这种行为的发生，即使你必须让患者服用一些具有副作用的药物。如果行为症状没有危险，你可以考虑不去干预。如果你偶尔能够离开患者一段时间，可能对她的行为更能容忍一些。

行为管理的 6 个 R 准则

一些家庭的经验告诉我们，痴呆患者做的一些事情可能引起严重问题。不要认为你会遇到本书提到的所有或者大多数行为症状。但是如果你确实遇到了这些问题，你应该在第一时间与当地的阿尔茨海默病协会援助团队联系，寻求帮助。本书中的许多建议来源于许多家庭的经历和经验。大多数的阿尔茨海默病协会定期发布一些简报，你可以订阅几种。它们可以提供给你一些很好的建议。

一位患者的丈夫不把这些症状称作"问题"，他把每一个困难称作"挑战"。这样，他在解决行为症状带来的问题时总是以一种积极乐观的姿态来面对。你慢慢会发现，当你精力好的时候，你解决问题的能力会更强，因此要给自己留出适当的时间。行为症状在不同的人身上有不同的表现，并且不同的家庭有不同的解决方法。一些家庭发现 6 个 R 准则对于他们思考如何控制行为症状很有帮助。

限制患者（Restrict）。我们常做的第一件事情是让患者停止正在做的事情。如果患者的行为可能会伤害到自己或者其他人，这一点尤为重要。但是让患者中断自己的行为可能会让他感到更加烦躁不安。

再评估（Reassess）。请你自问：是不是身体的病痛或者药物反应引起了行为症状？患者在视力或者听力方面是否有问题？是什么事情让患者感到沮丧？令人不悦的人或者事情是否得到解决了呢？是否会有别的方法让患者感到不那么沮丧呢？

重新思考（Reconsider）。自问如何从痴呆患者的角度来看待某些问题。许多痴呆症状，如记忆障碍、不能理解话语或者准确表达、不能做一些从童年就会做的事情以及患者对于大脑受损程度没有察觉，都会导致行为困难。当你想要给不能理解他为什么需要帮助的患者洗澡穿衣时，他可能变得烦躁不安。患者出现焦虑是可以理解的，因为他不能理解正在发生的事情。

重新改变方式（Rechannel）。寻求一种方法，能确保患者的行为是安全的、不具有破坏力的。某些行为对于患者来说十分重要，但是我们不能够理解。一位曾经是机械师的患者还在继续拆卸家里的东西，但是他不能把它们重新装好。他的妻子给了他一个旧的清洗干净的汽车化油器，他可以用几个月的时间来拆它，这样他就不会去碰家里的其他电器了。

不断安慰（Reassure）。当患者感到沮丧、恐惧或者生气时，花点时间不断安慰他，告诉他一切都好，你仍旧会照顾他。当患者不能够记起你的安慰时，他可能还保留了被安慰和照顾的感觉。用胳膊搂着或者拥抱患者，这样可以安慰他。可以这样对患者说："我们有点太着急了，但是一切都过去了。"

同样也要不断安慰自己。对于这份要求很高、很困难的工作，你正在倾尽全力。每当战胜一个挑战的时候，也给自己鼓鼓劲。如果可能的话，离开患者一段时间，恢复自己的精力。

回顾（Review）。事后仔细回顾发生的事情以及自己的处理方式，你有可能再一次面对这个问题。从这次的经历中得到了什么经验，并且对下次遇到这个问题会有帮助吗？是什么导致了这个行为的发生？你是如何应对的？

你做的正确的事情是什么？下一次你该怎样做？

掩饰记忆力减退

病情逐渐进展的痴呆患者在掩饰自己逐渐变差的能力以及健忘方面很有技巧。这是可以理解的，没有人愿意承认自己"变老了"。

但是，患者如果出现隐瞒自己能力缺陷的趋势，家人会感到很痛苦。家人了解患者的能力不如从前，但是别人却不能够了解或者理解这些，所以患者可能从别人那里得不到帮助和支持。朋友也许会说："他看起来挺好的，说话也还可以，我也没发现什么问题，但是就是不明白他为什么记不住给我打电话。"甚至家人也不能够辨别，患者是出现了真正的记忆减退，还是故意与他们作对。

如果患者独自生活，家人、邻居和朋友可能在很长一段时间内都察觉不到出了什么问题。当患者没有意识到自己的记忆力有问题时，他可能还能单独生活好几年，直到发生一些重大的事情。家庭成员往往在得知具体情况之后，对问题的严重程度感到震惊和痛苦。

你也许想知道痴呆患者自己仍旧能够做些什么事情，以及需要别人帮助做什么事情。如果他仍旧有工作、需要管理自己的财务或者需要自己开车，他也许没认识到或不愿意承认自己不能像以前那样处理好这些事情了。有些人在这种情况下能意识到自己的记忆力正在下降。不同的人处理问题的方式也不同。当一些人不愿意承认自己出现问题的时候，可能另外一些人却乐意与别人交谈，告诉别人自己出了什么问题。倾听他们的思想、感受和恐惧。你的关注对于患者来说就是安慰，并且也能够让你改变一些错误的想法。

有些人可能通过列清单来隐藏自己的缺陷，或者使用一些谈话技巧来掩饰自己的健忘，"我当然记得了"。当责怪患者忘记一些事情的时候，他会变得愤怒或者反过来责备他人。一些人不再去参加他们之前常参加的活动。一名女士说道："我患有痴呆，我的记忆力很糟糕。"但是当她的家人发现她给美国国税局寄去的支票是错的时，她却坚称自己根本不会犯这样的错误。因此她的家人不能够理解为什么她既然能承认自己健忘，却不愿意承认支票的事情。常常出现的情况是，家人会问患者为什么能够记得某一件事情，但是却忘记其他事情。很难理解患者记忆的奇怪之处，但是很有可能她还是努力想要记住一些事情。记忆是一件复杂的事情，像这样矛盾的事情比较常见。患者常常不能控制自己。

痴呆患者常见的特征是人格和社交技巧看似完整，但是记忆力和学习能力不复存在。因此许多患者能够长久地隐瞒自己的病情。别人甚至能和这样的患者讨论一些常规的事情，而且发现不了患者的记忆力或者思维能力受损。心理测试或者专业的治疗评估在这个时候可能起到一定作用，评估可以给你提拱一个具体的衡量标准，判断你还能对患者有多少期待以及他还能做什么事情。因为痴呆这类疾病具有欺骗性，对患者最亲近的人来说，专业人士给予的评估结果对于你和你的家人制订计划都是非常有用的。这些专业人士同样可以与痴呆患者讨论他们发现的问题，并且教会患者如何尽可能地保持自己的独立性。

游荡

游荡是常见的、通常也比较严重的行为症状，出现游荡的症状后，照料者很难在家里控制患者的行为。要是在日间看护中心、寄宿护理院或者养老院里，护理工作更难开展。如果患者在交通拥挤的街道上或者陌生的街区里游荡，那么情况就更加危险了。除此之外，定向力变差或者走失会让患者感到更加恐惧。由于一些人不能够理解痴呆，陌生人帮助患者时可能认为他喝醉了或者是精神有问题。如果患者在夜间游荡，就会打扰家人的休息。至少大家就不能睡觉了，或者睡觉时间被缩短了。

如果患者出现离家出走或者走失时，他就不能再单独居住了。这是一个信号，提示你应该给患者安排一个安全的居住环境了。

由于痴呆患者游荡的种类以及原因是不同的，明确游荡的原因可以帮你制订一个控制这种行为的计划。

·出现游荡的原因

出现游荡的原因可能是患者的定向力较差或者迷路了。有时候，患者因为要办事情外出，例如去商店买东西，结果转错了方向，一下子搞不清楚自己在哪里，还想要找回原来的路。或者他和你一起去购物，突然找不到你了，为了找你而迷路。

当患者搬进新的住宅、开始在日间看护中心接受护理时或者由于某些原因处于新的环境时，游荡的情况会增加。

一些患者会出现没有原因的间歇性游荡。患者是没有目的的游荡，可以走上几个小时，这与迷路或者处于新环境出现的游荡有所不同。有些人出现不安的、固执的踱步。当这种情况持续出现的时候，每一个人都会感到紧张。当患者决定离家出走的时候，情况会变得更加危险。从表面上看，把踱步与大脑的损伤联系起来是一件不可思议的事情。

一些患者喜欢在晚间游荡，对于患者来说，这是一件危险的事情，对于你来说，这会消耗你的大量精力。

我们中的许多人对患者失去定向力感到同情。我们也会在停车场里找不着自己的车或者在一个陌生的环境里"兜圈子"。会有几分钟的时间我们感到不安，直到我们控制好自己的情绪，并且按照符合逻辑的方式确定自己在什么地方。但是有记忆力障碍的患者更容易出现惊慌失措，不能"控制自己"，而且他会认为一定要为自己失去定向力这一情况保密。

当搬进新家或者生活环境发生变化时，游荡的情况会变得更加严重，这也许和患者失去适应新环境的能力有关。他也许不能够理解为什么他要搬家，并且一再要求回到以前的家。环境改变带来的压力又会伤害到患者现存的能力，这会让他适应新坏境的能力变得更差。

毫无目的的游荡可能是患者的一种表达方式："我觉得我迷路了，我正在找我觉得丢了的东西。"有时候游荡会成为患者交流情感的方法。

> 格里菲斯先生今年已经 60 岁了，但是仍旧精力充沛，总是从日间看护中心出走，警察总是在离看护中心几英里外的地方找到他，他正徒步走在高速路上。格里菲斯先生也总是解释他想去佛罗里达。对于他来说，佛罗里达代表着家、朋友、安全和家人。

游荡也许是患者想要表达烦躁不安、无聊或者需要锻炼的一种方式。如果让一个好动的人"做点事"也许能满足他的需求。游荡也可能代表患者需要去卫生间。

持续的踱步或者激动不安的踱步以及决定离家出走是比较难以控制的，有时候属于灾难性反应。有些事情可能会让患者感到烦躁不安。患者对于所处的环境不能够理解或者误解了他所看到或听到的东西。有时候激动不安地游荡是大脑受损的直接表现。很难确切知道大脑受损的具体情况是什么，但是我们能够确定大脑的功能受到了严重和广泛的损伤。你要不断地提醒自己患者也很难控制自己的这些行为。

晚上游荡可能有各种不同的原因，从简单的定向力受损到看上去不可思议的一部分大脑损伤（参见第七章）。

·控制游荡

控制游荡取决于引起游荡的原因。如果患者出门后总是迷路，而且你确定他还能够阅读并且按着指示做，那么，一张口袋卡片可能会有帮助。你可以在卡片上写一些简单的指示，患者可以把卡片放在口袋里带着，当他迷路时拿出来参考。你可以在卡片的最顶端写上一些提示语"保持冷静，不要走开"。你也可以在卡片上写"给家里打电话"，然后把电话号码写在后面。或者写道"让一位店员带你去男装部，然后在那里等我，我会来找你的"。患者外出去不同的地方，你需要准备不同的卡片，这样可以帮助程度较轻的痴呆患者。

最起码你需要给患者带上一个写有他的名字和你的电话号码的腕带，同时注明"记忆力受损"。腕带要结实（这样患者就取不下来），要小到不能滑落，这比一个小的项圈更安全。腕带上的信息对于发现走失的患者很有帮助。你可以在商店里购买一个价格便宜的腕带并且刻上信息，这样的商店往往还能给马克杯、钥匙环之类的东西刻字。如果患者可能到处游荡或者走失，现在就给他买一个刻有"记忆力受损"的腕带。这一点是很重要的，一些诊所甚至要求他们的痴呆患者必须佩戴这样的身份识别标志。一位走失的、迷糊的患者会感到害怕和沮丧，可能拒绝来自陌生人的帮助。也有可能忽视周围的人，旁人会以为他疯掉了。在这种压力下，他的表现会比平时更加糟糕。

你也可以从药店购买印有医疗信息的腕带，特别是患者患有心脏疾病或者有一些其他严重的健康问题时，你应该考虑为患者购买这样的腕带。你也可以订购一个刻有"阿尔茨海默病或者痴呆/记忆力受损"的 MedicAlert 品牌的腕带。这样的腕带通常可以填写一个能联系的电话，从而得到患者更多信息。MedicAlert 品牌属于一个信托基金，为低收入的家庭支付腕带的费用。同时还有其他几样相似的产品可以购买。

一些健忘的人会在口袋或者钱包里装一张卡片，上面写着他们的姓名、地址和电话号码。其他一些人即使有这种卡片，也可能会丢了或者主动扔掉。身份证也值得一试，但是不能够代替腕带。

当患者搬进新家时，为了减少由此增加的游荡次数，你也许想要提前计划好，让痴呆患者能够更容易地适应新环境。如果他能够理解周围发生的变化并且融入到新环境中，你可以把他所处的新环境一点一点介绍给他。如果患者要搬家，让患者也参与到制订搬家计划中来（参见第四章），并且在搬家前尽量多带他去新家附近转转。当患者大脑受到的损害已经不允许他来主动适应新环境时，那么，就尽量低调处理搬家这件事，尽可能地不引起患者的烦恼。每一位患者的情况是不一样的。尽量平衡他参与决策的愿望与能力之间的关系。如果你有选择，那么尽量在患病早期搬家，这样患者能够较为容易地适应和理解新的环境。

如果你考虑让患者进入日间看护中心，我们也建议您尽早把患者送进去（参见第十章）。日间看护中心发现患者最容易适应新环境的情况有：（1）前几次来不要待太长时间；（2）前几次来照料者要陪着患者；（3）在环境转换之前，日间看护中心的工作人员可以进行家访。如果让痴呆患者独自面对新的环境，或者在刚开始的时候不让家人探视，会增加患者的恐慌。

当痴呆患者发现自己处于新环境时，他的第一感觉可能是迷路了，你可能找不着他，或者他不在他应该在的地方。这个时候需要不断地安慰他，告诉他这是什么地方并且为什么他要在这里。"爸爸，你来和我一起住了，这是你的房间，你的东西已经放在房间里了"，或者"你现在是在日间看护中心，下午3点的时候我会接你回家"。

当我们给予此项建议的时候，许多家属告诉我们："这不管用！"这对坚持不住在新地方，并且想离家出走的患者不起作用，是因为他的记忆力受到了损害，并且不记得你告诉他的话。他需要有人不断地进行安慰。需要花时间和耐心等待患者接受搬家的事实，让他逐渐感受到安全感。他同样需要不断地被告知自己在哪里。因此，轻声细语地安慰几句以及你对于他的状况的理解都会减少他的恐惧和可能发生的灾难性反应。我们对住院的痴呆患者的护理经验是，不断地、温柔地安慰他们并提醒他们是在什么地方，这有助于患者感到舒适（并且容易管理）。然而，可能有一些患者搬入新环境后需要花费几周的时间来适应。

由于环境的改变可能造成患者的行为症状或者游荡的情况恶化，所以仔细考虑发生的改变是很重要的。你也许觉得一个假期或者长时间的拜访可能不会让患者感到烦躁不安。对于你来说，环境和景物的改变可能是一种放松和刺激，但是对痴呆患者来说，这可能让他在熟悉环境中产生的感觉不复存在了。

对于没有目的的游荡，一些医学专业人士建议进行锻炼和有计划的活动有助于减少患者烦躁不安的情绪。尝试每天带着患者散会儿步。你也许需要坚持一种运动好几周以后，才能发现这项运动带来的改变（如果患者的体能是活跃的，确保他的饮食摄入量足够维持他的需求，如果摄入量不足会导致体力下降，同样也会加重患者的意识模糊）。

患者通过游荡似乎想要表达"我觉得我迷路了"或者"我正在找我觉得丢了的东西"，这时，你可以在新环境中放置一些患者熟悉的东西（例如全家福）。通过聊天或者花时间和患者一起喝茶，让他感受到他是一个受欢迎的人。

频繁出现的或者一直存在的灾难性反应有时候也会使患者激动地走来走去，或者产生离家出走的想法。仔细考虑发生了什么事情会引起患者的灾难性反应（参见第三章）。是否这一行为症状在每一天的相同时间出现？是否出现在要求患者做同一件事情的时候（例如洗澡）？然后再仔细回顾周围的人是怎样看待患者的游荡的。是否周围人的反应增加了患者的烦躁不安和游荡？如果你必须限制患者的活动或者需要紧紧跟着他，试着转移患者的注意力而不是与他直接面对。告诉他你会和他一起走，然后带着他逛一大圈。通常情况下，患者会跟着你走回家里。平静地与患者交谈，不断安慰他，这样可以减少灾难性反应。灾难性反应会让患者的想法发生改变，把漫无目的的游荡变成下定决心的离家出走。如果能够创造一种令患者平静的家庭氛围，患者的游荡会相对减少。

> 多林格夫人来到了医院，此前她一直不断地、坚决要逃离养老院。虽然医院也是一个陌生的地方，但是护士与她相处的困难就少得多。
>
> 在医院和养老院里，多林格夫人都感到了迷失。她感到这不是她原来生活居住的地方，她想要回家。她也感到孤独，想要继续工

作，在工作单位，她糊涂的脑袋可以想起以前的朋友，并且有一种归属感，于是她向门口游荡。养老院里疲惫的护理人员就会对着她大声嚷："回到这里来！"过几天以后，其他住在养老院的人可能会大喊："快来人啊！多林格夫人又要逃走了！"这些噪音让多林格夫人感到更迷糊了，而且使她更坚定了要离开养老院的决心。一名护士见状追过来，多林格夫人感到惊慌失措，尽全力逃跑，直接钻入喧闹的大街。一名护理员追上来抓住她的胳膊，拉着她，她就开始打护理员。这样的事情发生了好几次，让养老院的工作人员感到身心疲惫，并且几乎每次都会引起多林格夫人的灾难性反应。工作人员告诉多林格夫人的家人她很难管理。

刚到医院，多林格夫人就立即向门口跑，一名护士静静地走上前，并且邀请她一起喝杯茶（分散注意力而不是直接对抗）。这之后，多林格夫人依然会在门前游荡，但是再也没有拼命逃跑和攻击性行为了。

如果你认为患者的游荡是因为他感到烦躁不安，那么，给他一些保持身体活动的事情来做，例如打扫卫生或者整理书籍。成人日间看护可以提供陪护人员，并且也能够让患者做一些事情，这样喜欢游荡的患者可以从中受益。

药物控制游荡的效果并不好，最好不要给患者使用，因为这些药物可能会增加患者的迷糊以及摔伤的风险，而且有时候反而会增加患者游荡的频率。只有在所有非药物干预手段都使用过后再考虑使用药物。

改变环境来保护患者是减少患者游荡的重要方法。有一个家庭发现，如果患者脚上不穿鞋，他就不会外出。所以把他的鞋收好，让他穿拖鞋，就能防止他出门。

现在市面上有许多产品可以帮助你安全地控制患者的游荡行为。事实上，你必须提高警惕，许多"阿尔茨海默病游荡设备"价格昂贵但是效果有限。马克·L.华纳写的《阿尔茨海默病的家庭防护》一书中列举了一些便宜且更加实用的方法。许多设备并不贵，爱动手的人可以用五金店卖的零件组装这些设备中的大部分，所以没有必要投资一个花哨的、昂贵的系统。

在你购买一个系统之前，有几件事情需要考虑（我们在这里仅针对个人住宅，不是成人日间看护中心、寄宿护理院或者养老院）。仔细考虑痴呆患者的行为：他是偶尔出去吗？是他精神恍惚导致的吗？危险吗？想想自己：密切关注患者这件事给你带来的压力有多大？预防患者游荡或者提醒你患者出现游荡的系统最大价值在于替你承担监护患者的工作，从而减少你在这方面的工作压力。仔细考虑一个系统的成本和替代品：如果你依赖一个自制的、廉价的设备，这些设备真的有效嘛？专门设计用来预防患者游荡的设备真的有效嘛？你和你的家人会使用你建立的系统吗？如果基于患者的个人行为，你使用的系统不能真正的保护患者的安全，这可能很危险。如果你是被骗取信任后安装了一个系统，但是又不起作用，这种情况比你长期监护患者更糟糕。

为了帮助你确定你需要什么，可以考虑这几类有用的设备：住宅上锁或者安装安保系统，这样患者就不能外出；当患者在家里游荡时，一些可以让家里更加安全的设备；一些可以提醒你患者正在游荡或者试图离开家的设备；你和患者保持联系的设备；以及患者出走后，一些可以帮助找到患者的设备。也可以联合使用这些设备，让患者待在家里更安全。

住宅上锁或者安装安保系统让患者不能外出。可以在整套房子或者是你想确保安全的一部分空间安装这套设备。你可能需要让患者的卧室更加安全一些，或者是家里的卧室、家庭活动室和厨房。也许最明智的做法是让整个家都变得更安全。门和窗户的锁一般是简单的向上推或者向下插的锁，所以在门和窗户上多装一把锁。痴呆患者可能不会同时发现两把锁。如果可能的话，把锁装在患者不容易注意的地方。五金店里出售一种便宜的、塑料质地的儿童安全门把手。这种门把手可以套在原来的门把手上，你可以打开门，但是患者就不知道怎样打开了。这种把手也可以用在你不想让患者打开的衣柜门上。记住一定要锁好天井和地库的门。选择的锁应该可以让窗户打开一点，这样新鲜空气可以进来。也要确保通往阳台和车库的门、窗户的安全。

但是，单独靠锁不能保证安全。如果患者下定决心出走或者知道如何打开锁，即使最安全的锁也不能够阻止患者。你必须记住使用你安装的安全设备，并且告诉其他家人也必须使用这些设备。

当患者在家里游荡时，一些可以让家里更加安全的设备。你不能够每分每秒都监视着患者的行动，你睡着了的时候，他可能起床，在家里到处游荡。你应该让电工给炉子再装上一个开关，这样炉子就不能被患者打开。装有不安全物品的衣柜和抽屉应该锁好。有些特定的房间不要让患者进入。我们在第五章已经讨论了这个问题。

一些可以提醒你患者正在游荡或者试图离开家的设备。这些设备可以作为锁的后备方案。安装这些设备后，你可以离开房间一会儿，或者睡一会儿觉，不用担心患者会自己溜出去。最简单的、但不是最保险的办法就是在门上装一个铃铛，当门被打开的时候，铃铛就会发出响声。也可以选择一些这样的装置，当门或者窗户被移动的时候就会发出很大的声响或者打开你睡觉房间的灯。当患者在周围活动或者想要外出的时候，你就能够很快醒来。一个装在患者最喜欢活动的区域或者他的房间里的活动感应器，可以在他活动或者起床时发出铃声或打开你卧室的灯。活动感应器可以对患者的活动做出反应，宠物的活动不会引起反应。这些设备价格便宜，在五金店就可以购买，并且安装简便。

压力感受板或者垫子（专为阿尔茨海默病患者的游荡设计）可以放在患者的床前或者椅子前面，当患者踏上去的时候，连接的发声装置就可以提醒你患者要起来了。还有一种监护系统（同样专为阿尔茨海默病患者的游荡设计），有一根线把床栏杆或者椅子和痴呆患者连接起来，当连接被破坏时，就能够发出警报声。

活动感应灯（在灯具店能够买到）在晚上患者活动时可以自动打开，让患者看清周围的路。

婴儿监护器（可以在儿童商店里购买）可以让你在附近（院子里或者其他房间里）听到患者的声音。

你和患者保持联系的设备。对讲机价格便宜，并且安装简便，这样当你在其他房间时还可以跟患者说话，你也可以继续安慰患者。

当患者离家出走时，可以帮助找到患者的设备。即使你已经尽了最大努力，患者还是有可能离家出走。所以要做好准备。提前在"医疗警报"项目和"安全回家"项目中为患者注册。把患者的近照交给警察或者其他可能去找患者的人。在手机上安装全球卫星定位系统（GPS），有助于定位带着这种手机的痴呆患者。一些手机制造商免费提供这个系统，行李牌上也可以安装这个系统。它们可以帮助你快速定位一个失踪的人。

如果患者确实会外出，请注意附近地区可能出现的危险因素，例如繁忙的街道、游泳池或者狗。患者不再具有判断力来保护自己远离这些危险。你可能需要自己查看一下患者居住地方的情况，仔细检查可能威胁到患者安全的东西，因为他已经失去了正确评估环境的能力。同时，你可能需要提醒周围的人注意，确保他们知道患者不是疯了也不是危险分子，患者只是失去了定向力。

患者本人可能就是自己最大的危险因素。当患者看起来身体健康、行为正常的时候，周围的人常常会忘记患者已经失去了防止自己从游泳池边掉下去或者站在车前面的判断力。

其他人也会成为痴呆患者或者流浪汉的环境危险因素。一些不了解情况的人可能对患者态度残暴、恶毒，他们可能会袭击、折磨或者抢劫年老、脆弱的患者。不幸的是，即使在最好的生活区里，也会出现这种人。你需要意识到这些危险因素确实存在，并且保护患者免受这些危险因素的伤害。

也有一些物理设备可以把患者限制在椅子上或床上。一种名为"膝盖伴侣"（见第五章）的东西可以让患者一直坐着。其他装置，包括"波西"约束器和格氏椅，需要你和了解患者情况的健康护理专业人员一起决定是否需要使用约束性设备，而且应该在尝试了其他设备以后，再考虑使用约束性设备（我们在本章节讨论的是在个人家里使用约束性设备，在寄宿护理院或者养老院里如何使用将在第十六章进行讨论）。

格氏椅就像一个带托盘的躺椅一样，可以不让患者起身，也可以抬高患者的双脚。患者可以在格氏椅里吃饭、睡觉、看电视。这种椅子可以租用或者购买。

你可能在不能控制患者的游荡行为的时候，或者当痴呆患者不能安全待在家里的时候，情绪会达到崩溃边缘。当这个时刻来临，你也已经竭尽全力了，你需要现实的计划一下，找一个公共机构来护理他。许多地方不接受易怒、好斗以及喜欢游荡的痴呆患者，我们将在第十六章讨论患者的安置事宜。

睡眠障碍和夜游

许多痴呆患者在晚上焦躁不安，醒来去卫生间的时候，在灯光黑暗的地方头脑更加迷糊、失去了方向。他们可以在房子里到处游荡、穿好衣服、试着做饭甚至走出家门。他们可以"看见"或者"听见"一些不存在的东西或者声音。没有比一晚接一晚扰乱你的睡眠更让人心烦的事情了。幸运的是，有些方法可以减少这类行为。

年老的人似乎比年轻人需要的睡眠少一些。痴呆患者可能因为缺乏足够的锻炼，身体不够劳累，所以晚上睡不着觉；或者因为他们在白天的时候也打瞌睡，生物钟被导致痴呆的疾病毁掉了。一些夜间行为症状是因为梦境导致的，因为患者不能区分梦境与现实。

如果患者白天睡觉，晚上就不那么困了。努力让患者在白天的时候多做一些事情，保持体能活跃、大脑清醒。如果患者需要吃药来控制行为症状，这些药物会让患者在白天感到昏昏欲睡。与医生商量一下，尽量把大部分药安排在晚上服用，不要在一天当中分好几次服用。这一用药策略可以在控制行为症状的同时也不增加患者白天的睡眠。如果患者必须在白天睡觉，那么你也尽量在那个时间休息一下。

痴呆患者常常比较懒散，锻炼也较少。制订一个规律的活动计划是有好处的——例如长距离散步——在傍晚时分。这样的活动让患者感到疲惫，晚上睡得更好一些。有些家庭发现在空气清新、阳光充足的时候，特别是早上，带患者外出也是有帮助的。有些患者在坐车时会睡一会儿。送患者去日间看护中心也是让患者在白天的时候保持活力的好办法之一。

务必保证患者在睡觉前上一次卫生间。

老年人可能在夜晚的时候眼睛看不清楚，这样也会加重他的迷糊。当我们的眼睛随着年龄的增长出现机能衰退的时候，眼睛可能分辨不清昏暗光线里的暗影。痴呆患者可能错误地理解了他看到的东西，由此认为他看见了某些人或者认为自己在其他地方。这种情况同样会引起灾难性反应。在卧室里和卫生间里留一盏夜灯。其他房间的夜灯也有助于患者在夜晚找到方向。浴室门周围的反光胶带也可能有帮助。可以租用一个便桶放在患者的床边，以便夜晚需要时使用。

我们中的许多人都有过从熟睡中醒来后不知道身在何处的经历。这一经历可以在痴呆患者身上放大。这时候，你对他的安慰就是他最需要的。

确保卧室的环境安全舒适：房间不要过冷或者过热，被褥柔软舒适。毯子和被单容易卷在一起，换成被子就不会这样了。床栏杆可以帮助一些患者想起他们正躺在床上。可是有些患者看见床栏杆后感到烦躁不安，想要爬过去，这样又制造了新的危险。因此你可以先租用一些床栏杆，看看患者是否能够适应，而且大多数床带有栏杆。

如果迷糊的患者在夜间起床，要轻声与患者说话。当你在夜晚突然被惊醒，你也可能感到心烦意乱、大发脾气，说话声很大。如果你这样做了，会引起患者的灾难性反应，这样大家都会被吵醒。你需要做的是温柔地提醒他现在还是晚上，应该回到床上睡觉。通常患者就会在用完卫生间或者喝完一杯热牛奶后回到卧室，继续睡觉。鼓励患者回到床上去，当患者喝牛奶的时候，静静地和患者坐在一起。收音机的音量开得低一些，这样有助于一些患者保持安静。使用一些能让屋子光线变暗的窗帘，轻轻地告诉患者天已经黑了，窗帘拉下来了，是上床睡觉的时间了。

有的时候，在床上不能入睡的患者可以在躺椅或者沙发上睡着。如果患者在晚上起床、穿上衣服，他可能会坐回床上，如果你不看着他的话，他就穿着衣服睡着了。晚上的时候，最好迁就一下患者，而不是与他争吵。

如果患者确实出现过在晚上游荡的情况，你必须仔细检查房屋周围的安全，布置好卧室，这样患者走动起来会更加安全。记得锁好窗户。患者在你睡着的时候是否能够打开炉子或者点着火？他能否打开门并且走到外面去？他是否在上卫生间的时候摔倒在楼梯上？在楼梯和痴呆患者睡觉的房间之间再装一道门，这可能是必不可少的。

如果这些方法最后都失败了，镇静催眠药可能有帮助。但是，你不能简单地给患者喂一片药就解决问题。镇静药会影响大脑的化学递质，这是一类很复杂、很敏感的物质。你的医生在开始给你开镇静药时，就会面对一系列困难、复杂的问题。

老年人，包括身体健康状况较好的那部分老年人，比年轻人容易出现副作用。镇静药的副作用更是多种多样，一些甚至非常严重。一些人服用镇静药以后会感到头晕。痴呆患者比健康人群对药物更加敏感，老年人在服用镇静药之后更容易出现药物间的相互作用，因为老年人服用的药物种类较多，或者服用镇静药之后更容易引起其他疾病。

某些患者服用镇静药之后，容易出现白天嗜睡，夜晚较为清醒的状况，或者出现白天认知功能下降，患者会感到更加迷糊，更容易摔倒，出现尿失禁。自相矛盾的是，镇静药甚至可以妨碍睡眠。每一个患者的具体情况是不一样的，可能某种药物对这个患者适用，却不适合那个患者。

镇静药的效果可能在服用一段时间以后发生改变——原因多种多样。你的医生可能让你先用一种药物，然后再改用另一种，并且需要小心地调整用药剂量和时间。药物也可能不会让患者整晚都睡得很好，所以你要尽量使用其他方法帮助患者多睡一会儿。当然，这不是说不让你给患者使用镇静药，相反，镇静药是很有用的，但是镇静药仅仅属于缓解很难控制的行为症状的有效手段中的一种。当患者生活在自己家里时，医生可能会开一些帮助睡眠的药物，这样你也可以多睡一会儿。但是，患者如果生活在养老院里，医生就不应该这样做了，因为养老院里有足够多的护理人员可以采用其他办法让患者睡觉。许多睡眠药物，即使是新药，有可能对痴呆患者也没有太大帮助，甚至有可能会损害某些患者的记忆力，引起更严重的行为症状。

黄太太晚上大部分时间都睡不着，她总是认为在凌晨 3 点的时候杂货店仍旧开着，并且需要上一些新鲜货。而她的女儿白天都在杂货店忙生意，到了晚上的时候已经非常疲惫了。医生指出整体性睡眠紊乱和这种终身的习惯很难改变。

没有人可以解决这个问题，但是家人小小的帮助可使问题得以控制。家人让黄太太起床的时间晚一点，白天在杂货店多帮会儿忙。即使还有另外一个成年人一直照顾孩子，他们也让黄太太照顾小孩。家人让黄太太服用短效镇静剂，并拉上遮光窗帘，这让她想起打仗时的情景。许多小的改变和家人的长期合作，让黄太太度过了困难时期，逐渐忘记了需要上货，并且睡眠时间更长了。

晚上症状加重（"日落综合征"）

一些痴呆患者在夜晚的时候会出现更多的行为症状，可能的原因有很多，包括患者下午感到疲劳、看护者下午感到疲劳、一天当中的晚些时候对患者的兴奋性刺激减少，最不可能的因素是傍晚的时候光线减少（日落这个名称的来源）。患者迷糊的大脑一整天都需要用来接收周围环境带来的感官刺激，可能到了晚上，患者感到十分疲惫，对于压力的承受度也随之下降。这个时候，你也感到十分疲惫，可能在无意间也向患者释放了这一信号，所以会引起患者的灾难性反应。

如果出现上述情况，你可以试试以下方法：让患者在中午的时候打个小盹；增加下午的活动量；确保你下午和傍晚的活动不一样，这样可以带来不同的压力刺激；晚上多开几盏灯，不断地告诉患者他在哪里，以及正在发生的事情，这样对患者可能会有帮助。

给患者做日程安排时，在晚上安排的事情少一些。比如，把洗澡（通常是比较困难的事）安排到上午或者午后，这样效果会更好一些。

在傍晚的时候，家里可能更容易出状况，有可能是头脑迷糊、疲惫的患者受到过度刺激后引起的。例如，你是否打开了电视机？晚上家里的人是不是比较多？你是不是忙于做饭？孩子们回来了？当患者感到疲惫的时候，更是很难搞清楚周围发生的事情，这样很容易引起患者出现灾难性反应。

如果可能的话，在患者情况最不好的时候，减少同时发生的事情，或者在远离患者的地方开展家庭活动，让他疲惫的大脑和身体得到休息和恢复。同样重要的是，尽量安排好一天的计划，这样你就可以得到充分的休息，尽量不要把事情安排在患者一天当中表现最糟糕的时段。例如，当你做晚饭的时候患者常常情绪烦躁，那样你就需要准备一顿快速而简单的晚餐，可以是午饭的剩饭剩菜，也可以是你提前准备好的。在午饭的时候让患者吃得丰盛一些。

> 埃德娜·约翰森的公公一天当中最不好的时候是孩子放学回来、老公下班回来的时候。他们的家庭经济情况不富裕，难以承担额外的护理费用，而且家里的人手足够，所以家人一致觉得再雇人是很浪费的事情。但是，他们又觉得保持家里安静的环境是很重要的。最终他们决定雇用一个小时工，可以在傍晚时分，大家回来之前带老约翰森先生去公园散步，这样埃德娜可以安心准备晚餐，等晚餐开始的时候，小时工就带着老约翰森先生回来吃晚饭了。

有的时候，患者发脾气或者惹麻烦也是想引起你对他的注意。当你繁忙的时候，他也希望你对他有求必应，围着他转。当你做事的时候，你可以让患者待在你的身旁，让他有点事情做，或者让其他家人陪着他。

如果别的方法还是不能改善这种情况，请让你的医生改变用药方案。

周期性的烦躁不安或者失眠是大脑受损不可避免的结果。虽然经常使用<u>日落</u>这个术语来描述这类情况，但是有的患者可能会在早上或者下午的早些时候更烦躁不安或者难以照顾。无论一天的什么时间出现这些让人难以忍受的行为，你要不断地安慰自己患者不是故意的，即使他在你一天当中最困难的时候这样做。

丢失、囤积或者藏东西

大多数痴呆患者放完东西后就忘记放在哪儿了。还有些患者可能会把东西藏起来或者收起来然后就记不起藏在哪里了。不管怎样，结果是一样的，当你需要给患者戴假牙或者拿车钥匙开车时，你会发现怎么也找不见这些东西了。

首先，请牢记不要问患者把东西放在哪里了。他是不可能想起来的，你这样问他反而会引起灾难性反应。你可以做几件事情来减少行为症状的发生：把家里东西摆放整齐，这样就能很快找到东西。在乱糟糟的柜子或者抽屉里是找不到东西的。锁上一些柜子或者房间，减少患者能藏东西的地方。

把价格昂贵的东西收好，例如戒指或者银器，这样患者就拿不到。不要在家里保存大量的现金并到处乱放，把小的、容易丢的东西体积扩大一些或者让这些东西容易被发现，例如，在你的钥匙圈上拴一个大的挂件；把必需品单独放置，例如钥匙、眼镜、助听器的电池等。

在你清空洗衣篮的时候，要养成检查东西的习惯。检查床垫下、沙发靠垫下、洗衣篮里、鞋子里、每一个人的衣柜抽屉里是否藏有丢失的东西。自己想想患者一般把东西放在哪里觉得比较安全。他把圣诞节礼物或者钱藏在哪里？这些都是有可能找到丢失的假牙的地方。

钥匙寻找／定位器是一种价格便宜、远程遥控的装置，你可以把容易丢失的东西跟这种定位器拴在一起，例如电视机的遥控器、钥匙和眼镜。当你按"寻找"按钮时，定位器就会发出铃声或闪光，这样你就能找到这些东西了。

有些患者喜欢囤积或储存食品、脏衣服或者其他东西（参见第五章）。一些患者囤积物品是因为以前就喜欢收集东西，还有一些患者似乎需要"拥有"一些东西或者感到"把东西藏起来更安全"。如果偶尔出现这种情况，你大可不必理会。如果有可能，当你打扫卫生的时候，留下一点他的"私藏物品"。跟把他的"藏货"一扫而光相比，这样做可能会让他觉得不太需要增加自己的收藏了。

一位患者的女儿说："当我决定将餐具放在洗衣篮里的时候，我的问题终于解决了。现在我想用餐具的时候就去那里找，不像以前我每天都要把餐具从洗衣篮里拿回餐厅好几次。"

翻箱倒柜找东西

一些患者把梳妆台的抽屉翻来翻去，或者把柜子里的所有东西都拿出来，故意弄得很乱让你来收拾。患者胡乱捣腾别人的东西让人感到特别心烦。你可以给一些抽屉和衣柜安上不容易打开的插销。把危险的或者贵重的物品放在一个抽屉里，把这个抽屉锁起来，或者把这些东西转移到一个更安全的地方。"婴儿插销"可以让门或者抽屉更安全。如果年轻人也在家里，他们尤其需要私密和不受干扰的空间。可以把梳妆台最上面的抽屉或者最上面的盒子里装上好玩的东西，这样患者就可以自己挑挑拣拣。这会给患者造成一种达到了目的的感觉，你就能让其他抽屉相对安全了。挑选一些物品让他产生兴趣：小的工具和机器的零件会吸引某些患者，一些缝纫材料又可以吸引其他患者。

不恰当性行为

有时候痴呆患者会脱掉衣服或者光着身子在起居室进进出出，甚至在大街上溜达。

一位少年回到家后发现他的爸爸赤身裸体地坐在后阳台看报，只戴了一顶帽子。

偶尔，痴呆患者会在公众面前暴露自己的身体。有时甚至会抚摸自己的生殖器，或者是表现出烦躁不安，但他们的烦躁不安让其他人觉得是一种性行为的表现。

一位男士不断地解开自己的皮带扣，拉开裤子的拉链。一位女士不停地摆弄自己衬衫上的纽扣。

有时候，大脑的损伤将会引起患者出现不恰当的性行为或者性欲旺盛。但是比实际的不恰当性行为更常见的是一个事实，那就是"年老"的患者也会出现不恰当的性行为表现。

> 一位妻子把她的丈夫带到医院寻求帮助，她承认在照顾丈夫方面她一点问题也没有，但是现在的问题是，随着丈夫的病情出现进展，他似乎进入了"第二个童年"，不断地开始在小姑娘面前暴露自己。

目前为止还不了解这一行为症状的原因。不恰当的性行为症状在痴呆患者人群中不常见。我们研究的痴呆患者中，这样的病例也十分少见。

偶尔暴露自己的身体或者无目的手淫有时候的确会出现。失去定向力的患者在公众场合赤身裸体地或者部分裸露地游荡，很有可能是因为他们忘记了自己在哪里，忘记了应该怎样穿衣服，忘记了穿衣服的重要性。他们可能会因为想要小便就马上解开衣服裤子，或者撩起裙子，但是又忘记了卫生间在哪里。他们不穿衣服可能因为想要睡觉或者衣服让他们感到不舒服。尿路感染、瘙痒或者不适使患者去触摸自己的生殖器，这个时候一定要带患者去医生那里检查。

千万不要因为患者的行为大动肝火。镇定地带着患者回到自己的房间或者卫生间。如果你发现患者没有穿衣服，给他一件睡袍或者帮他穿上衣服。坐在房廊上的患者开始脱衣服可能是由于天气太热。患者不能够清楚地意识到自己是在公共场所，别人可以看见他，而不是在自己的私密空间里。大部分的痴呆患者不会有这样的行为，因为他们的羞耻感还是一直存在的。

患者出现不穿衣服或者不断摆弄衣服的情况后，你可以试试给患者换其他面料、款式的衣服穿，这样的行为可能就会停止。例如，给患者穿有松紧带的裤子，不要穿带拉链的裤子；选择套头衫或者拉链在后背的外套，不要选择前面系扣的款式。

在我们的文化环境里，大家对于手淫是很抵触的，这种行为令大部分家庭很难接受。请记住，之所以出现这样的行为，是因为患者的大脑受到了损害，这不意味着患者会出现其他不恰当的性行为。患者只是在做让他感觉好的事情，他已经不记得社交礼仪对个人应有的约束。如果患者出现上述行为，千万不要表现出过分烦躁和不悦，这样反过来又会引起患者的灾难性反应。温柔地带患者去一个私密的地方，试着让他做别的事情，分散他的注意力。如果患者的动作具有暗示性或者令人感到尴尬，也可以转移他的注意力，让他做些别的事情，或者给他一些别的东西来摆弄。

我们还没发现有患者试着在小孩面前暴露自己的身体，并且我们不想让这种行为症状给患者贴上"肮脏的老男人"的标签。然而，当发生这样的事情的时候，你应该实事求是地做出反应，千万不能小题大做，这是必须的。可能你的反应会比这件事情本身给孩子造成的压力和影响还要大。把患者静静地带走，可以这样告诉孩子："他忘记了自己在哪里。"

一些痴呆患者失去了性欲，然而有些患者却表现出性欲亢进。如果患者出现性欲增加，请记住，无论由此产生的后果多么令人厌恶，这是患者大脑受损害的表现，不是患者的性格使然，也不是对你或者你和他之前关系的反应（参见第一、十二章）。

偶尔会出现父亲在女儿面前的不恰当表现。这不是乱伦的行为。虽然这种事情发生的时候，每个人都感到非常难受，但是通常这只意味着患者完全失去了方向感。也许他错误地把自己的女儿当作妻子了，女儿常常长得像母亲，尤其是这位母亲是个年轻的妻子的时候。痴呆患者对很久以前的事情记忆较好，对目前发生的事情反而记不得。这样的行为表明他还记得他的妻子和他们的婚姻。当这种事情发生的时候，温柔地纠正他，不要太过苦恼。

千万不要犹豫是否需要与医生、咨询师或者家人讨论患者令人不悦的性行为症状。他们可以帮助你理解这件事情，并处理好。你倾诉的对象应该对痴呆这种疾病比较了解，并且在和你讨论与性相关的话题时你会感到比较舒适。他可以给你一些具体的建议，这样可以减少患者出现类似的行为症状。另外可以参考第十二章中的"性生活"以及第十六章中的"养老院或者其他护理机构中的与性相关的问题"那部分内容。

重复提问

许多家人发现痴呆患者重复问同一个问题，相当令人厌烦。出现这一症状的部分原因是患者感到恐惧，不能搞清楚周围的情况，感到失去了安全感。对于某件事情，患者可能一小会儿都记不住，他甚至忘记已经问过你了，或者忘记了你的答案。

有时候，不要对患者的问题一遍又一遍地解答，最好的解决方法是告诉患者一切都很好，而且你会照顾他。有时候患者担心的是其他一些事情，他可能不会表达。如果你能够猜出来是什么事情，继续安慰他，这样患者就能感到心情放松。例如，

> 洛克威尔先生的妈妈不停地问他："我妈妈什么时候来看我呢？"当洛克威尔先生告诉她，她的妈妈已经在很多年前去世了，她要么变得沮丧，要么过几分钟以后不断地重复问这个问题。洛克威尔先生意识到她之所以问这个问题，是想要表达她很困惑、感到迷失，因此洛克威尔先生说："我会照顾你的。"这一回答显然让他妈妈平静了下来。
>
> 洛克威尔先生也可以说"跟我谈谈您的妈妈吧"，或者"您还记得您的妈妈是什么时候带咱俩出去玩的吗"。

重复动作

患有脑部疾病的患者偶然出现的、令人烦恼的行为症状是出现重复同一个动作的倾向。

> 韦伯太太的婆婆把洗好的衣物叠了又叠。韦伯太太感到高兴的是她总算有点事情做了，但是这样的行为让她的先生感到心烦意乱。他会大喊："妈妈，你已经把浴巾叠了 5 次了！"
>
> 安德鲁斯太太在洗澡方面有些问题。她总是只洗半边脸，她的女儿说："把另外半边脸也洗了。"但是，她还是只洗相同的地方。
>
> 巴恩斯先生在厨房里以同一个姿势走来走去，就像一只关在笼子里的熊。

看似患者受损的大脑只喜欢做某一件事情，很难转换到一件新的事情上去。当发生这种情况的时候，温柔地建议患者做其他的事情，但是不要给他施加压力或者语气里有不耐烦的感觉，因为这样做可能会引起患者产生灾难性反应。

在韦伯太太的婆婆的例子中，如果不去理睬她，问题就解决了。当韦伯先生真正接受了他妈妈患有疾病时，妈妈的行为就不再让他感到厌烦了。

安德鲁斯太太的女儿发现轻轻地拍拍她想让妈妈洗的那半边脸颊，妈妈

就会停止重复的行为了。如果言语不起作用，抚摸是一种很好的向大脑传递信息的方式。轻轻地触摸你想让患者伸进袖筒的胳膊；轻轻地抚摸你想让患者接下来清洗的地方；用勺子碰碰患者的手部，提示患者应该拿起它。

巴恩斯先生的妻子发现了一些方法可以分散他的注意力。"乔，看这里，拿着这个。"她说道，然后递给他一个勺子，"现在拿着这个，"她接过他手中的勺子，递给他一个防烫垫说，"来帮我一下。"他就停止来回踱步。这些方法会让患者一直很忙，并且让他觉得自己有用。

注意力分散

痴呆患者很容易出现注意力分散，一会儿看看这里一会儿看看那里，或者当你给他穿衣服的时候，他又去抓别的东西。他可能会吃别人盘子里的东西；当你跟他说话的时候，他却走开了。我们的大脑可以过滤掉我们不想注意的事情——例如，这就是为什么我们能够听不见不重要的声音。当痴呆损害了这种能力的时候，患者可能会被任何正在发生的事情所吸引，无论那件事情是大是小。

如果你可以确定是什么事情分散了患者的注意力——人、动物和突然出现的声音是常见的分散注意力的事物——你可以尽量减少这些事物的作用，这样患者的注意力就可以集中在一件事情上，例如穿衣服。把他的盘子与其他盘子分开；每次邀请的拜访者少一点；参观一个令人平静、安静的地方。如果他因为电视机或者收音机分散了注意力，就关掉它们。把吃饭和其他活动安排在没有别人走来走去或者说话的地方。

紧紧地或者一直跟随你（"如影随形"）

一些患者家属告诉我们痴呆患者有时候会一直跟着看护人，如果那个人去了卫生间或者地下室，消失在患者的视野里，他就会感到惊慌失措。或者痴呆患者常常在看护人休息或者做一件事情的时候突然出现，打扰看护人休息或者是打断手头上的事情。没有什么比一直有人跟着你更让人心烦了。

如果我们能够换位思考，站在患者的角度来看这个问题，这一行为就很容易被理解了。患者常常忘记事情，因此周围的一切对于他来说是陌生的。

对于患者来说，唯一能给予安全感、可以依靠的人就是看护人。当患者不能自己记住生活中必须记住的事情时，一个安全的办法就是紧紧地跟着知道这些事情的人。

记忆力受损的患者不能记起你进了卫生间，一会儿就会回来，在他的脑海里，他已经失去了时间感，觉得你似乎已经消失了很久。卫生间门上安装儿童锁，可以给你几分钟的私人空间。有时候，你也可以设置一个计时器，然后对患者说："我会在时间走完的时候回来的。"这样也会有所帮助。一位患者的丈夫给自己准备了一副耳机，以便在妻子喋喋不休时听音乐（在他发现妻子也喜欢听音乐之后，也给她准备了一副耳机）。

最重要的是你不要让令人心烦的行为耗光你的精力。你必须找到其他人来帮助患者，这样你可以离开患者一会儿，让自己放松一下——去拜访朋友、购物、打个盹或者舒舒服服地洗个澡。

使用药物来阻止这些行为的发生往往效果不好，而且药物相关的副作用可能致残。除非患者的行为会给自己或他人带来危险，否则应该在尝试了其他方法都无效后再考虑使用药物。

找一些简单的任务交给患者做，即使你能做得更好或者是一些重复性的事情。缠毛线球、打扫卫生或者整理杂志都会让患者感觉自己还有用，并且当你做自己的事情的时候，他也有事情做。

> 亨特太太的婆婆患有痴呆，整天跟着亨特太太到处转悠，不允许亨特太太离开她的视野，还经常批评她。亨特太太突然想到让她来叠洗好的衣服。因为亨特太太家是一个大家庭，每天有很多的衣物要洗，她婆婆就可以把衣服叠好、打开、再叠好（不是很整齐），她还觉得自己能做点儿家务。

给患者安排事情做、占用她的精力是刻薄吗？亨特太太不这么认为。痴呆患者需要感到自己对家庭是有贡献的，她需要动起来。

抱怨和辱骂

有时候即使你已经尽了自己的最大努力，痴呆患者还是不断地抱怨。他可能会说"你对我太残忍了"、"我想回家"、"你偷了我的东西"或者"我不喜欢你"等等。当你竭尽所能来照顾患者，但是他却说出这样的话的时候，你可能会感到受到了伤害或者生气。当他看起来或者听起来状态不错时，如果你的第一反应是把这些话当作是针对自己的，你们很快就会陷入一个痛苦的、没有意义的争论之中，这同样也会引起患者的灾难性反应，甚至尖叫、大哭、朝你扔东西。你会感到疲惫不堪、心烦意乱。

如果患者说话不友好，请退一步，仔细想想发生了什么事情。即使患者表面上看起来很好，但是他的大脑受到了损害，他不得不被其他人照顾，因此会感到迷茫，失去了自己的财产和独立性，这一切对于他来说是残忍的经历。"你对我太残忍了"可能真正想表达的意思是"生活对我太残忍了"。由于患者不能准确分清楚什么是现实，他可能错误地以为你所付出的努力是想从他那里偷东西。他可能不能够接受、理解或者记起他的大脑正在逐渐受到损害，他也想不起他的财政状况以及你与他之间的关系，你能想到的事情他不一定能想到。例如，他只知道他的东西不见了，而且你在那里，因此他感觉一定是你偷走了他的东西。

一位妻子把她丈夫经常说的话做出了如下解释。当然，我们不知道也不了解痴呆患者到底想要什么或者想要表达什么意思，但是这位妻子找到这样有爱心的方法来诠释并且接受她丈夫说出来的不好听的话。

他说："我想回家。"

他想要表达的意思是："我想回到以前的生活，恢复到以前的生活水准和质量。以前一切事情井然有序，我也是有价值的人。那个时候，我能看见通过我的双手劳动得到的成果，我可以不害怕小事情。"

他说："我不想死。"

他想要表达的意思是："我生病了，但是我还没感觉到疼痛。没有人意识到我生病了，但是我一直有这样的感觉。我应该是快死了吧。我害怕死亡。"

他说："我没钱。"

他想要表达的意思是："我以前常常带着钱包，里面有点钱。但是现在我的裤兜里没有钱包了。我找不着钱包，我很生气。我想买商店里的东西，我要多看一会儿。"

他说："大家都在哪里？"

他想要表达的意思是："我看见大家都围着我，但是我不知道他们是谁。这些陌生面孔不是我的家人。我的妈妈在哪里？她为什么不在我的身边呢？"

应该谨慎应对患者的上述表达，不要与患者针锋相对或者与他争吵，你的这些反应都会导致患者出现灾难性反应。不要说"我没有偷你的东西"，"你就在家里"或者"我给你一些钱"。不要与患者讲道理。如果你告诉他"你的妈妈 30 年前就去世了"，他会感到更加疑惑不解或者烦躁不安。

一些家人发现不用理睬患者的抱怨，或者转移患者的注意力，这样的方法会更有用。一些家庭觉得表达同情更合适，"是的，亲爱的，我知道你感到很失落"，"生活看似很残酷"，"我知道你想要回家"。

当然，有时你可能也会变得很生气，特别是当你听到患者一遍遍诉说不公平的抱怨时。你有这样的反应是正常的。患者可能会很快忘记发生的事情。

有时候，痴呆患者失去了婉转表达的能力。他可能说："我不喜欢约翰。"你可能已经感觉到他肯定不喜欢那个人，但是说出来会让人感到不高兴。与此相关的人要理解痴呆患者大脑受损后失去了婉转表达的能力，他只是如实地说出心里的想法，不是有意对人不客气。

你也许能够忍受痴呆患者的这些言辞，但是其他人能够接受吗？有时候，痴呆患者甚至会对其他人说一些不恰当的、侮辱性的话语。这有可能是一种不假思索的直率造成的，例如冲着带着晚饭来家里做客的邻居大喊："滚出我的家，你想毒死我们。"

痴呆患者可能会对不熟悉的人或者陌生人说："我的女儿把我锁在房间里。"当你带患者去别人家做客的时候，他可能会穿上衣服说："我们回家吧，这个地方太让人恶心了！"

每一个痴呆患者的情况是不一样的，一些患者因为能够保留自己的社交技巧，而另外一些患者则出现处事直率的倾向，甚至有可能演变为粗鲁。一些患者因为感到恐惧或产生怀疑，所以不断地谴责别人。灾难性反应也是导致这一行为的部分原因。痴呆患者常常不能够正确判断他在和谁讲话或者现在的情况如何。

当医生和痴呆患者的妻子谈话时，医生的秘书在和患者聊天。显然，患者想要礼貌地与秘书交谈，但是他失去了曾经具有的精明，他问道："你多大了？"然后紧接着又说："你看起来年龄不小了。"当秘书还在回答上一个问题："我还没有结婚呢！"患者又说道："我猜没有人会娶你的。"

如果是小孩子这样说话，大人会一笑了之，因为大家知道小孩子还没有学会一些社交礼仪。最好的方法是让周围的人都知道患者的病会导致痴呆，这影响到了患者对讲礼貌的记忆。大多数的人现在都听说过阿尔茨海默病，他们应该能够意识到这些行为是由这个病导致的，虽然这样的行为令人不悦，但是人们还是能够理解患者不是故意的。

对于那些常常见到你和痴呆患者的人来说，例如邻居、朋友、教友以及常去的商店的收银员，你可能想跟他们简短说明一下患者的病情。当你这样做时，你应该打消他们的疑虑，告诉他们这个病不会把患者变成危险分子，也不会让他疯狂。一些看护人会带有一些名片，上面印着这样的内容："请原谅我那患有阿尔茨海默病的家人。他看起来很健康，但是疾病已经毁坏了他的记忆。"你也可以自己丰富一些疾病知识，以及查找阿尔茨海默病的相关信息。

如果痴呆患者由于出现灾难性反应引起大家的围观，这个时候温柔地把患者带到一边，最好的解决办法是什么也不说。当然这种情况令人感到尴尬，但是你不需要向陌生人解释什么。

分散注意力也是一种比较好的方法。例如，当患者开始问一些私人问题时，换个话题。当他告诉别人你对他像对待犯人一样或者不给他东西吃时，试着分散他的注意力。不要直接否认，这样又会引起争端。如果周围的人是你认识的人，可以稍后做些解释。如果是陌生人，请你自己衡量是否真的介意他们的想法。

有时候，社区里会有一些流言蜚语或者一些不友好的人对痴呆患者说三道四。重要的是你不要因为这些感到苦恼。通常大家对流言蜚语都有一定的判断能力。

顺手拿走东西

痴呆患者可能在商店顺手拿走某一样东西，不会付钱，或许还会责骂售货员偷了他们的钱。一位患者的妻子说她的丈夫偷了邻居的鸡，还把鸡宰杀了。他并没有意识到这些鸡不是自家的，他觉得让晚餐更丰盛是一件值得骄傲的事情。

如果患者在商店里拿了东西不付钱，他很有可能是忘记付钱或者没有意识到他在商店里。许多家庭阻止这种行为的方法是让患者双手拿些东西或者推购物车，这样他的双手被占用了，他就不会拿商店里的东西了。你也可以在带患者去商店购物的时候，给他穿没有口袋的衣物。

如果患者还是继续拿东西，你也可以让你的医生写一份说明，解释患者患有痴呆，有时候可能忘记了他把东西放在口袋里。如果患者确实拿了东西，后来你也发现了，或者是他被商店的工作人员抓住了，这时候你可以把这份说明拿给相关的人看并做出解释。

> 一位患者偷了邻居家的鸡，他的妻子让牧师帮着向邻居解释，并从此不再做鸡肉食品给患者吃了。

忘记电话

健忘的患者可以与他人交谈，也能够接电话或者打电话，但是，他们常常不能够记住电话的信息。朋友会因此感到不耐烦，别人也会产生疑惑，而且给你的生活带来很大的不便和尴尬。

一些价格便宜的来电显示器（电子产品商店有售）和答录机可以记录下所有的电话信息。检查一下你的电话是否已经具备这样的功能。给痴呆患者不常使用的分机上安装这样的小装置是明智的。如果显示器记录下来电，你可以回电话解释一下情况。

> 一位患者的丈夫这样写道："我从电话录音上发现我的妻子一天打了5次电话给她的牙医预约就诊时间。因为我知道些这方面的知识，所以我就给他们打电话，并告诉他们应该如何处理。"

电信公司还提供来电转移服务，这样可以把打到家里的电话转移到别的电话机上。来电显示可以储存下患者忘记告诉你的来电号码。

你也可以随身带一个手机来解决这类问题。

需求

即使对于库珀先生的家人来说，他已经不能够独立生活了，但是他还是拒绝和其他人一起生活。相反地，他每天至少要给女儿打一次电话。因为担心出现紧急状况，她的女儿急急忙忙地穿过整个城市赶来帮他。因此他的女儿感到非常气愤，觉得自己被操纵了。慢慢地，他的女儿忽略了自己的家庭，并且感到筋疲力尽。她感觉父亲是一个以自我为中心、需求不断的人，并且他当前的行为是刻意的自私。

迪亚兹夫人与她的女儿住在一起。她们两人相处得不好，现在迪亚兹夫人又得了阿尔茨海默病。她的需求不断地折磨着她的女儿，"给我拿支香烟"，"我想喝咖啡"，她的女儿也不能让她自己去干这些事情，因为那样她就会发火。

有时候，痴呆患者不断地提要求看似是以自我为中心。当患者看上去没有明显问题时，这一点尤其让人难以接受。如果你感到患者出现了这种情况，你需要退一步、冷静下来，客观分析情况。他是故意的，还是因为这是疾病的表现之一？事实上，这两种情况很难区分，特别是当患者在出现痴呆症状之前，这样的举动让人觉得他喜欢指使别人。但是，当这种情况经常发生的时候，实际上痴呆患者自己是<u>不能</u>控制的。指使别人需要具备策划能力，这恰恰是痴呆患者不具备的。痴呆患者已经不能像以前那样故意这么做了。对患者做一次评估可能有帮助，评估结果可以客观地告诉你哪<u>些</u>行为是患者能够记住的，哪些是记不住的。

一些提要求的行为反映了患者内心的感受，例如孤独感、恐惧感或者失落感。例如当患者失去了时间感而且也记不住事情时，即使让患者单独待上一小会儿也会让他产生被抛弃的感觉，因此患者可能会指责你遗弃他。如果你能够记住这一点，清楚地认识到这一行为背后的原因，出现这种情况之后，你就不会感到特别生气，可以针对<u>真正</u>的感受做出回应（例如你知道患者感到被遗弃），而不是觉得患者是自私的或者喜欢指使别人。

有时候，你也可以假装患者还在掌控自己的生活，或者还能对周围的环境产生影响，这样患者就不会不断地要求你做这做那了。

> 库珀先生的女儿在一家赡养中心给她的父亲找了一个"房间"，赡养中心提供餐食、社工服务和家政服务，这大大减少了她的父亲发生紧急状况的次数，并且还能让她父亲继续感到自己的独立性。
>
> 一项医学评估结果确切地告诉迪亚兹夫人的女儿，她的妈妈根本记不住 5 分钟前向她要过香烟。在尝试了几件事情之后，她的女儿意识到这种关系的压力是具有毁灭性的，因此她决定把妈妈送到寄宿护理院。那里的工作人员还没有体验到迪亚兹夫人难以相处的性格，觉得她还比较好照顾。

一些家人常常考虑是应该"宠着"患者，满足他的要求，还是应该"教育"患者他不能这样呢？这两种策略都不是最好的选择。因为患者不能够控制自己的行为，所以你不能"宠着"他，而且你也不可能满足他无休止的需求。因为患者的学习能力有限，所以你也不能教他，责骂只会激起患者的灾难性反应。

如果患者要求你做某些你认为他自己能做的事情，一定要确保他的确能够做这些事情，他可能会被这些事情压倒。把一件事情分成很简单的几个步骤，这样患者才能够完成。有时候，需要给予患者具体的、直接的信息，这样会很有帮助。你可以这样告诉患者："我周三来看你。"而不是与患者争论为什么你不能经常来看望他。你可以这样告诉患者："等计时器走完了我去给你拿根香烟。计时器没有走完之前，不要让我给你拿烟。"如果患者不听你的话，就等计时器走完后再理睬他的需求。

你也许会在你能力范围内设置一些限制，在设置这些限制条件之前，你需要了解患者丧失能力的程度，以及是否有其他可调动的资源来代替你不能做到的事情。你可能需要外人的帮助——一个了解这种疾病的护士或者社工——这样他们可以帮助你制订一些计划、给痴呆患者提供最好的护理，并且不会让你感到精疲力竭或者陷入困境（参见第十章）。

如果这些需求让你感到生气或者沮丧，试着找到自我发泄的途径，但是不要迁怒于患者，因为你的愤怒可能会激起他的灾难性反应，这会增加他的抵抗情绪。

顽固和不合作

> 一个患者的儿媳妇说："无论我想让他做什么，他都不会去做。"
> 另一个儿媳妇说："无论什么时候给爸爸换衣服，他总是说他已经换
> 过了。他也不去看医生，晚上我做什么他都不吃。"

家人常常怀疑顽固、不合作的痴呆患者是故意激怒他们。很难确定是患者以前就比较顽固，现在更严重了呢，还是由于痴呆导致的顽固。有些人天生就比其他人难以合作。然而，通常疾病本身也会导致出现这种行为症状。

如果患者不能回忆起他什么时候洗过澡，当你告诉他要洗澡的时候，他就会感到受了侮辱。这是可以理解的。

患者也许因为不能理解别人要求他做什么（去看医生、帮忙收拾餐桌），所以会拒绝别人。不合作看起来是一种安全的做法，总比被人嘲笑好。有时候，患者说："我讨厌这种食物。"他真实的意思是："我很痛苦。"

确保患者能够听懂你的要求。"你能闻见我们晚饭的味道吗？看见烤肉了吗？多香啊！坐在这里，我给你拿一些。"

可以提前告诉患者一些令他感到愉快的事情，这样会有所帮助。"我们一离开布朗医生的诊所就去买个大冰激凌甜筒庆祝一下。"

如果像这样的办法也不能奏效（有时什么办法都不起作用），请你把这种负面情绪归咎至疾病，而不是对患者进行人身攻击。患者可能过于糊涂，并不是故意贬低你的厨艺。先解决最容易的问题。避免争吵和接受任何妥协往往会有效。

痴呆患者辱骂保姆

当患者的家庭能够雇用保姆或者管家来陪着他时，他可能把矛头转向他们。患者会变得异常愤怒或者对他们产生怀疑、辱骂他们、不让他们进家门或者指责他们偷了东西。这会让你更离不开患者离不开这个家，或者意味着患者不能够住在自己家里了。通常你可以找到办法来解决这个问题。

和其他行为症状一样，这种情况的出现主要是因为患者不能够搞清楚周围的状况或者记不住情况的说明。他能认识到的就是有一个陌生人在家里。有时候"保姆"的出现意味着他丧失了更多的独立自主性，患者能认识到这一点，并且会有剧烈的反应。

确保照顾患者的保姆知道只有你有权利雇用她或者开除她，而不是患者。这意味着你必须百分之百地信任保姆。如果可能的话，找一个患者已经认识的人做保姆，或者逐步把保姆引入患者的生活中。头一两次的时候，让保姆在你在家的时候来，直到患者产生保姆就是这家人的感觉。这样你也有机会教给保姆如何应对特殊情况，同时也可以评估一下保姆与患者相处的情况。

确保保姆知道导致痴呆的疾病的本质和具体情况，知道如何处理行为症状，例如灾难性反应（在第十章讨论雇用保姆）。要努力寻找一个善于获取患者信任，并且知道如何管理患者又不会引起患者出现灾难性反应的保姆。就像有些人天生就能跟孩子相处得很好，有些人就不能一样，有些人天生就有与痴呆患者相处的能力。当然，通常很难找到这种人。如果患者不能够接受这个保姆，就试着再找一个。同时也要问问自己是否愿意雇用保姆。

确保保姆在出了问题以后可以随时联系上你、其他家人或者医生。

如果你和保姆能经受住最初患者脾气暴躁的阶段，接下来患者通常能够适应保姆的存在。

第一次介绍保姆的时候，把她当作朋友来介绍，"想来看望你的人"，而不是保姆。如果患者对保姆产生怀疑，医生可以用药物来控制这种疑虑，或者写一张纸条放在明显的位置，提醒他必须和来访者待在一起。

最重要的是，你要注意自己的健康。即使保姆的确让患者感到烦躁不安，如果你想长久照顾患者，那么时不时地离开他休息一段时间也是必不可少的（参见第十章）。

使用药物管理行为症状

本章建议了很多办法来控制行为症状。关于用药物控制行为症状你可能听到过不同的意见。一些人认为决不能用药物来解决问题，而有些人把药物作为唯一的解决办法。针对特定的症状药物是最有效的解决办法。如果药物是用于治疗整体症状或者烦躁情绪的，通常效果不佳。由于任何药物都有潜在副作用，所以最先考虑使用非药物干预方法，除非患者的行为已经威胁到了他自己和其他人的安全，或者导致问题的疾病有特效药物治疗，例如抑郁症。要尝试使用非药物手段来控制患者的行为症状，这一点尤为重要，最近的研究数据显示，用于控制这些行为症状的抗精神病药物可以增加痴呆患者的死亡风险。

第八章　出现情绪改变的症状

抑郁

存在记忆力问题的患者常常表现出悲伤、情绪低落或者抑郁。当某个人出现记忆力障碍同时又出现抑郁的表现时，重要的是需要医生做出仔细准确的诊断，确保抑郁得到及时的治疗。无论抑郁是否由痴呆引起，如果得到及时的治疗，记忆力障碍就会有所改善。

绝症患者会感到情绪压抑，这是可以理解的，患者需要长时间忍受慢性疾病的折磨。但是不是所有阿尔茨海默病患者或者其他慢性疾病的患者都会出现抑郁？实际上，大部分患者都没有。很多人似乎没有意识到自己的问题。患者由于疾病折磨而出现一定程度的情绪不佳，这是可以理解的，也是很自然的事情；但是，如果出现极度绝望和持续的抑郁，就是既不自然也没必要的了。幸运的是，这类抑郁对治疗反应好，所以无论她是否患有不可逆的痴呆，都能感觉更好一些。

> 桑切斯夫人很容易发火，并且常常为自己的健康状况不停地发牢骚。她不断地说"死了算了"，并且体重不断减轻，似乎她一刻也感觉不到开心。由于她有严重的记忆力障碍，医生给出的诊断是阿尔茨海默病，精神科医生认为她还患有抑郁。当她服用治疗抑郁的药物后，她的情绪和记忆力有了好转，体重也有所增加。有时候，医生会换一些药物来治疗她的抑郁。她慢慢变得更加健忘了，最终同时患上了阿尔茨海默病和抑郁症。治疗抑郁症使她能够尽可能地享受人生，而且也让照顾她的家人感到更愉快。

重要的是应该有医生对患者的抑郁症状做出评估，并且判断这些抑郁症状是否属于对某种情况的反应，这种沮丧情绪是否对药物治疗敏感，然后给予适当的治疗。抑郁的常见症状包括频繁哭泣、体重减轻、疲劳感、睡眠变差、感到做错事情应该受到惩罚或者过于关注自己的健康问题（即使医学检查证明她没有问题）。患者可能不会说她感到抑郁。

对于抑郁症患者来说，想要自己"振作起来"是不太可能的。如果告诉她这么做反而会增加她的挫折感和沮丧。对于有些患者来说，试图安抚她们会让她们觉得不被理解。

你可以鼓励患有抑郁症或者精神沮丧的患者继续与其他人打交道。如果患者存在记忆力障碍，一定要确保患者继续做的事情属于她能力范围之内的，并且对她有用，这样患者才能感觉到做这些事情对自己有好处。尽量帮助她不让她做一些复杂的事情。即使是很小的挫折也会让患者对自己感到失去信心。你可以让她帮你布置餐桌。如果她没那个精力，就让她布置餐桌上的一块地方。如果那个任务对她来说太复杂，就让她只摆放餐盘。

如果跟一群人在一起让她感到烦躁不安，鼓励她不要完全退缩，可以建议她一次与一个熟悉的人交谈。每一次邀请一位朋友来家里做客。建议患者的朋友与她多多交谈，多做眼神的交流，与她多沟通。

当患者感到心情沮丧的时候，可以让她和一位经验丰富的咨询师、牧师、内科医生、精神科医生或者心理医生谈谈她关注的事，这样可能会有所帮助。但是，这也仅仅是在患者仍然能够与别人进行交流、能够记住一些事情的情况下才可行。交谈的对象一定要对痴呆这种疾病有所了解，并且可以根据患者的情况对治疗做出相应的调整。

不停地抱怨身体状况

如果患者常常唠叨自己的健康问题，你需要认真地对待她的抱怨，最好带患者去医院检查一下是否存在这些问题（请记住长期抱怨的人容易生病，而且当患者关注那些非器质性问题的时候，往往忽略了真正的疾病）。当你和医生确认患者没有器质性疾病存在时，抑郁才是引起问题的潜在原因，医生就可以对患者进行治疗了。不要让医生轻易地给患者下"疑病症"的诊断。常常唠叨自己健康问题的患者不会感到生活是快乐的，并且需要适当的治疗。

自杀

当患者感到抑郁、情绪低落或者沮丧的时候，始终会存在伤害自己的可能性。但是对于痴呆患者来说，很难自己计划自杀。你需要注意的是，她可能会伤害自己。如果她能轻易地拿到一把刀、一把枪、电动工具、溶剂、药品或者汽车钥匙，就可能用这些东西自杀或者自残。所以患者一旦表达自杀的意愿，一定要重视起来，及时告知你的医生。

酗酒或滥用药物

抑郁症患者可能会出现酗酒、滥用镇静剂或者其他药物的问题，主要是想摆脱悲伤情绪，但是这反倒会加重病情。对于痴呆患者来说，这也会导致行为能力的丧失。如果患者独自生活或者过去出现过酗酒或者滥用药物的问题，你需要特别注意。

对于酗酒的痴呆患者来说，家人想要照顾她会困难重重。这样的患者对少量的酒精比健康人敏感得多，可能喝一小杯酒或者一瓶啤酒都会让患者的能力受损。她可能不能像以前一样耐受酒精，少量的酒精也难以承受。这些患者常常不能够正常进食，进而引起营养问题，这也会进一步加重痴呆病情。而且这类患者通常脾气不好、固执或者充满敌意。

你需要认识到一点，大脑受损的患者不太可能控制喝酒的量或者其他行为，这个时候需要你来帮助她进行控制，包括：逐步限制，让她喝不到酒。逐渐地、不露声色地做这些事情，但是一定要坚持。尽量不要认为她不愉快的行为是针对你个人的。避免说那些把她目前的状况归咎于任何人的话。做需要做的事情，但是一定要找到办法维护患者的自尊心和尊严。家里不要存放酒或者把酒锁起来。家人也可以告诉当地卖酒的商店，不要卖酒给痴呆患者。

你可能需要咨询师或者医生的帮助来控制有酗酒或者药物滥用问题的痴呆患者的行为。

冷漠和精神萎靡

许多痴呆患者变得冷漠和精神萎靡，整天坐着，不想做别的事情。这样的患者照顾起来比较容易，但是，千万不能忽略了他们的感受和需求。

患者出现冷漠和精神萎靡可能是由于疾病对大脑某些区域的损害。一定要尽可能地让痴呆患者保持活力。患者需要来回走动，并且尽可能地使用大脑和活动身体。

当患者需要做的事情过于复杂的时候，她的反应可能是退缩，如果你坚持要她完成，可能会出现灾难性反应。所以尽量让患者参与一些她能够完成、感到舒心的事情，这让她感到自己有用。让她完成一些简单的任务，带她出去散散步，看见有趣的东西指给她看，放一些音乐或者开车出去兜兜风。

让身体活动起来有助于振作患者的精神。一旦患者开始做某些事情的时候，她可能感到有那么一点儿兴趣了。也许她今天只能削一个土豆，明天或许就可以削两个土豆了。她可能会去平整花园，即使只能坚持几分钟，也能帮助她活动身体。如果她在开始一项任务后几分钟就停了下来，不要催促她继续做，而是关注她已经完成了什么，并就此给予表扬。

偶尔，当你竭尽全力让患者保持活力时，她可能会感到烦躁不安或者焦虑。如果出现这种情况，你需要权衡保持活力和避免烦躁不安哪个更重要。

记忆感情

痴呆患者记住自己的感受的时间远远长于记住引起这些感受的原因的时间。

> 毕夏普夫人生她女儿的气有几天了，但是她却忘记了她女儿那么做有充足的理由。

同样，一些患者不断重复一件让她感到疑惑的事情，但是，家人不能够理解的是她们为什么记不住别的事情。我们的大脑处理和存储感情的记忆和事实的记忆可能采用的是不同的方式。因为某些我们不能够理解的原因，感情记忆似乎被痴呆破坏得少一些。这也有好的一面，因为患者能够长时间记住快乐的感情，而不是周围的事情。

一位女士坚持自己在日间看护中心跳过舞，但是她已经坐着轮椅了。她的意思可能是她在看护中心过得很愉快。一位男士常常在自己的孙子来探视以后高兴好几个钟头，即使他们刚一走他就很快忘记了探视这件事。

生气和发怒

有时候，患有导致痴呆的疾病的患者会发火。当你竭尽全力帮助他们的时候，他们可能会骂你，也可能会猛踩周围的东西、打你、拒绝被你照顾、扔食品、大喊大叫或者指责你。这些行为可以扰乱你，有可能引起家庭争端。看似这些行为都是针对你个人的，即使你已经尽全力照顾患者了，另外，你也可能害怕他们在发火的时候会伤害到自己或者其他人。这当然是令人担忧的事情，但是，我们的经验是这种情况并不多见，并且常常能控制住。

生气或者暴力行为通常属于灾难性反应，你可以像控制其他灾难性反应一样控制这类行为（参见第三章）。沉着冷静应对，千万不能带着怒气。让患者脱离当前的环境，或者把刺激因素移除掉。找到那些会引起患者出现灾难性反应的诱因，这样你就可以阻止复发或者减少灾难性反应的再次出现了。

尽量不要像理解一个正常人的愤怒那样去理解一个痴呆患者的愤怒。来自痴呆患者的愤怒常常被夸大或者误解。患者可能根本就不是在生你的气，而是误解了正在发生的事情。例如：

琼斯先生很喜爱他的小孙子。有一天，小孙子被绊倒了，哭了起来。这时候琼斯先生抓起一把刀，然后大喊大叫，不准其他人靠近他的孙子。

琼斯先生误解了孩子哭的原因，并且反应过度。他认为有人攻击孩子。幸运的是，孩子的妈妈知道发生了什么事情。她对琼斯先生说："我帮你保护孩子。"她交给琼斯先生一项任务："站在这儿，帮我挡住门。"然后，她就能够扶起孩子，哄哄他。

这时候，健忘又成了一个有利因素，因为患者可能很快就忘记发生的事情。当出现类似情况的时候，你也可以建议患者去做一些她喜欢做的事情，这样可以分散她的注意力。

> 威廉姆斯太太做晚饭的时候，她的婆婆常常会生气或者发脾气，于是威廉姆斯先生就在每天的这一时间，陪着他的妈妈去别的房间转悠，分散她的注意力。

偶尔会出现灾难性反应的患者攻击想要帮助她的人。应付这种情况的方法与应付其他灾难性反应的方法一样，但是，尽量不要限制她的人身自由。如果患者频繁出现类似症状，你可能需要请医生帮你检查一下是什么令患者烦躁不安。如果必要的话，可以考虑用些药物。

如果患者常常出现愤怒、烦躁、打人和大喊大叫，你必须为你自己和痴呆患者寻求帮助。这些迹象表明，目前状况的负担正在压垮你。找一个可行的办法，能让你与痴呆患者分开一段时间，这样可以保持你情感的"平衡"。

焦虑、紧张和坐立不安

痴呆患者可能会变得紧张、焦虑、易怒和心烦意乱，也可能会走来走去或者烦躁不安。他们持续的坐立不安也会让你感到紧张。患者可能不会告诉你她为什么感到焦虑，或者她对此做出的解释也讲不通。例如：

> 伯杰夫人显然一遇见某些事情就会心烦意乱，但是，无论什么时候她丈夫想弄明白到底是怎么回事，她就会说她的妈妈要来找她。如果这时候告诉伯杰夫人，她的妈妈已经死去多年了，她又会大哭起来。

大脑的变化也会引起焦虑和紧张。其他紧张的情绪也许是由失落感或者紧张感造成的。患者真正的感情可能是不知道自己身在何处，不知道应该做些什么，不知道自己熟悉的物品放在哪里，这些不知所措都会造成焦虑情绪持续存在。一些患者感觉到他们做的事情常常是错误的，并且会因为把事情弄糟而变得焦虑。期待熟悉的环境（"我想回家"）或者担心过去记忆中的人（"我的孩子在哪里"），这些情绪都会引起焦虑。这个时候，你能做到的就是不断地安慰患者、表达你对患者的爱或者分散患者的注意力。药物仅仅在少数情况下才能够减轻焦虑，而且应该在焦虑比较严重并且其他方法无效的情况下再考虑药物治疗。

即使患有重度痴呆的患者也对周围人的情绪相当敏感。如果家里气氛紧张，无论你多想掩盖紧张的气氛，她都会注意到，并且做出回应。例如，鲍威尔夫人因为一些小事情和她的儿子争吵起来，事情解决以后，鲍威尔夫人糊里糊涂的妈妈又开始大哭大闹，因为她感觉到"一些不好的事情要发生了"。她的情感是对家庭环境的一种真实的反应，但是，由于她的认知功能受损，所以她对引起这种情感的原因的认识是错误的。

患者可能感到悲伤，并且过于担心失去某些具体的物品，例如手表。这个时候你既使不断地安慰告诉患者手表就在她那里，可能也无济于事，因为患者已经形成了一种准确的**情感**（失去了一些东西：她的记忆失去了、时间失去了、许许多多东西都失去了），但是患者对于情感的<u>解释</u>是不准确的。对于患者表达出来的真实感情，应该以你的爱意和安慰来回应，不要试图说服患者她的表述是不合理的。

试图让患者解释什么在困扰她或者与她争吵（"没有理由感到心烦意乱呀"），只会让她感到更加烦躁。例如：

> 每天下午两点钟的时候，诺维克夫人就开始握紧双手在日间看护中心走来走去。她告诉工作人员，她会错过开往巴尔的摩的火车。如果工作人员告诉她她不用去巴尔的摩，只会让诺维克夫人感到更加烦躁不安。工作人员意识到诺维克夫人可能是对回家感到担忧，所以他们不断地安慰她，告诉她会安全到家。这样，诺维克夫人就冷静下来了（工作人员对诺维克夫人的感情做出了适当的回应）。

不是所有的焦虑和紧张情绪都能够这么容易缓解。有时候，这些感情是令人费解的。这时候，你需要做的是让她感到舒适，不断地安慰患者，简化她周围的环境，来抵消脑部疾病给她带来的影响，这些是你能做到的。

当痴呆患者出现来回踱步、摆弄东西、拒绝别人的照顾、乱推周围的家具、从家里或者日间看护中心逃跑、打开火炉和水龙头的时候，可能会让周围的人感到紧张。家人单靠自己的力量很难控制住坐立不安、易被激怒的患者。

躁动可能是抑郁、愤怒或者焦虑的一部分，可能表现出坐立不安或者厌倦，可以是疼痛的表现，也可能由药物引起，或者属于导致痴呆的疾病中难以解释的一部分。冷静应对，态度温和，尽量让患者周围的环境变得简单一些，不要让"患者的精神负担过重"。你的冷静和温柔可以传递给患者。

你可能会发现，当患者出现轻度烦躁不安的时候，给她一些东西摆弄会有所帮助。可以让患者做一些消耗体力的事情，例如走到邮箱去取邮件。如果患者还在饮用含咖啡因的饮料（咖啡、可乐、茶），可以换成不含咖啡因的饮料，这样可能会有帮助。

> 一位妇女大部分时间里坐立不安，来回踱步、烦躁、徘徊。她的丈夫不再让她坐下来，而是给她一叠纸牌，跟她说："海伦，来玩玩牌吧。"她的丈夫利用了她以前一直喜欢玩牌这一点来缓解她的焦虑情绪，虽然她现在已经不能正确玩牌了。

有时候，这一行为是由频繁的、持续的灾难性反应引起的。试着找到一些方法减少患者的迷糊、额外的刺激、噪音以及患者周围环境的改变（灾难性反应的内容参见第三章，游荡部分的内容参见第七章）。药物可能有助于缓解极度躁动或者坐立不安的患者的症状。

错误观念、多疑、偏执和幻觉

健忘的患者常常无缘无故地变得多疑。他们可能会怀疑或者指责别人偷了他们的财物甚至没有人会去拿走的东西，例如旧牙刷。他们也可能囤积东西或把东西藏起来，大喊救命或者报警。痴呆患者可能开始指责配偶对她不忠。

痴呆患者可能会形成一些坚定的想法，例如别人拿走了他们的东西或者想要害他们。有时候这些想法会变得很极端，让患者感到恐惧，并且拒绝别人对她的照顾和帮助。偶尔痴呆患者还会产生一些痛苦、奇怪的想法，而且患者似乎还能记住并且坚持自己的想法。他们会坚持认为这个家不是他们居住的地方，已经死去的人们还活着并且会来看他们，或者一些住在一起的人变成了陌生人甚至是危险的人。偶尔出现的情况是，患者可能会坚持认为丈夫不是丈夫——而是长得像丈夫的冒名顶替者。

痴呆患者可能听见、看见、感觉到不存在的东西或者闻到不存在的气味。这样的幻觉会让她感到害怕（如果她看见一个陌生人在卧室里）或者吃惊（如果她看见一只小狗在她的床上卧着）。

这些行为可能会让家人感到心烦意乱、苦恼不堪，因为这些行为让人觉得奇怪和恐惧，并且与精神错乱联系在了一起。这些情况也许不会发生在你的家人身上，但是你需要注意，防止你面对这种情况时不知所措。当这些情况出现在导致痴呆的疾病发展的过程中时，通常是由大脑损伤或者叠加谵妄导致的（参见第十六章），而不是其他精神疾病的症状。

·误解

有时候，有些问题是由于患者对她看见和听见的东西的误解。如果患者在黑暗的地方视力不好，就有可能把飘动的窗帘当作一个陌生人。如果患者听力不好，她可能怀疑别人的谈话和她有关。如果她丢了鞋子，她认为一定是被人偷了。

患者在黑暗中能够看清楚吗？她能听到她应该听到的声音吗？尽全力帮助记忆力受损的患者看清楚、听清楚，因为患者本人可能意识不到自己感官上的缺陷。确保她的眼镜和助听器功能正常。如果房间里的光线昏暗，尽量让光线充足一些。如果房间里太吵或者声音突然消失，患者可能需要有人帮助辨别声音（参见第六章的"听力问题"）。如果患者晚上看见外面有人，拉上窗帘会好一些。

如果你认为患者误解了某些事情，你应该向她解释她所看见或者听见的是什么东西。例如，"正在移动的东西是窗帘"或者"轻轻敲打的声音是从你窗户外的灌木丛里传出来的"。这与直接否定患者的观点是不同的，后者可能引起灾难性反应。不要说"卧室里没人"或者"没有人进来，现在睡觉吧"之类的话。

如果患者的听力不好，让她也参与到谈话中来，直接与她交谈，而不是背地里议论她。

直视患者。即使听力不好，一些痴呆患者也可以从非语言交流中（例如面部表情或者肢体语言）获取理解和信任。让患者参与到谈话中来。你也许会说"爸爸，约翰说最近天气不好"，或者"爸爸，约翰说小孙子现在能坐起来了"。千万不要用第三人称谈论患者，也要阻止别人这么做，即使你认为患者听不见或者"不介意"，这种做法也是不人道的，理所当然会让患者发火。

有时候，患者的大脑不能够正确理解感受到的或者听见的东西，常常发生在患者变得不切实际地怀疑的时候。有时候，你可以帮助患者，给她提供正确的信息，或者写下提示信息。你可能必须不断地重复相同的信息，因为她可能很快就会忘记你告诉过她的事情。

· 不能够认出人或物品（失认症）

患有导致痴呆的疾病的患者失去了辨别熟悉的事物或者人的能力，不是因为他们忘记了或者是眼睛不好，而是因为大脑不能够正确整合信息。这被称为"失认症"，拉丁语的意思就是"失去认知的能力"。这是一个令人困惑的症状。例如：

> 克拉维斯太太对她的丈夫说："你是谁？你在我的房间里做什么？"

这不是记忆力的问题。克拉维斯太太没有忘记她的丈夫，实际上，一听到他的声音，她马上就认出了她的丈夫，但是，克拉维斯太太的大脑不能通过眼睛看到的信息来弄明白他是谁。

> 克拉克先生坚持认为这里不是他的家，即使他在这里已经住了很多年。

他没有忘记他的家，但是因为他的大脑不能够正常运转，所以这个地方看起来是那么陌生。

在这种情况下，你可以给患者一些其他信息，你可以这样说："我猜这里看起来不熟悉，但这里是你的家。"如果她的声音识别能力仍然存在，你的声音有助于患者辨别你是谁。

· "你不是我的丈夫"

患有导致痴呆的疾病的患者偶尔会出现坚持认为配偶不是自己的配偶或

者家不是自己家的情况。

这个时候,你需要不断地告诉患者"我是你的丈夫",要避免争吵。尽管这一行为令人感到心碎,重要的是你在安慰患者的过程中也可以安慰你自己。记住这不是对你的排斥(患者确实记得你),只是患者受损的大脑出现了令她费解的困惑。

·"我妈妈来看我"

一些患有导致痴呆的疾病的患者可能会忘记自己认识的一些人已经去世了。她可能会说:"我的妈妈要来看我"或者她要去拜访她的奶奶。也许她对某人的记忆深刻,以至于忘记某人已经去世的事实。也有可能是因为在患者看来过去的记忆就是现在。

千万不要与她针锋相对或者陪着她"玩"下去,要对患者的失落感做出反应,如果你能够感觉到她要表达的东西。

如果直率地告诉患者她的母亲在多年前就去世了,这样会让她感到极度心烦意乱。患者不断地重复这些记忆说明这些记忆对于她来说十分重要。让患者谈谈自己的母亲,一起看看多年前留下的相册,或者重新讲述一些久远的家庭趣事。这样的帮助不会一次又一次伤害到她的感情。

有时候,有些人会觉得患者这样的想法让人"毛骨悚然",或者觉得患者"看见了死去的人"。其实这只是一种症状,就像健忘、游荡或者灾难性反应一样。也许以后你会觉得这个症状不值一提。

·多疑

如果患者疑心重重或者变得"偏执",你必须考虑她的疑虑是否具有事实基础。有时候,因为大家都知道患者疑心重重,所以往往忽视了引起患者疑心的真正原因。事实上,她可能受到过欺骗、遭到过抢劫或者骚扰。然而,一些痴呆患者往往是对环境做出不正确的反应才产生了疑心。

偏执和多疑不难理解。我们都会产生怀疑,适度的怀疑对我们的生存是有必要的。小孩与生俱来的天真随着成长逐渐被正常的怀疑所替代。我们被教会要对给我们糖果的陌生人、挨家挨户敲门的推销员、"贼眉鼠眼"的人产生怀疑。我们中的一些人从小就受到了要对别的种族和宗教的人心存怀疑的教育。一些人总是对别人产生怀疑,而另一些人却总能相信别人。导致痴呆的疾病可能会夸大这些个人品质。

> 亨德森小姐从办公室回到家后发现自己的钱包不见了。这个周已经丢了两个钱包了，她怀疑是新来的资料员偷了她的钱包。

> 晚上，斯塔尔先生从饭馆里走出来的时候，三个十几岁的孩子向他走来并且请求他换一些零钱给他们坐车。他的心跳加速，怀疑这三个少年要抢劫他。

> 贝洛狄夫人给她的朋友打了三次电话约她一起吃午餐，每一次打过去朋友都拒绝了，理由是她还有额外的工作没做完。贝洛狄夫人怀疑她的朋友在回避她。

像这样的情况经常发生，但是，正常人和痴呆患者的区别就是后者的推理能力被不断增强的怀疑情绪击败，或者失去了感知外界的能力。

> 亨德森小姐一直在找她的钱包，终于想起来她把钱包落在食堂里了，她回到食堂发现收银台帮她把钱包收起来了。

痴呆患者失去了记忆的能力，因此患者找不到钱包时，就像亨德森小姐不能回忆起钱包在哪里而继续怀疑资料员一样。

> 斯塔尔先生知道自己处于一个灯火通明、人来人往的地段，他强压着内心的紧张和恐慌，递给三个少年一些零钱，他们谢过斯塔尔先生，跑向公交站。

痴呆患者往往失去了评估自身处境的能力，不会控制内心的紧张，常常出现过激反应。在这种情况下，他可能会大叫，少年就会跑开，警察会被叫来。

> 贝洛狄夫人与一位她们共同的朋友谈论她的担心，然后知道她的朋友生病了，耽误了很多工作，不得不在办公桌旁吃午饭。

痴呆患者缺乏通过验证自己的怀疑来反击别人的看法然后再评估他们的能力。

痴呆患者可以变成"偏执狂"，但不是疯了。她生活的世界对于她来说都是全新的，完全忘记了之前发生的事情。对于她来说，事物突然消失，忘记了之前的解释，不能理解与别人的对话。在这样一个世界里，你很容易看到正常的怀疑是如何失控的。例如，痴呆患者忘记了你已经解释过为什么需要雇管家的原因。她缺乏做出正确的评估所需的信息，所以她做出了一个跟我们在家里看到一个陌生人一模一样的假设——这个人是一个小偷。通常家庭护理员与痴呆患者的种族不相同，如果你给患者雇用了一个新的护理员，那么，在前几次，你最好和他们待在一起。痴呆患者也可能对待家庭护理员像对待"仆人"一样，所以一定要让家庭护理员知道她只对你负责，而不是别人。

需要逐步适应患者表现出的疑虑。首先，要理解这一行为不受患者自己的控制；其次，如果与患者针锋相对进行理论，只会让事情变得更糟。不要说："我告诉过你二十遍了，我把你的东西放在阁楼里了，没有人偷你的东西。"你可以做的事情就是把东西放在哪里的信息列成一个清单："双人沙发送给玛丽表妹了，杉木箱子放在安的阁楼上。"

当患者说"你偷了我的假牙"时，千万不要说"没有人偷你的假牙，你把假牙又弄丢了"，你应该说"我帮你找找假牙"。找到丢失的东西常常有助于解决问题，即使最终没有找到丢失的东西，寻找的过程也会让患者感到得到了承认。乱放东西会让记不住把东西放在哪里的患者认为东西被偷了，她也不能推断出没人想要她的假牙的理由。

> 一个患者的儿子用绳子将一把钥匙牢牢地固定在布告牌上（这样他的妈妈就不会拿走钥匙把它藏起来）。每一次她想怪儿子偷了她的家具的时候，儿子都会温柔地回答道："你所有的东西都锁在阁楼里了，这是阁楼的钥匙，它们都在那儿呢。"

有时候，你可以用一些事情分散患者对猜疑的注意力。寻找丢失的物品，带她出去兜兜风或者让她参与一项任务。有时候你也可以发现她抱怨的真正原因，并对她丢了东西的感受和困惑表示同情和安慰。

当患者要搬进别人家同住，或者搬进寄宿护理院、养老院时，她的很多财产需要处理掉，这个时候患者可能会坚持认为她的东西被人偷了。当你被指定掌管患者的财务时，她也可能会怪你偷了她的钱。重复地解释或者列出清单有时会有帮助。但是通常这些都不能解决问题，因为患者根本不理解而且很快就会忘记你的解释。这样的事情会让你感到十分沮丧，因为你在尽全力帮助患者。指责是患者因为遗失、困惑和痛苦产生的强烈情感的一种表达，至少部分是这样的。这些指责不会真正伤害到任何人，除了让你感到痛苦。如果你能够理解患者的这些指责都是因为大脑损伤产生的，就不会感到痛苦了。

没有什么比受到无缘无故的指责更让人生气的了。结果是，患者的指责会让保姆、其他家庭成员、邻居和朋友疏远，让你失去你需要的友谊和帮助。让周围的人明白你没有怀疑任何事情，并且解释清楚指责行为是由于患者丧失了正确评估实际情况的能力导致的。你对他们的信任要显而易见并且坚定，足以压倒痴呆患者对他们的指责。有时候，与他人分享一些解释受损大脑如何影响患者行为的书面材料，例如这本书，可能会有所帮助。但是痴呆患者可能表面上还算通情达理，因为目前看起来或者听起来她还能够控制自己的行为，所以其他人可能不会意识到她存在的问题。

患者出现的一些多疑可能不适用于这一解释，不能用健忘以及失去正确评估现实的能力来解释。这样的多疑可能是由疾病进展本身引起的。小剂量用药可能有用。治疗不仅让你的生活更容易，也会减少患者的多疑带来的焦虑和恐惧。

·藏东西

如果你也处于一个难以理解的、东西会莫名其妙地消失的世界里，你就能够理解患者为什么想要把重要的东西放在一个安全地方的想法。健康人和记忆力受损的患者的区别在于，患者常常更容易忘记自己把东西放在了哪里。藏东西往往伴随着怀疑，因为这个行为本身也能导致许多问题，我们已经在第七章里单独讨论过了。

·妄想和幻觉

妄想是患者不可动摇的不真实的想法，可能源于怀疑（"黑手党在追杀我"或者"你偷了我的钱"）或者自责（"我是一个坏人"或者"我的身体正在腐烂，我会传染一种可怕的疾病"）。妄想的性质有助于医生诊断患者的问题。例如，自责的观念常常出现在有抑郁情绪的患者身上。然而，当妄想出现在由卒中、阿尔茨海默病或者其他特定情况导致了脑损伤的患者身上时，就会被认为是由脑组织损伤导致的。患者似乎能够记住错误的观念，但不能够记住真实的信息，这会令其他人感到沮丧。

有时候，妄想似乎来源于患者对现实的错误理解，或者他还活在过去的经历中（需要引起注意的是，不是所有患者说出来的奇怪的事情都是妄想）。

幻觉属于感官体验，对于患者来说是一种真实的感觉，但是对于别人来说则不是。最常见的幻觉是幻听和幻视，患者偶尔也会有感到、闻到或者品尝到某些东西的幻觉。

> 辛格尔夫人有时候会看见一只狗睡在她的床上，她会叫女儿"快过来，把狗弄出去"。

> 戴维斯先生看见地板上站着一群瘦小的人，他们吸引了他的注意力，他常常坐在那里看着他们，甚至不去参加老年活动中心的活动了。

> 艾克曼夫人听见窗外有窃贼想要闯入她家，窃窃私语讨论怎么伤害她。她几次打电话报警，因此得到了"硬核桃"的绰号。

> 沃恩先生总觉得他吃的东西里有毒。他拒绝吃饭，瘦得很快，最后不得不住院治疗。

幻觉属于一种症状，就像发热、嗓子痛一样，可以由多种原因引起。某些药物也可引起幻觉，即使健康的人服用这些药物后也会出现幻觉。某些疾病在进展过程中也会出现幻觉症状。当与发热或者喉咙痛伴发时，第一步是要确定引起幻觉的原因。对于老年患者来说，幻觉不是一个必要的征象，提示得了导致痴呆的疾病。幻觉的产生可能是由其他原因导致的，而且其中许多原因是可治愈的。精神错乱就是一个例子。如果之前身体健康无恙的人出现幻觉或者妄想，很有可能是痴呆的表现。不要让医生漏掉这一症状。我们在这本书中举到的例子不能囊括所有痴呆患者出现幻觉时的情形。

幻觉的产生和发展与痴呆之间的关系令人费解，但是，你的医生也许能够帮助你解决这一疑问。这些症状常常经药物治疗后有效，服用药物后痴呆患者感到更舒服、生活更轻松。

当患者出现妄想或者幻觉的时候，保持冷静，否则会让患者更加烦躁不安。尽管这不属于紧急情况，但是当你方便的时候，还是尽快地与医生进行沟通。要不断地安慰患者，告诉他们要相信你，你会处理好一切，一切都会好起来。

　　<u>不要否定患者的体验或者直接与患者面对面争吵</u>。这样只会令患者更加烦躁不安。请你记住，患者的感受和经历对于患者而言是真实的。你不需要表达自己认同或者不认同，只要听着就行了或者给一个比较模糊的答案。你可以这样说："我没有听见你听见的声音，但是我相信它把你吓坏了。"这与认同患者的说法是不一样的。有时候，你可以分散患者的注意力，让她忘记她的幻觉。你可以说："我们去厨房吧，我给你热一杯牛奶喝。"当患者再次返回卧室时，她可能就看不见狗趴在她的床上了，你也不需要与患者当面争论了。

　　通常抚摸患者的身体会让她感到欣慰，只要患者不把你的抚摸误解成要限制她的自由就可以。你可以说："我知道你非常心烦意乱，我握着你的手（或者给你一个拥抱）你会觉得好一点吗？"

　　一位女士坚持说有一条蛇盘在她的床上。工作人员拿着一个袋子走进她的卧室，然后告诉她蛇已经被抓进袋子里了。虽然看起来这像是对患者撒谎，但是，这样患者就舒服多了，也避免了争吵。

无所事事

　　当导致痴呆的疾病出现进展的时候，患者的能力就会明显受限。患者既不能记住过去也无法预测未来；不能够提前计划或者组织一项简单的任务，例如洗澡；许多痴呆患者甚至不能跟着电视学动作；当你或者养老院的工作人员忙于杂事的时候，患者却坐在那里消磨时光或者空想。

　　坐立不安、徘徊、想要回"家"、重复性动作、不停地重复同一个问题、搔抓、手淫以及许多其他的动作就是为了填补这种空虚感。但是对于你来说，每一天都是很充实的。我们不认为面对所有压力的家庭看护人员，还要肩负起策划娱乐活动的责任。我们认为适当的活动锻炼是很重要的，并且建议如果有可能的话，让患者去日间看护中心，或者请其他家人、朋友或者雇人来帮忙照顾患者。

　　无论何时你或者其他人让痴呆患者开始一项活动，一定要在有意义的活动与超出患者的能力之间划清界限。要配合困惑的患者的步伐。不要让活动成为测试能力的工具，安排一些她能够胜任的事情。享受事情带来的快乐比把事情做对更加重要。如果患者感到坐立不安或者易怒，请立即停止活动。

第九章　你生病时的特殊安排

任何一个人都可能生病或者发生意外，如果照料慢性病患者让你感到很疲乏或者压力很大，那么你生病或者发生意外的风险就会大大增加。特别是痴呆患者的配偶年龄也比较大的时候，他也有患其他疾病的风险。

如果作为照料者的你生病了或者受伤了，那么你正在照顾的迷糊的、健忘的患者该怎么办呢？所以提前安排好计划是很重要的。也许你提前做好的计划永远也用不上，但是由于痴呆让患者失去了按照对自己最有利的方式去行事的能力，你必须提前计划好，这样既可以保护你也可以保护痴呆患者。你需要一位了解你健康状况的医生，这样当你生病的时候，可以直接去找他帮忙，他也可以快速地帮你解决问题。除此之外，你需要为几种可能发生的问题提前做好准备和计划：当你心脏病发作、中风或者摔骨折了，这时候出现的严重、突发问题；稍次要的情况是，当你生病了，需要住院或手术治疗时出现的突发问题；此外，当你感冒了或者因为一些其他原因不得不待在家里养几天病的时候，可能出现的一些问题。

布雷迪夫人突然感到胸痛，她知道自己需要躺下来，她告诉患有痴呆的丈夫去叫邻居来，但是他却拽着她的胳膊大喊大叫起来。在她最后挣扎着拿起电话寻求帮助以后，他却不让急救人员进家门。

即使痴呆患者看起来一切正常，当他感到烦躁不安的时候，平常能做的事情也不能做了。如果你突然生病了，不能够自己寻求帮助，很有可能烦躁不安、糊里糊涂的患者也不能够帮助你寻求他人的帮助。患者可能会误解当时发生的事情，阻碍你寻求他人的帮助。

你可以提前计划几种可能的办法来寻求帮助。在所有的电话机上贴上"紧急情况，请拨打911"的字条。参见第五章中"你可以在家里做出的改变"的内容，找到更多关于电话的信息。但是，你不能够依靠痴呆患者，特别是患者在当时的压力下，他是不能够对紧急情况做出反应的。

可以购买一个个人安全报警装置。这是一个很小的装置，可以佩戴在手腕处或者脖子上，当你按动开关的时候，马上会让你和安全服务人员取得联系，你可以直接与安全服务人员对话，让他或她帮你寻求救助。现在已经有几家制造商生产这种装置，你除了需要支付仪器的购买费用，还需要额外按月支付服务费，这些费用不是很贵，可以挽救你和痴呆患者的性命。可以选择一款在洗澡的时候也能使用的产品。

在你的钱包里装上一张卡片，上面写着和你在一起的人患有痴呆。大概叙述一下患者的即刻需求以及能够在紧急情况下照顾患者的人的电话号码和名字。也可以带上一张卡片，上面有你和患者所患疾病的诊断以及目前你们俩的用药情况。把以上提到的卡片复印一份，牢牢地贴在家里的冰箱门上，方便急救人员参考。一定要让卡片上的内容与当前情况相一致（即使用墨水笔在复印件上标记出更新的内容，也比把卡片放在一边等有时间了再做要好）。

有些地区为老年人开展了一项特殊服务项目，有人会一天打一次电话询问你是否一切都好，虽然这需要很长时间才能帮助到你，但是总比没有好。

确保你的紧急情况联系人有你家的钥匙。因为在十分紧急的情况下，烦躁、迷糊的患者可能不会让任何人进家门。

如果你必须去医院，或者在家养病，你都要提前计划好如何在这段时间里照顾好患者。一些改变会让患者感到烦躁不安，所以，你应该尽量减少改变。代替你来照顾患者的人应该是患者认识的人，并且这个人应该了解你在日常生活中照顾患者的一些常规方式。参见第十章的内容找到一些可能的资源用以临时替代。请把你的医生、患者的医生、药师、你的律师和其他关系密切的家庭成员的姓名和电话号码写下来，交给临时替你照看患者的人，确保他在紧急情况下能联系上他们。

一些家庭使用了"应急笔记本"，在笔记本里简要写下别人需要了解的事情，例如"布朗医生（555-8787）。约翰在午餐前服用一片粉色的药片，最好是用橘子汁冲服。要用炉子之前需要打开藏在烤箱后的开关。约翰在晚餐前后会到处溜达，这时候你把他看紧一点"。

万一你死去

你的至亲患有导致痴呆的疾病，如果你将不久于人世，那么你对他更负有特殊的责任。也许你的计划永远用不上，但是为了痴呆患者，你需要提前计划好。

当一位家庭成员不能够自己照顾自己的时候，你要有一份遗嘱能提供对他的照顾，这非常重要。找一位你信任的律师，为你自己立一份遗嘱并准备好必须的法律文件。如果你没有立遗嘱或者遗嘱失效了，每一个州都有相关的法律规定来决定你的继承人应该如何分配财产。然而，这不是你想要的方式。除了一些在分配财产给继承人时需要考虑的问题，还有几个问题需要仔细考虑并且做好妥善的安排（同样参见第十五章）。

你的葬礼如何安排？谁来承办你的葬礼？提前指定葬礼负责人，以书面的方式写好你想要什么样的葬礼，以及花费大概是多少。不要感到恐怖，这是一种考虑周全、负责任的行为，这样可以确保葬礼按照你希望的方式进行，而且也不会让家人在悲痛之中还要过多地考虑应该如何给你料理后事。葬礼花费很高，因此提前做好计划能让你的钱都花在你想花的地方。

为了照顾痴呆患者，已经做了哪些安排？谁又会负责监督这件事情？你所选择的这个人必须能够马上挑起重任，为人友善又有爱心。

即将要照顾痴呆患者的人是否知道患者的诊断和他的医生，他们是否已经尽可能地从你这了解了如何让患者感到舒服？

给痴呆患者做了什么样的经济保障，由谁来管理？如果患者不能管理自己的事情，就必须授权某人来照顾他。你肯定想提前选好一个自己信得过的人，而不想把这个难题交给法院或者法官来处理。当由法院来判决的时候，通常这一过程既耗时又耗钱。

有时候，患者的配偶照顾患有导致痴呆的疾病的患者多年以后，因为比较了解这个病，所以不想给子女增加负担。

> 一名患者的女儿说："我不觉得妈妈出了什么问题，因为爸爸把她隐藏得很好。然后他的心脏病突然发作，我们才发现妈妈是现在这个样子。当我同时得知父亲去世和妈妈的病情时，我震惊了。如果爸爸早点告诉我们妈妈的情况，现在就容易多了。我们对痴呆一无所知，必须尽快了解所有他已经掌握的东西，而且是在这个对我们来说如此艰难的时刻。"

所有家庭成员都应该知道患者出了什么问题和已经做了哪些安排。上面这个经历就是一个试图"保护"反而伤害了其他家庭成员的例子。

　　你应该列出一份你可支配财产的简明资料给你的继承人，还应该包括遗嘱、契约文书、股票、整套墓地契约的存放地点，以及痴呆患者的护理信息。告诉相应的责任人这份资料保存在什么地方。

第十章 寻求外界的帮助

整本书里我们都一直强调，你需要找一些时间，暂时放下照顾痴呆患者的重任，这是至关重要的。你也许需要其他帮助：找到一些可以帮助你的人——在白天的时候看护独处的患者、准备饭菜，帮助患者洗澡，当你外出、休息或者小憩的时候看护患者，帮助做家务，或者能够听你倾诉。

你也许希望某人能够代替你在一天的某些时候和患者待在一起，或者你需要其他人照顾患者几天，这样你可以去度假或者去医院治疗你的疾病。有时候，你也许会想找一个患者能够离开你、自己待一会儿的地方，或者在那个地方你可以交几个自己的朋友。这些能够从外界寻求的帮助因为能让你从繁重的护理工作中解脱一会儿，所以可以称为<u>暂托</u>。这一章将会详细介绍各种服务，本章的第二部分会讨论一些你可能遇到的问题。

来自朋友和邻居的帮助

看护者通常感觉到有其他人帮助的时候，事情会变得简单一些。你一定不要认为只有你自己在承受这份压力，这点是非常重要的。大多数看护者首先会向家里人、朋友或者邻居寻求支援和帮助。别人常常也会主动帮助看护者，或者你要向别人主动提出需要他们的帮助。

有时候家庭成员之间会有一些意见上的分歧甚至有的家人不愿意帮忙，或者你也犹豫要不要别人来帮助自己。在第十一章，我们将会讨论一些解决家庭分歧以及如何寻求家人帮助的方法。

其他人常常是乐于帮助看护者的。有时候邻居会照顾痴呆患者；药剂师也会帮你跟踪用药和处方的情况；当你感到心灰意冷的时候，你身边的牧师、神父或者拉比（犹太教导师）愿意倾听你的诉说；遇到紧急情况的时候，朋友也会帮助你照顾患者，等等。当你在制定看护计划时，你应该考虑到这些外部资源，这些资源对你来说十分重要。

你应该接受或者要求得到多少来自朋友和邻居的帮助呢？大多数人乐于

帮助他人，但是，有时候要求别人过多反而会让人感到厌烦而遭到拒绝。

当你寻求朋友和邻居帮助的时候，你需要做到几件事情，这样会让他们感到帮助你是一件舒心的事情。因为有些人与很容易烦躁的人相处会感到不舒服，所以你没有必要把你的苦恼一股脑儿地告诉这些人。亲密的朋友比起不怎么了解你的人更愿意分担你的精神压力。

尽管大多数人听说过阿尔茨海默病，他们还是需要了解更多的信息来理解患者为什么会有这些表现和症状。你需要向他们解释患者的这些行为都是由于大脑受到损伤造成的，不是有意而为之，或者患者并不具有危险性。

有些人不情愿与患者"坐在一起"或者去看望患者，因为他们感到这样做自己会不舒服，不知道该做些什么。这个时候你可以给出一些具体建议，这样当客人来看望患者的时候就会知道该做些什么。例如，告诉客人和患者一起散步比和她聊天要有趣得多，或者一起回忆过去的时光会让大家感到很有意思。同时还要告诉拜访者，当痴呆患者被激怒或者表现出烦躁不安时应该做些什么。

阿尔茨海默协会的一些章程可以教会家庭成员和朋友如何成为特别的来访者。这样拜访者可以给痴呆患者带来快乐，也可以让你从繁重的看护中解脱一小会儿。

当你要求其他人帮助的时候，一定要尽可能提前告诉他们需要注意的事项，这样他们才能够计划好时间来帮助你。一定要记得谢谢他们，尽量不要批评他们的做法。

找到一些其他人能做并且不会认为不方便的事情。例如，邻居也许不会介意"顺道拜访"患者，因为他们就住在附近，但是如果要求住的较远的朋友驾车来看望患者，就会让别人感到不满。

获得信息和服务

在某些时候，大多数家庭需要寻求外界的帮助，获取信息、做出决定以及为长期受到病痛折磨的家人制定长远的看护计划。大多数家庭也需要一些时间来休息，卸下看护的重担。许多家庭能够找到他们需要的帮助并且有效利用，不需要很多的专业辅助。然而，照顾痴呆患者的压力非常大，许多人在寻找可以让看护患者变得更简单的服务时存在一定困难。

表1 痴呆患者需要的护理服务的定义

成人日间看护：一项医疗和社会服务，在门诊模式下开展的社交、活动和监护。一些成人日间看护项目专门针对痴呆患者。

杂务服务：家用物品维修、整理庭院和跑腿的事情。

客户评估：评估个人的身体、精神和情绪状况；评估行为和社会支持。

聚餐：聚餐的形式不仅可以增加食品的种类、丰富营养，也可以让聚餐的人享受到社会、教育以及娱乐服务。

牙科服务：护理口腔卫生，诊断和治疗口腔疾病。

老年项目管理：客户评估，社区资源的确认和协调，随访监测客户的适应情况以及服务情况。

送餐到家服务：为不能自己购物或者做饭的人提供送餐上门服务。

家庭健康辅助服务：与医疗卫生相关的辅助服务，例如服药、锻炼和个人护理。

家政服务：帮助做家务事，例如做饭、打扫卫生、洗衣服以及购物，还有陪着客户去看病以及去其他地方的陪同服务。

临终关怀服务：医疗、护理和社会服务，为晚期痴呆患者及其家人提供帮助、缓解痛苦。

信息和参考：提供关于社区中介服务机构、服务内容以及资金来源的书面或者口头信息。

法律服务：帮助解决法律事务，例如预设的医疗愿望、监护权、委托书以及资产转移。

精神健康服务：精神社会评估，个人和群体咨询服务，以缓解痴呆患者及其家人的精神和情感问题。

职业疗法：用来改善功能的治疗；由职业治疗师进行。

付费陪伴/看护者：当患者的日常看护者不在身旁的时候，一些人提供监护、个人护理和社交服务。

个人护理：提供一些基本的个人护理辅助，例如洗澡、穿衣、上床睡觉和使用洗手间。

个人应急反应系统：当独处的人出现紧急情况或者需要帮助的时候，可以使用这个系统通知其他人。

物理治疗：由物理治疗师提供的康复治疗。

医生服务：诊断和正在进行的医疗服务，包括开具处方和治疗疾病（包括导致痴呆的疾病和其他现有的疾病）。

保护性服务：社会服务和执法服务，旨在防止、消除或者及时补救出现在身体和精神上的虐待或者忽视。

娱乐服务：身体锻炼、艺术和音乐治疗、聚会、庆祝会以及其他社会和娱乐活动。

暂托看护：短期的、住院或者门诊患者服务，旨在缓解看护者的看护压力。

专业护理：由有执照的护士提供的以医疗为导向的护理，包括监测急性、不稳定疾病状况，评估护理需求，指导用药，鼻饲和静脉营养，个人护理服务，以及治疗褥疮和其他疾病情况。

语言治疗：改善和恢复语言能力的治疗；由语言治疗师提供。

监督服务：监控个人的行踪，确保他（她）的安全。

电话安心服务：定期给独自居住在家的个人打电话，确保他的安全。

交通服务：接送患者去看病的医院、社区服务机构或其他地方。

服务的种类

痴呆患者和他们的家人可能需要多种服务，有些服务属于收费项目，而有些服务却是免费的。

不是所有的痴呆患者都上了年纪，然而有一些资源是针对 60 岁以上人群的。大多数的老年服务办公室和老年人服务中心提供的免费服务或者价格折扣服务项目都是针对 60 岁或者 65 岁以上的老年人群的。你可以从美国退休人员协会（AARP）获得这类信息。

一些服务项目仅针对 60 岁以上人群和他们的配偶以及残疾人，例如口腔护理、假牙优惠、相对花费较低的配镜服务、法律咨询、社会工作帮助、推荐人服务和免费协助报税服务。一些项目以折扣价格提供处方药品或者医疗器材，一些则提供交通工具。

一些服务项目以折扣价格提供修理老年人房屋的服务。你可以使用这些服务来安装无障碍专用斜坡、锁、扶手杆和其他能够保障安全的设施。

在某些地区，例如"送餐上门"的服务项目，每天会给不能外出的人提供一顿热饭。这些食品通常由友善的、具有奉献精神的志愿者送到每一位受益人的家中。志愿者同时查看独居的人过得怎么样，但是，对于头脑正变得越来越糊涂的人来说，这类服务只能提供有限的帮助，不能替代监护。

扩展的营养服务项目通常在每个工作日里提供几个小时的服务，包括一顿热饭（午餐）和有遮蔽设施的群体娱乐服务，但是，不提供医疗护理、喂药或者看护那些游走不定、制造混乱或者失禁患者的服务。这些项目通常由一些非医疗专业人士或者辅助人员来完成。患有轻度或者中度痴呆的患者可能会喜欢这种群体模式。

营养服务项目的经费来源于《美国老年人法案》，为 60 岁以上的老年人及其配偶提供服务。你可以通过当地的老年人服务中心或者老龄化委员会联系上这些项目的工作人员。一些午餐项目服务的对象是身体健康的老年人，不适用于痴呆患者。其他一些相同或者相似资金来源的项目为"身体虚弱的"老年人提供服务。如果你愿意的话，你可以和你的配偶一起参加这些项目。这些项目都不会为独居的人提供足够的监护。

威廉姆斯先生头脑不清楚，常常变得烦躁不安。他的妻子找到了一个老年服务志愿者，这个志愿者来看望威廉姆斯先生并且和他一起玩跳棋。威廉姆斯先生以前很喜欢玩跳棋，并且该志愿者也理解并且不介意他忘了跳棋的规则。这名志愿者很快就成了威廉姆斯先生的"棋友"，就这样，威廉姆斯先生有了自己的朋友，也更喜欢跳棋了，因此，威廉姆斯太太可以休息一会儿了。

还有许多其他的服务项目，我们在本书的其他部分推荐了一些。你应该自己去找一找在你生活居住的地区可以参加的服务项目，即使你现在觉得你还不需要这些服务。请参见本书的第十五章关于经济资源的讨论。

·请别人到家里来帮忙

许多家庭会安排一些人到家里来帮助照料痴呆患者，一位家政服务人员可以帮助你做家务、做饭、洗衣服或者购物。一位家庭健康护理助手或者一位个人护理助手可以给痴呆患者穿衣服、洗澡、喂饭并协助使用卫生间。大多数有痴呆患者的家庭通常会选择付费陪同或者看护。看护者可以提供指导，帮助患者吃饭，有些看护者还能给患者洗澡。一些看护者接受过专门的培训，可以帮助痴呆患者进行社交活动和其他有意义的活动。

家庭访视护士和家庭卫生服务中介机构可以派专业人士——护士、社工和其他治疗师，到你的家里为患者进行评估和护理。例如，一位护士可以检测患者的状况，更换导管，注射药物；一位语言治疗师可以帮助中风患者恢复语言能力；一位物理治疗师可以给患者进行恢复训练。因为雇用家庭护士的费用很高，而且联邦医疗保险对于这类护理项目的报销审查尤为严格，所以大多数的家庭会在痴呆患者患有急性病、家人很难在家里照顾他的情况下雇用护士来照顾患者。临终关怀护士也会教你如何在家里照顾生命垂危的患者。

家庭护理是许多家庭的第一选择。当患者生病或者不能够外出活动的时候，家庭护理会有所帮助。尽管家庭护理可以为患者提供监护和个人护理服务，但是很少能够帮助患者进行社交活动和其他有意义的活动。

·成人日间看护服务

成人日间看护服务每天以群体活动的方式，为托管的成年人提供几个小时有组织的娱乐活动，例如一起吃午餐、一起做运动、锻炼、做手工、讨论和听音乐。服务时间为一周一天至五天，有一些日间看护中心还提供节假日托管服务或者晚间托管服务。

一些日间看护项目接受的托管对象范围很广，包括身体有残疾的人和痴呆患者，有的日间看护项目专门针对痴呆患者。那些为功能严重受损的患者提供的日间看护服务项目也许会有一些是专为痴呆患者设计的。然而，许多日间看护项目会把痴呆患者与其他情况的成年人混在一起，为他们提供优质的护理服务。项目的服务宗旨和工作人员的技巧是项目质量的重要决定因素。

成人日间托管对于痴呆患者的家属来说是最重要的资源之一，该类服务能够满足护理痴呆患者的看护人迫切需要休息的需求，<u>同时也会让痴呆患者受益</u>。对于大多数人来说，我们可以通过与朋友交流或者独处来释放家庭生活的压力。但是，痴呆患者不具有这样的条件，她必须和看护人每天待在一起，日复一日，但是即使她的能力受到了疾病的限制，疾病也剥夺不了她对交友和独处的需求。对于痴呆患者和看护人来说，这种强加的相处的压力都是很难处理和释放的。

痴呆患者处处都会经历失败，提醒他们注意到自己的缺陷和不足。即使他们失去了吃饭或者穿衣的能力，也不代表他们不能够欣赏音乐、开怀大笑、交新朋友以及享受某些简单的活动带来的乐趣。痴呆患者即使不能够告诉你他们的朋友到底怎样，也不妨碍他们在看护中心与其他人交朋友。日间看护项目的工作人员还注意到被托管的患者重新找回了幽默感，似乎更加放松，享受各种各样的活动。质量上乘的日间看护项目会帮助患者成功完成一些小事情，患者也因此自我感觉更好。日间看护项目可以让患者在空闲的时间做一些他们能够做的事情。一些项目可能不能够给痴呆患者提供足够多的刺激或者社交活动，但是对你离开患者来说是个宝贵的时机。

一些项目提供日间看护服务和家庭护理服务，形式灵活多样，可以根据你的需求的改变做出服务种类的调整。

日间看护项目有时候不会接收一些有严重行为问题的人，例如出现失禁或者不能够独立行走的人，但是，一些专门针对痴呆患者的项目就会接收这些人。有些日间看护项目专门针对有精神疾病或者精神逐渐失常的患者。有些项目仅仅接收认知功能未受损但是体弱多病的人，还有些项目提供的活动种类很少。所以你一定要仔细检查你选择的项目提供的服务是否能够满足你照顾的患者的需求。

日间看护项目最大的障碍就是交通，送患者去日间看护中心以及接他们回来都要花费大量的时间和金钱。有些项目提供接送服务，还有些项目与当地的交通部门或者出租车服务部门达成协议，而另一些项目则要求你送患者去日间看护中心。确保患者在去日间看护中心的途中能够得到很好的照顾。

许多家庭把日间看护或者家庭护理作为万不得已的选择，其实他们真正需要的是寄宿护理院或者养老院。如果你能够早一点开始暂托看护项目，患者就能够更好地适应并且从项目中受益更多，特别是当患者还留存一些认知能力，能够适应新项目并享受新项目带来的乐趣的时候。你的护理能力的持续性也和你早期就开始适时适度地放松自己有关。

但是，你不能期望家庭护理或者日间看护提供的服务与你自己对患者的照顾一模一样，最重要的是你要确保患者得到的护理能够满足需求。如果你真的很担心护理的质量，你可以向当地的阿尔茨海默病协会或者当地的老龄化办公室了解该项目的具体情况。你也可以某天出其不意地"造访"日间看护中心。即使患者整天坐在电视机前看电视，"歇口气儿"对你来说也是很重要的。

· 短期寄宿护理

在短期的暂托看护模式中，痴呆患者居住在养老院、寄宿护理院、居家式护理院、寄宿保健院或者其他模式的服务中心里——一个周末、一周或者几周——这样看护人就可以享受几天假期，看看病或者休息几天。短期的暂托看护似乎对于你来说有些陌生，但是，你应该考虑参加到这类服务项目中来。参加过的看护人非常喜欢这类服务。

目前支持这类短期护理的资金来源很少，相关的规定也不支持养老院提供此类服务。一些看护人不愿意使用暂托看护，他们害怕一旦卸掉了看护的压力，即使是暂时的，就不愿意再承担了。所以，服务提供者和患者的家人一定要对患者外出居住的时间达成一个明确的共识。和所有的暂托项目一样，当患者的家人在矛盾爆发之前参与到暂托看护的项目中来会更有效。

你可以自己与寄宿保健院、居家式护理院或者能够承接一至两名患者的个人进行协商。因为政府对于这类服务项目的监管很少，所以你必须明确服务人员是否能够理解患者需要什么服务，并且服务人员是否态度友善、脾气好。新的环境可能会让痴呆患者产生一定的压力，因此这类短期的暂托服务一定要由有经验的工作人员来完成，这样可以给予患者个性化的服务和关注。

目前各种暂托项目已经发展到联合起来为痴呆患者及其家人服务，一些暂托项目同时给看护者和痴呆患者提供资源，一些则专门服务痴呆患者，为痴呆患者营造积极的生活氛围，而不仅仅局限于提供"看护人"的服务。阿尔茨海默病协会能够帮助你找到这些资源。

·提前计划家庭护理或日间看护

一旦你发现了一个好的暂托服务项目，你需要做几件事情让事情进展得更顺利一些。确保护理人员理解痴呆的本质，并且了解如何解决问题行为。给护理人员写下一些特定的信息。患者在卫生间或者进餐时需要多少帮助？她午餐喜欢吃些什么？当她变得易激怒的时候出现的征兆是什么，你会怎样应对？她有什么特殊的需求？

一定要确保护理人员知道如何及时地联系上你、其他家人或者医生。同时要确保护理人员清楚只有你有权利雇用或者解雇他。

如果患者患有比较复杂的疾病，如心脏病或者呼吸系统疾病，有可能出现窒息、摔倒或癫痫发作，你必须认真考虑护理人员是否有能力照顾患者。

·当痴呆患者拒绝护理的时候

家人常常不想让痴呆患者去日间看护中心或者接待家庭来访者。痴呆患者常常会让所有人对她在日间看护中心过得很开心或者和来访者相处得融洽感到惊讶。避免询问患者是否愿意去日间看护中心，她有可能回答"不喜欢"，因为她不理解你问的问题是什么意思。有些患者即使在看护中心过得很开心，也会坚持不想再去那里了。这通常意味着他们不理解或者不能够回忆起自己经历过的快乐。一定要坚持把患者带到日间看护中心去。

当家人安排了家庭护理人员与患者一起待在家里，痴呆患者可能会开除她，并且变得容易生气或者多疑，也有可能侮辱对方，不让她进家门或者诬陷她偷窃。

对于痴呆患者来说，家里突然多了一个陌生人，这个陌生人看起来更像是入侵者。患者到了日间看护中心可能会感觉到不适应或者被抛弃。她说的话反映了她的感情而不是实际情况。

准备好一段时间来适应和调整，痴呆患者会适应得更慢一些：可能需要花费一个月的时间让患者来接受一个新项目。当你已经感到疲惫不堪的时候，应当避免暂托看护这个话题，因为暂托看护存在难以避免的争论。你也许会因为强迫亲戚们提供这类服务让自己得到休息的机会而感到内疚。你可以给自己一个承诺，好好尝试一下这类服务项目。如果你们能够度过最初的困境，痴呆患者常常就能够接受新的变化。

你告诉别人的信息会让事情变得不同。把暂托服务计划当作患者能喜欢的成年人活动。对待家庭护理人员就像对待来访的朋友一样。努力发现痴呆患者喜欢做的事情，这样你们俩就可以一起做这些事情：散散步、打扮小狗、下盘跳棋（即使不根据规则玩跳棋也可以）或者做布朗尼蛋糕。称呼日间看护中心时使用患者能够接受的名称，例如"俱乐部"。有轻度认知障碍的患者常常更愿意说自己是在日间看护中心做"志愿者"。大多数的日间看护项目也会理解并支持这一点。"帮助"认知障碍程度更加严重的患者会让她有成就感，减少她的压力。

给痴呆患者留一个字条——解释她为什么要待在那里（或者家庭护理人员为什么在家里），当你回来的时候，患者就会待在那里并且等着你。在字条上签上你的名字，把字条交给患者或者护理人员。如果这样也不奏效，让你的医生写字条并签上名字。看护人员可以在患者变得烦躁不安的时候，把字条上的内容读给她听。

一些家庭选择录制一段短的录像，当看护人员帮助患者完成个人护理时就会有帮助，例如穿衣或者吃东西的时候。通过录像你可以向患者展示你做这件事情的顺序，例如哪一只胳膊先伸进袖子里。你也可以留下书面的指导信息。

日间看护和家庭看护人员发现出现以下几种情况时，患者能够更好地适应：

1. 前几次家庭护理人员上门服务或者痴呆患者去日间看护中心的时间最好短一些，这样患者就不会对陌生的环境感到厌倦。

2. 当家庭护理人员最初几次上门服务时，患者的看护人最好与痴呆患者待在一起，这样有助于患者觉得她认识护理人员，尽管许多看护项目要求看护人在第一次或前两次去看护中心时与患者一起活动，但是我们建议最好次数再多一些，可能一两次不足以对患者产生影响。对大多数的痴呆患者来说，与看护人待在一起就是一种安慰；也有一些患者在远离看护人的压力以及对看护人的不信任时，可能会表现得更好一些。

3. 可以让日间看护项目的工作人员在患者参加项目之前到家里来拜访一下患者。

请记住，对于痴呆患者来说，每一次拜访都是全新的体验。但是，大多数患者会逐渐接受这种新的固定模式。增加去日间看护中心或者家庭护理人员上门服务的次数，这样会让患者感受到持续性。

一些看护人发现让患者做好准备去日间看护中心是一件非常困难的事情，所以，他们可能会放弃去日间看护中心，认为不值得。也许你可以安排一个朋友或者邻居来帮助你解决这件烦心事。留好充足的时间，如果太过匆忙就会让痴呆患者感到更加烦躁不安。

参加日间看护项目的患者偶尔回到家后对她的丈夫说："我的丈夫在那个中心。"当然，这样的话语会让作为看护人的丈夫感到痛苦。但是妻子在这种环境下所说的丈夫，通常并不是指代她真正的"丈夫"，也许她想要说的是"朋友"，只是一时不能够说出这个词。可能对于她来说，"丈夫"就是一个她能找到的、意思最接近"朋友"的词语，不包括浪漫的意思，所以这样的表述方式也不应该影响到婚姻关系。

有时候患者会说"她打了我"、"他们不给我吃的"或者"那个胖子拿了我的钱包"。不要把这些话太当真，痴呆患者常常会产生误解、错误的记忆或者表述不清，也许是她不记得吃过午饭。因此需要仔细询问工作人员到底发生了什么事情。

你也许会问患者："你今天做了些什么？"她也许会回答："什么也没做。""好吧，那你玩得开心吗？""一点也不开心。"这样的答案也许说明她记不得发生的事情了，不要继续追问。问问工作人员患者今天过得是否开心。

如果痴呆患者说她不愿意去日间看护中心（或者不愿意让家庭护理人员到家里来），你不需要从字面上来理解患者的话。她也许并不能够理解你的意思，甚至记不得早些时候去日间看护中心或者护理人员上门服务的情景。不要争吵，要不断安慰患者她自己可以应付这个状况，你会回来接她，和她在一起的人很和善并且会帮助她。

一些痴呆患者不能够适应家庭护理或者日间看护，可以选择尝试不同工作人员的服务，有些人能够与痴呆患者相处得很融洽。同时也要自我检查是否你的态度和情绪影响到了患者的适应能力（参见以下内容）。如果你现在不能够参加暂托项目，可以几周或几个月以后再试一次。通常患者状况的改变会让她能够更好地接受和适应这个项目。

你自己对暂托的感受

第一次去日间看护中心就对这类服务失去信心的情况并不少见。

威尔逊先生说："我想去看看日间看护中心，医院告诉我那里很不错，但是我不准备让爱丽丝待在那里。那里的人都太老了而且病快快的。我看见一个人拖着购物袋走来走去，嘴里还念念有词；一个人不停地流着口水；一些人睡在带有托盘的椅子上。"

看见其他的残疾人或者老年人会让你感到痛苦。我们对与我们同住的痴呆患者的记忆往往是经过美化的，我们总是把现在的她和过去的她联系在一起。你也许会认为这样的项目不能提供与你对患者在家里照顾一样的服务，或者你感到没有人能够看住患者。

一些家庭也不愿意让陌生人到家里来。你也许不喜欢让陌生人待在你的家里；你也许担心他们不诚实；你也许不愿意别人看见家里乱糟糟的。许多人觉得："我的家庭和我都是有隐私的，我们可以自己照顾自己，我们不需要公众的支援和帮助。"

像你一样，美国家庭几乎都会给身体虚弱的老年人各种照顾，75%~85%的护理工作由家人承担。导致痴呆的疾病会为家人带来巨大的压力。因为这些疾病常常属于智力方面的疾病，你不得不面对失去陪伴和交流后带来的悲伤；你需要做一些穿衣、喂饭和陪患者上厕所的事情；面对一些难以控制的行为。这些疾病持续很多年，看护人不能够离开痴呆患者，哪怕只是几分钟。许多看护人做的事情就是让患者活着——勉强坚持着。

就像许多看护人一样，如果你生病了，其他人就不得不承担照顾患者的责任。好的护理意味着你也要照顾好自己。如果你感到疲倦或者痛苦，你对患者的态度也会变得急躁。患者通常能够感觉到你的痛苦情绪，可能会做出反应（她是无法控制自己的），例如发牢骚、徘徊或者争吵。许多看护人给患者服用药物来控制这些行为症状，但是这会加重患者的迷糊程度。请自问："我是不是让她太着急了？是不是大声对她说话了？打她了？"

我们了解到的最好的解决办法是与其他家人交谈，离开痴呆患者一段时间。给自己安排一段时间来休息，放松一下再回到患者身边。幽默感可以让你更好地照顾患者。

如果在日间看护中心的其他患者比你的家人认知障碍情况更加严重，在这种环境中她可能感觉更好，因为没有人注意到她的问题和困难，她还能成为帮助别人的人。如果你要核实被推荐的护理人员的情况，能够登门拜访你的人似乎更诚实一些。家庭护理人员说他们很少注意到房间有多乱。与其他家庭进行交谈，他们虽然极不情愿但是终究会告诉你与痴呆患者分开一段时间对你和患者都有好处。护理人员告诉我们如果家人能够理解护理人员在与患者相处时也存在一些困难，这会让他们感觉更好一些，觉得自己的力气和用心没有白费。

即使暂托项目的环境不是很好——比如家庭保姆总是在看肥皂剧或者参加日间看护项目的患者大部分时间都坐在那里——你可能还会想要继续参加这些项目。你能保持给患者提供看护的持续性和能力，可能取决于你是否能够得到规律的无需看护患者的休息时间。

一些到家里来的护理人员，在他们护理患者的时候会催促你离开家，这是因为他们觉得你需要时间来休息。可能你更想留在家里与护理人员交流或者帮助痴呆患者，但是，从长远来看，你还是离开家效果会比较好，哪怕就是出去散散步或者去邻居家聊聊天。如果你待在家里，请待在别的房间，不要和痴呆患者在一起。

寻找资源

大多数的乡镇和城市没有专门的重要信息资源可以告诉你能够得到什么样的服务或者怎样得到这些服务。即使信息和推荐服务部门也不能提供一个完整并及时更新的资源清单。所以，你需要坚持与一些个人或者中介机构保持联系。寻找资源的过程是漫长的、乏味的。如果你承担着监护、照顾某个痴呆患者的大部分工作，你可能会感觉到不堪重负。你可能感觉到当着患者的面打电话寻求帮助很困难，可以让其他家人或者亲密的朋友替你打。如果你不承担每天看护患者的重任，你可以主动提出帮助看护人寻找外界帮助。

在你寻找资源之前，要仔细考虑你和痴呆患者需要什么服务：

- 你需要资金上的援助吗？
- 你需要更多关于疾病或者诊断的信息吗？
- 你是否应该尝试日间看护或者雇用保姆？
- 如果需要参加日间看护项目，是否需要交通工具？
- 是否需要他人帮助来完成某些事情（例如给患者洗澡）？
- 你是否想要每周外出一个晚上？或者是否需要在能够开车的时候离开一个白天？
- 你是否需要与别人说说话？
- 患者需要什么帮助（如果她变得易激怒、喜欢游荡或者出现失禁，确保看护人能够处理这些事情）？
- 患者在走路的时候是否需要帮助，是否需要床旁护理？

在你打电话前写下你要问的问题，记录下谈话内容，以及与你交流的人的名字。如果你之后要打电话询问其他信息，这些记录内容会很有帮助。如果正在与你通话的人不能回答你的问题，可以要求能回答你的问题的人与你交谈。如果和你交谈的人是在敷衍你，可以要求与其他人交谈。

开始与当地的阿尔茨海默病协会分会进行电话联系。电话号码在电话簿中可以查找到。有些分会规模很小，由志愿者来运作，其他一些分会聘用一些专业人士，但是大多数的分会能够告诉你你所在区域哪些项目比较好并且可以接受痴呆患者。一位来自协会的关注痴呆这类疾病的人——常常是家里也有痴呆患者——能够倾听你的要求，并且给你一些建议。分会通常不会对项目的质量做出官方评估，但是他们可以告诉你其他家庭对于服务的看法。

同样与当地的老龄化办公室取得联系，州和联邦政府资助的机构名称各地都不相同，但是你可以在电话簿的政府机构列表中或者黄页的"老年人"

或者"年龄较大的成年人"栏目中找到这些机构的电话。这些机构中可能有一些专业人士能够帮助你寻找资源。有些资源有专门针对痴呆患者服务的项目，包括家庭保姆或者日间看护。有些会提供去日间看护项目的交通工具。一些基金限制日间看护或者家庭看护的金额。但不是所有的老龄化办公室都能提供帮助，一些办公室对于痴呆并不了解，或者没有一个有效的推荐系统，他们也不了解推荐给其他人的项目的质量。

成人日间看护的工作人员常常知道还能获得哪些资源。即使你不想参加日间看护服务，也可以打电话给这些工作人员进行咨询。如果在你家附近有一个区域性的阿尔茨海默病中心或者资源中心，工作人员可能知道对痴呆患者来说可以获得什么资源。社区健康中心、老年人评估项目、老年中心或者养老院监督项目，偶尔也会给你推荐相关的资源。他们常常有专门的信息和推荐服务。其中一些可能会有用，其他的可能没用。一些中介机构的工作人员也不了解当地的服务情况。在有些地区，每一个这样的中介机构都能够给痴呆患者提供优质的日间看护或者家庭护理。但是在其他地区，这样的机构不为痴呆患者或者他们的家庭提供服务。

不幸的是，痴呆患者的家人需要的资源常常很难找到，你可能不会发现你需要的东西。如果你找不到需要的资源请不要自责，一些中介机构有一个等待名单，或者仅接待有特定疾病或者残疾的患者，而其他中介机构的费用可能比较高。资源不足和服务不够是主要的问题。这些情况可以通过公众对导致痴呆的疾病和患者家庭需求的认识的提高来改变。

即使可获得的资源不是最理想的，你也许还是想要接受它们，因为你可能会发现获得一些帮助总比自己独自应对要好。

一些家庭偶尔能够交换服务，这样的计划可能很简单，也可能很复杂。基本上就是两个或者三个家庭同意轮流看护患者。你可以在第一周花费一个下午在你家同时陪着两个痴呆患者，第二周就由另一个家庭来做这件事，这样你就可以有一个下午的空闲时间。这样的计划适用于患者情绪稳定并且还未出现游荡的时候。患者还是喜欢与别人交流。交换服务的规则最好在服务开始前就说清楚。

家庭协作小组可能想要培训一至两人来看护痴呆患者，这个人能够把全职工作时间分配给几个家庭。

能够帮助你的人可能是你的家人、朋友、邻居或者教友。阿尔茨海默病协会分会常常能够对这些人提供培训，这样当你离开后，他们会感到在照顾痴呆患者时更加安全。一些家庭通过张贴广告或者口头咨询来寻找暂托看护工作人员。一些年龄较大的、还需要工作但欠缺正规技巧的人也许是好的人选。同样可以考虑在校的大学生。一些学生态度温和、友善，在和她们自己的祖父母相处时也很有经验。

护理花费

需要为日间看护以及家庭护理支付的费用各不相同，通常取决于政府或者私人基金对项目的资助程度。对于中产阶级的家庭来说，目前没有全国性的基金支持他们的日间看护或者家庭护理费用。虽然家庭护理属于各种护理类型中价格最贵的一种，如果患者因为某些特定的病情需要护理治疗（通常与痴呆无关），或者需要对不稳定的病情进行周期性护理评估，联邦医疗保险可能会支付部分雇用护士的费用，也可能会支付家庭健康助理的费用。医疗补助计划可能会支付日间看护的费用，但是只承担"医疗性日间看护"的花费，对于丰富日常社交活动的日间看护不予报销。找到一家经验丰富的家庭保健中介机构，与相关人士仔细讨论是否可以帮助你获得医疗补助计划内的服务费用报销。

每个州的法律政策有所不同，联邦医疗保险条例也会发生改变，解释法律条文会让人更加摸不着头脑。咨询社工或者服务中介机构的工作人员，看看他们能否帮助你找到他们向你提供的服务是否能够报销的信息。提交一个决议等待联邦医疗保险审核也是值得的。总体来说，除了几个示范项目，联邦医疗保险几乎不承担痴呆患者看护人暂托项目的费用。

家庭护理和家庭健康助理的服务可以从护理中介机构获得。如果你通过中介机构获取这些服务，一定要知道如果护理人员没有露面时，她们是否能够提供一位替代护理人员，以及护理人员在照顾痴呆患者方面接受过多少培训有多少经验。

你自己找到的家庭健康助理和陪护的花费通常低于通过中介机构提供的服务，但是，你可能会花费相当长的时间找到合适的人选，而且有些事情也是无法预知的。一些人在当地的报纸上登出广告寻求帮助，同样护理辅助人员也会在报纸的广告页上展示他们的经验和能力。有些家庭建议你可以问问在你认识的人家里工作的家庭助理，她也许有一些从事相同工作的朋友正在找工作。

如果你雇了某个人，请记住要求同时打扫屋子里的卫生和看护痴呆患者是不合理的。实际上，一个家庭雇用人员不可能既打扫卫生，又看护好患者。对你来说这也是相当有挑战性的，对不熟悉你的家以及患者的人来说，这通常是不可能的。你最后面对的情况是一个保姆和一个不怎么整洁的屋子。在你雇用家庭护理人员之前，讨论清楚工资、工作时间以及具体的工作职责。在一些大城市，工资可能会高得惊人。

在一些州，医疗补助计划可以报销低收入人员的家庭护理和日间看护的费用，但是条件非常严格，甚至在许多地区这类花费是无法报销的。一些州通过老龄化办公室支付家庭看护或者日间看护的费用，但资金有限。联邦政府和州政府以及一些基金会资助了暂托看护示范项目，但是，这些项目仅仅为一部分人提供有限时间的服务。

一些项目提供受过良好培训的志愿者，可以作为家庭或者日间看护工作人员，这些项目运作得很不错，但是花费很大：需要指导和培训人员、交通和保险。也许会收取一定的费用来支付这些成本。

在有些州，低收入残障人士有资格获得政府付费的个人服务来帮助做家务和个人护理。符合医疗补助计划和补充保障收入（SSI）的人可以自动转为享受这类资助的候选人。在一些州，即使患者的家庭收入稍高一些，也可以通过分担部分费用来获得这类服务。越来越多的州政府向家庭成员或者亲属支付这类护理的费用。痴呆患者常常在家里需要这些帮助，即使他们知道如何做这些事情，例如穿衣，也需要别人来指导怎么做。

几个阿尔茨海默病协会分会有专项资金资助需要家庭看护或者日间看护的家庭。一些项目制订了不同的收费区间，一些项目提供经济资助。

但是，这些资源都是极其有限的。大多数的家庭都希望至少能够报销部分暂托服务的费用。许多人对于寄宿护理院或者养老院的花费感到担心。他们希望自己永远不会需要这样的服务，觉得自己必须保存好资产而不是为暂托服务花费大量的金钱。但是，由于医疗补助计划仅仅是在患者耗尽所有积蓄的时候才会支付养老院的费用，所以患者的家人也许会决定先花掉部分记忆力受损患者的（不是配偶的）积蓄，记录下详细的支付暂托服务的明细，用以证明钱确实是花费在患者的护理上了。留下足够的资金私下里付给养老院作为前几个月的护理费用（以确保能够住进养老院）。当花完这些钱的时候，你就可以申请医疗补助计划的资金资助了。由于医疗补助计划的规定常常发生改变，各个州也存在差异，且相当复杂，你必须仔细评估患者的财务状况，咨询对你所在州的医疗补助计划非常了解的人，然后再采取行动。

暂托服务项目应该把有不同问题的人群混在一起吗？

你也许听说过专门针对痴呆患者的护理服务暂托项目，这类项目比其他混合了各种问题的人群的暂托服务应该要好一些。家人有时候会担心年老体弱、患有阿尔茨海默病的家人和一位身强力壮、年轻的、有头部创伤或者相似创伤的患者在一起。

如果项目专门服务于某一类人群，这类人群有着相似的需求和功能水平，这样更容易专注于满足他们的需求。但是，也有很多项目成功地把痴呆患者和其他有脑部创伤或者身体残疾的患者混在一起。在一些地区，痴呆患者数量不足以支撑一个专项服务，这就会造成专项服务项目成本过高。同样需要考虑的是诊断并不能准确地描述一个患者的需求和功能水平：对于一位活动能力较好的年轻的阿尔茨海默病患者的护理，类似于一个头部创伤患者的护理，而与一位身体虚弱、焦虑的阿尔茨海默病患者的护理大不相同。最终，在大多数情况下，工作人员的技巧比诊断更为重要。

最好是要提前判断一个项目提供怎样的个性化看护以及你看护的患者是否能够比较好地适应这个群体。如果让痴呆患者给身体有残疾的人推轮椅或者举着装了曲奇的盘子，她能够得到更大的满足。另外一方面，如果一个项目让大家过多地集中在一起讨论、读书或者看电影等类似活动上，这会孤立大多数痴呆患者。如果你担心家人是否能够适应这个项目或者身体过于虚弱，请把你的担心告诉项目负责人。一些项目执行方式比较灵活，并且不断地尝试让活动与大家的能力相匹配。留有一定的适应期是最好的办法。痴呆患者常常能够很好地适应新项目，这让我们感到惊讶不已。

判定服务质量

由于患者不能够告诉你她接受过什么护理，所以，你必须清楚地了解项目提供的护理内容。**许多中介机构提供的服务项目的质量信息常常是不可信的。** 即使是政府中介机构也会出现类似情况，因为这些中介机构从来没有实地考察过这些项目的情况。为了防止出现歧视，一些推荐项目需要把所有的项目都介绍一遍，但是不评论质量。让问题变得更加复杂的是，医院的社工常常迫于来自医院的压力会尽快安置病人。

许多人以为政府中介机构可以保证项目（例如成人日间看护和家庭看护）的质量，并且对此负责。事实上，州政府对于这些项目几乎没有监管。许多州的这类项目需要获得执照才能运行，并且有相关的强制执行标准，但是有的州未制定出相应的管理标准，或仅有一些最低限度的标准，或者没有强制执行这些标准。现行的标准可能没有考虑到痴呆患者能力受限的问题（例如痴呆患者需要更多的监护或者他们不能够对火灾警报做出反应）。

一定不要假设因为是权威机构推荐给你的服务，所以就一定质量好，这些项目就一定满足标准，或者最近有相关部门检查过。

我们亲自考察过的大部分项目中，服务人员是因为热爱这份工作才能给予患者比较好的护理。但是，偶尔也会出现人员素质良莠不齐的情况。你需要自己监督服务质量，常见的问题包括该项目是否有相关部门颁发的执照，由哪家中介机构进行代理，是否符合现有的公认的或者必要的标准，询问该项目最后一次受到检查的时间，并要求查看检查结果。

一个日间看护中心或者到你家里来护理的人员至少必须有担保。工作人员应该由专业人士来指导（通常是一名护士或者社工），并且接受过老年人安全教育，在护理痴呆患者方面接受过特殊培训。询问提供信息的中介机构，你所在的州是否对这个级别的工作人员进行过认证，以及日间看护中心或家庭护理人员是否得到过相关认证。询问问题、核实推荐材料、监督护理情况，特别是在刚开始的时候。在日间看护中心，询问食物准备情况，对患者出现徘徊后的管理情况，火警疏散计划以及准备的各种活动。

痴呆患者常常误解或者曲解某些事情，可能造成患者告诉你一些并未发生的疏忽或者护理不当。仔细调查患者对于护理的抱怨，例如"他们没给我午饭吃"或者"她就是监视我们"。

　　玛丽的妈妈生病的时候，玛丽雇了一名妇女在家里陪着她。一天，玛丽的孩子不小心忘了关录音机，录音机一直处于录音状态，玛丽回到家后回放录音，发现这名妇女整个下午一直在看肥皂剧，没有陪着她妈妈。

要想知道别人如何看护你的家人是一件困难的事情。看护人通常情况下是诚实可信的，并且能够悉心照顾患者，对于你来说有一些休息的时间是很重要的。不要因为你可能会担心护理的质量而拒绝帮助，同时需要注意可能存在的问题。如果你的确对护理质量存在疑虑，请与当地的阿尔茨海默病协会或者当地的老龄化办公室取得联系，反映相关的情况。许多项目都设有"监察员"，专门处理投诉和解答疑问。

研究和示范项目

联邦政府、一些州政府以及一些大学已经建立了阿尔茨海默病研究中心和专病门诊。联邦政府建立的研究中心对一些可能的治疗方法、预防方法或者可能的治愈手段进行研究（参见第二章的内容）。其他一些中心把重心放在诊断、医疗护理和对家属的相关教育服务上。一些中心与当地的阿尔茨海默病协会分会有紧密的联系；一些中心为服务对象的家属提供暂托服务；其他一些中心为要求服务的人提供信息。这些中心对家属来说是重要的信息来源，它们业务覆盖范围和经费支持的项目各不相同。阿尔茨海默病协会可以给你相关指导。

联邦政府、州政府和私募基金会已经开始资助一些示范性暂托服务项目，这些项目的目的在于检测日间看护或者家庭护理的具体思路。这些示范项目的目的不是满足整个社区对暂托服务的需求，而是只能为一部分客户和家庭提供服务。这些项目属于试验性质的，研究结果最终会使所有的家庭受益。然而，即使你不能够直接参加这类项目，这些中心也是获得其他社区资源的重要信息来源。

第十一章 每个人都是家庭的组成部分

第二章至第十章讨论了如何为痴呆患者寻找帮助以及找到照顾他的办法，但是你和其他家人同样也很重要。一种导致痴呆的慢性疾病会对整个家庭造成负担和压力：这可能意味着要增加许多的家务劳动或者财务支出；也可能意味着你需要接受深爱的人不再和以前一样的事实；这将没完没了；家庭里的责任和关系将要发生改变；家庭可能出现争端或者不同意见；你可能会不堪重负、心情沮丧、被孤立、生气或者情绪低落。你和痴呆患者，还有和患者关系密切的人，都是家庭系统中的一部分，相互影响。这个系统可能会被导致痴呆的疾病严重压垮。所以需要仔细考虑慢性疾病可能对家庭造成的改变以及确定你可能会产生的情感。有时候清楚地知道发生在你身上的事情也可能发生在别人身上会让生活更轻松一点。需要认识清楚正在发生的事情才会找到改善情况的办法。

认识到几乎所有的家庭都需要照顾家里年老体弱的家人非常重要。如果以为大多数美国人常常抛弃家里的老人或者把他们"丢进"养老院，这是不对的。研究结果显示，尽管许多老年人没有和孩子们住在一起，但是成年的孩子们还是与自己的父母或者其他年事已高的亲戚保持密切走动或者直接看护他们。家人会竭尽所能，常常最大限度地牺牲自己，在寻求帮助前照顾好生病的老年人。当然，也有家庭不愿意照顾生病的老人。一些人可能由于疾病或者其他原因不能够照顾老人；一些人不愿意去照顾；也有一些老年人没有可以照顾他们的亲人。但是大多数情况是，家人想尽所有办法、尽可能地为生病的老年人提供最好的照顾。

大多数家人发现，当他们一起照顾痴呆患者时，他们之间会产生亲密感和合作关系。但是，有时候照顾患者的压力会让家庭内部产生分歧或者把一些以前的矛盾重新提起，例如：

> 希金斯先生说："我们不可能达成一致意见。我想让妈妈住在家里，而我的姐姐想把妈妈送去养老院。我们甚至对哪些是错的都不能

保持一致。"

塔特夫人说："我的哥哥从来不打电话，拒绝谈论这件事情，我不得不独自照顾妈妈。"

除此之外，照顾痴呆患者的压力会让你感到精疲力尽、痛苦不已。

弗里德太太说："我心情太沮丧了，总是想哭，整晚睡不着觉想着事情。我感到非常无助。"

看着身边亲近的家人逐渐出现能力丧失是一件痛苦的事情。本章将要讨论一些家人可能遇到的问题，第十二章的内容会告诉你一些你可能出现的情感问题。

我们观察到有时候看护人、家人和朋友不能够准确地判断患者的记忆力受损程度。他们可能会让患者继续独自居住或者让患者开车，其实开车对于患者来说是很危险的。当你需要应对看护的挑战并和家人互动时，重要的是找一位熟悉痴呆这类疾病的医生对患者的受损程度做一个清楚明确的评估。

请记住不是你所有的经历都是令人不悦的，这点很重要。许多人感觉解决好难题后会产生成就感。许多家人一起照顾痴呆患者以后能够重新认识彼此。当你帮助一个健忘的人享受周围的一切时，你可能也会带着全新的感受来享受一些小事情——与猫咪一起玩耍或者赏花。你可能会发现对自己、对别人或者对上帝产生新的信仰。大多数导致痴呆的疾病进展缓慢，这样你和你的家人可以一同度过几年好时光。

莫拉莱斯太太说："尽管难度很大，但是对我来说是件好事情。我现在能够做以前我丈夫常常做的事情，当他生病之后，我和孩子们的感情更好了。"

因为这本书的目的是帮助你解决问题，所以我们讨论的大部分内容都是不高兴的情感和问题。我们知道这是一个单方面的观点，仅反映了部分生活内容。

你和你的家人现在的情感和问题常常相互影响、相互交织。然而，为了保持简洁条理，我们把这些内容分成独立的话题进行讨论。

改变角色

当一个人生病的时候，家庭里的角色、责任和期望值都会发生改变。例如：

一位妻子说："最糟糕的事情是支票簿。我们已经结婚35年了，我现在不得不学会怎样使用支票簿。"

一位丈夫说："我感觉自己像一个傻子一样，在自助洗衣店洗女式内衣。"

一位儿子说："我爸爸一直是家里做主的人，我该怎么跟他说他不能开车了呢？"

一位女儿说："为什么哥哥不来帮帮忙？应该是他来照顾妈妈了。"

角色不同，承担的责任也不同，要认识清楚角色对于你以及家里的其他人来说意味着什么。责任是每一个人在家庭里的工作。角色包括你是谁，你在别人眼中是什么样的，对你的期望值又有多大。通过每个人的"角色"，我们知道那个人在家里的位置（例如家里的家长、妈妈或者"每个人一出现问题就会向他求助"）。角色通常是时间累积的结果，不能简单定义。任务常常代表了我们的角色。在上面举例中，家人常常需要学习新的任务（洗衣服或者平衡收支）以及适应角色的改变（管钱的人、做家务的人、做主的人）。

当你一边要照顾痴呆患者，满足他、你自己和家人每天的许多需求时，一边又要学习一项新的任务，例如管理账本或者洗衣服，这时候会出现一定的困难。然而角色的改变常常更难接受或者调整。理解了当每一个人的责任发生了改变时，其他人的角色和期望值也发生了改变，你才能更好地去理解别人的情感和家里可能出现的问题。请记住你现在面对的角色改变的情况可能在其他时候也会遇到，现在的经历有助于你对所要承担的新责任做出调整。

当患者的痴呆情况加重出现角色改变时，也会发生人与人之间关系的改变。以下是4个例子：

1. 当一对夫妻中一方生病以后，他们之间的关系就会发生改变。一些改变是让人感到悲痛的，而另外一些可以丰富人生经验。

约翰和玛丽·道格拉斯已经结婚41年了,这时约翰得了痴呆。他以前一直是一家之主:维持着整个家庭,赚钱养家,做重大决定。玛丽一直觉得自己是依靠丈夫生活的人,然而当他患上痴呆以后,她发现自己并不知道家里的积蓄有多少,不知道家人的保险情况,甚至不知道如何平衡收支。很多账单没有按时支付,当她询问约翰这些情况的时候,约翰总是冲着她大吼大叫。

为了庆祝他们的结婚周年纪念日,玛丽制作了一只小火鸡并精心安排了一段不受打扰的时间,这样他们可以暂时忘记现实。当她把电动切刀放在约翰面前时,他把刀扔到一边,冲着她大喊大叫说那把刀不好用,她把火鸡毁了。为了保持宁静,玛丽自己拿起了刀,然后意识到自己并不知道怎么切火鸡,她哭了起来,约翰在一旁咆哮。那个晚上他们俩一点胃口也没有。

不得不自己去切火鸡,对玛丽来说就是最后一根稻草。她意识到约翰再也不能做这件事情了,也不能够安排家里的开支了,她突然感到精疲力尽和失落。在他们的婚姻中,玛丽一直指望着约翰来解决问题,现在她不得不做以前约翰常做的事情,同时她还要面对约翰的疾病。

学习新的技术和责任需要耗费大量的体力和精力,这也意味着你需要增加额外的劳动。你也许不想完成新的任务。很少有丈夫愿意学习如何洗衣服,有很多丈夫在发现不能把红色的毛衣和白色的内衣一起洗之前,已经洗出一堆缩水的毛衣和淡粉色的骑士短裤了。从来没有管理过支票簿的配偶发现自己似乎没有能力管好钱,总是出错。

除了不得不做这些工作,你还必须意识到你需要替代你的配偶来完成这些工作,这意味着令人悲伤的改变已经发生了。对于玛丽来说,需要她来切火鸡代表着约翰在家里失去了家长的地位。

配偶可能逐渐意识到自己需要独自面对遇到的问题——自己失去了一个可以一起处理问题的伴侣。玛丽不再认为自己可以依靠丈夫了,她在60岁的时候突然意识到,她必须学会独立,没有人可以帮助她,更不要说她被这些事情折磨得精疲力竭。但是,学习这些新的本事让玛丽获得成就感,她说:"我对自己感到非常惊讶,我现在能够处理许多事情。尽管我感觉还是心烦意乱，但是我能做到现在这种程度已经非常不错了。"

有的时候问题难以克服，因为这些问题涉及到角色的改变，也需要你来学习新的事情。当你感到心烦意乱和疲惫的时候，学习新的技能也会变得困难。正如能够意识到因为角色改变引起的压力，你可能需要一些关于如何开始学习新任务的建议。

如果你必须承担家务事，你可以逐渐适应，根据自己的实际情况来学习。但是，你也可以通过别人的建议来避免因为把晚饭烧糊和把衣服洗染色带来的挫败感。大多数既要全职工作又要自己做饭的人，常常有一些窍门准备一些好吃又便捷的食物。你甚至可以在超市里找到一些有用的小册子或者食谱。

> 斯特恩斯夫人说："我发现我的丈夫再也不能管理好他的财务了，但是，拿走他的支票簿就像是剥夺了他最后一点成年男人的身份。我知道我必须这么做，但我又似乎无法做到这一点。"

剥夺你所爱的人的独立性标志是很困难的，特别是当你也不熟悉如何掌管财务的时候就变得更加困难。

如果你从来没有平衡过收入支出或者支付账单，你也许会发现很难学会如何管理财务。事实上，掌管家庭的开支不是很难，即使对那些不喜欢数学的人来说也不难。大多数的银行有专门的服务人员可以给你提供参考意见，而且这项服务是不收费的。他们也会告诉你如何平衡账簿。在图书馆里也会找到相关内容的书籍。如果痴呆患者使用电脑来支付账单，你需要仔细查看银行的说明是否有支付的款项被取消或退回。如果你不熟悉如何在线支付账单，请熟悉情况的人帮助你。你面对的事实是你必须接受这个角色，而不仅仅是这项工作，有时候这是很难完成的。

银行或者律师可以为你列出你或者患者的资产和负债情况。有时候，患者一直对自己的财务状况进行保密，没有告诉任何人，现在他也不记得这些事情了。第十五章将为你列出一些你应该能够找到的潜在资源。

如果你不会驾驶或者不喜欢驾驶，这个时候又必须承担驾驶的任务，你可以参加成人驾校培训。可以通过警局或者 AARP 查询驾校课程情况和专门针对老年人的防护性驾驶培训项目。如果你学会了驾驶，生活会更加便利。

2.痴呆患者和他的成年子女的关系常常发生改变。当成年子女必须承担责任和照顾患者的时候（这种情况也被称作"角色反转"），他们之间的关系常常会发生改变。我们认为最好把这些必须发生的改变与发生角色和责任转变联系在一起，成年子女逐渐承担着照顾患者的重任，但是，他们的社会角色仍是父母与子女。这些改变对于每一个人来说都是很难适应的，你和成年子女都会为你深爱的、照顾的人失去的东西感到沮丧和悲伤。有时候你会对不得不"夺取家庭权利"产生内疚感。

"我不能告诉我的妈妈她不能自己一个人生活了，"鲁索夫人说，"我知道我不得不这样告诉她，但是每当我努力告诉她这个事实的时候，她就像脾气不好的小孩子一样大吵大闹。"

我们中的许多人不同程度地感到，我们的父母还是父母，而我们作为子女，不是那么自信，能力也有欠缺，好像还没有"长大"。在一些家庭里，以前父母与成年子女一直保持着这样的关系，只有当子女自己生活的时候才能感觉到自己成熟了。

不是所有的子女都和父母保持着良好的关系。如果父母不能够让孩子感到自己已经长大了，他们之间就会产生很多的不愉快和矛盾。当父母患上痴呆以后，子女就会觉得父母有了过分的要求，要操纵你。你也许会发现自己受到了限制，感觉到自己被利用、生气或产生内疚感了。

对于你来说过分的要求如果放在痴呆患者身上，他就没有这种感觉。他可能感觉这"只是一个小忙"，他可以坚持自己的独立性，继续独自生活。当他察觉到自己的能力出现衰退的时候，这也许是他对于所失去的东西做出的唯一反应。

成年子女常常对照顾父母需要做的一些身体接触感到尴尬——例如给妈妈洗澡或者更换父亲的内衣。在你给父母做必要的护理的同时，尽量找到方法保护他们的自尊。

3.痴呆患者必须适应在家里的角色改变。这常常意味着他必须放弃自己的独立性、责任或者领导力，这对于任何一个人来说都是很困难的（参见第四章）。当他意识到自己的能力在下降的时候，也许会变得沮丧或者情绪低落。他也许不能够做出改变或者意识到自己的能力在下降。

过去患者在家里扮演的角色以及他是什么类型的性格，都会影响到他得病以后你对待他的态度。你可以帮助他保留家庭成员中重要一员的位置，即使他不能做以前能够做到的事情。征求他的意见、与他交流、听听他的想法

（即使他有些<u>糊涂</u>）。通过这些行为让他感受到别人对他的尊重。

4.<u>当痴呆患者的责任发生改变的时候，每一个家庭成员在与其他家庭成员关系中的预期和角色常常会发生改变</u>。你和家里其他人的关系以及相互之间的期望值是在多年建立的家庭角色基础上形成的，改变常常导致矛盾、误解的发生，与其他人期望值不一致的情况也会出现。同时，及时调整适应改变、共同面对问题可以让家庭更紧密地凝聚在一起，即使已有很长一段时间互相之间的关系一般。

理解家庭冲突

> 伊顿夫人说："我的哥哥现在和妈妈一点联系也没有，他以前是妈妈最疼爱的孩子，现在他甚至不来看望妈妈。所有的压力都压在了我和姐姐身上。因为姐姐的婚姻出现了问题，我不想让妈妈和她住在一起的时间过长，所以我必须在很长的时间里独自照顾妈妈。"

> 库克先生说："我的儿子想让我把妻子送进养老院，他不理解，我们结婚 30 年了，我不可能让妻子去养老院。"他儿子说："爸爸变得很理想化了，他们住在一栋两层的大房子里，他不能够照顾好妈妈，就在这几天她摔了一跤。爸爸有心脏病，他也拒绝谈论自己的病情。"

> 韦恩先生说："我的哥哥认为如果我让妻子活动得多一些，她的情况会更好一些。他还说如果她做出下流的举动来，我应该狠狠地批评她，但是这只会让事情变得更糟。他没有与她住在一起，就在自己的家里随意发表评论。"

·职责的划分

照顾痴呆患者的职责不可能均摊在每一位家人的身上，就像伊顿夫人那样，你可能发现你承担着照顾痴呆患者的大部分责任。有许多因素影响着任务的平均分配，有些家庭成员住得比较远，身体情况不好，或者可能出现了财务问题，也有可能和他们的孩子出现了矛盾或者婚姻出现了问题。

有些时候，家人接受了关于应该怎样帮助患者的一些陈旧观念，而没有实际地考虑怎样做才是最好的。一些旧的说法，例如女儿（或儿媳）"应该"照顾生病的人，但是，女儿或者儿媳在家里已经承担了繁重的家务，不能完成这项任务。也许她还需要照顾小孩子或者承担全职工作，也许她是一个单身妈妈。

长时期建立的家庭内部的角色、职责和相互的期望值在决定一个人照顾患者的责任时起到重要作用，即使我们没有意识到这些。例如：

> "妈妈抚养了我，我必须来照顾她。"
>
> "她是一位好妻子，如果我变成她现在这个样子，她也会来照顾我的。"
>
> "我和他是离异后再婚的，我现在应该承担什么责任？他与前妻的子女又要承担什么责任呢？"
>
> "他一直对我不好，在我 10 岁的时候他抛弃了我妈妈，他在遗嘱里把所有的钱都捐给了某个组织，我欠他多少呢？"

有时候期望值是没有逻辑的，也许不是基于实际情况或者是公平。有时候期望值是建立在长期存在的家庭争执、怨恨或者争端之上，当出现疾病危机时，这些家庭内部不和谐的因素会恶化。

有时候家人由于很难接受患者患病的事实，而不去提供尽可能多的帮助，有时候患者仅仅是不能够承受这种疾病带来的压力。就像你知道的那样，看着你爱的人一点点失去能力是一件非常痛苦的事情。有时候不承担每日护理重任的家人躲在一边，是因为看到患者的情况逐渐恶化会让他们感到非常伤心。但是，家里的其他人就会认为这是抛弃痴呆患者的做法。

有时候某一位家庭成员可能承担大部分的看护任务。他可能不会告诉其他家庭成员实际情况有多糟，不想让其他人感到压力，或者不想要别人的帮助。

> 纽曼先生说："我在犹豫要不要给儿子们打电话，他们非常乐意来帮忙，但是他们有自己的事业和家庭。"
>
> 金夫人说："我不想打电话给女儿，因为她总是认为我的做法是错误的。"

经常出现的情况是你和你的家人对于应该做的事情各执一词。有时候发生这种情况是因为不是所有的家庭成员都了解痴呆患者出现的问题，不理解为什么患者会这样做，或者不清楚未来会是什么样子。

如果家庭成员之间很少交流每天照顾痴呆患者的经验，就会造成有些人不了解真实情况，什么事情是至关重要或者无所谓的。局外人很难了解到痴呆患者的日常护理工作多么繁重，而且如果你不告诉别人你的感受，别人是感觉不到的。

一些家庭成员偶尔会反对你寻求外界帮助，如果出现这种情况，请你坚持让这些家人帮助你照顾痴呆患者一段时间，这样你可以得到一些休息的时间。如果家人不在城里住，让他在居住的社区里参加一个针对痴呆患者的援助小组或者志愿者项目，这样他能够更好地理解你所面对的问题。最终，家人必须认可只有大部分时间用来照顾痴呆患者的人才有权决定是否采用日间看护、家庭护理或者养老院。如果大家了解可获得资源的情况和相应的花费，就不会出现那么多的误解了。

你的婚姻

当痴呆患者是你的父母或者是岳父母、公婆的时候，你需要仔细考虑一下他的疾病对你婚姻的影响。维持良好的婚姻关系不是一件简单的事情，照顾痴呆患者会让关系变得更加复杂。这意味着你们的财务压力极大地增加，用来交流、外出或者过夫妻生活的时间会更少。照顾患者会让你与公婆交往得更多，产生更多不同的意见，常常会感到非常疲惫，或者疏于对孩子的照顾。这一切意味着你不得不让一位难以相处、和你有不同意见、看似要求非常多的痴呆患者走进你的生活。

对生活在进展性痴呆患者周围的人来说，看着患者的病情一天天恶化是一件痛苦的事情。可以理解的是，当一个人看着他的岳父母记忆力一天天变差，不禁会担心他的配偶是不是某一天也会变成这样。他是否能够再挺过那一关呢？

儿子或者女儿很容易就能发现自己被患上痴呆的父母的需求、兄弟姐妹（或者是未患病的另一方父母）的期望以及配偶和子女的需求折磨得痛苦不堪。有时很容易向我们最爱的和最信赖的人——我们的配偶和孩子宣泄自己的挫折感和疲惫感。

痴呆患者的配偶可能也会增加你所面临的困难，她可能心烦意乱、指责别人、生病，甚至想要抛弃患病的另一半。这些问题都会对你的婚姻产生负面的影响，如果可能的话，与涉及其中的每一个人进行细致的交谈。有时候大家一起开始尝试一种解决办法会让事情变得容易一些。

面对压力和问题，良好的关系可以支撑一段时间，但是我们相信对丈夫和妻子来说需要花费一些时间和精力在对方身上——进行交流、一起离开一段时间以及享受他们一直拥有的关系。

处理角色转换和家庭冲突

当一个家庭不能达成共识，或者当大多数的压力由一个人承受时，你要面对的问题又会增加。照顾患有慢性病的患者这项任务对于一个人来说非常重。重要的是别人的帮助——给你一些"离场休息"时间，帮助你承担一些工作，共同负担花费，可以鼓励你和支持你继续护理患者。

如果你承受着来自其他家庭成员的批评或者他们对你的帮助不够，不要让你的埋怨都藏在心里。你可能需要做出一些改变，当家庭处于冲突或者长期矛盾之中时，这样做可能会困难重重。

你怎样处理常常发生的、复杂、痛苦的角色转变呢？这些转变常常发生在导致痴呆的慢性疾病的进程之中。首先，认识清楚也属于家庭关系的一部分。家庭角色很复杂，常常不能够认识清楚或者得不到确认，角色的改变常常给人带来很多痛苦，知道这一点会让你不那么惊慌、精疲力竭。需要认识清楚某些任务是家庭重要角色的标志或者是角色转换的象征，而不仅仅是这项特别的任务本身，这可能会令人不快。

尽可能地找一些疾病相关知识。家人对疾病的认识可以影响到他们对患者提供的帮助，也会影响到是否会产生一些不同意见。生活在远离患者居住地的家人可以参加所在社区的阿尔茨海默病协会组织的相关活动。

仔细思考痴呆患者可能放弃的责任或者任务与他可能保留的角色之间的差异。例如，尽管约翰的疾病让他不再能够切割火鸡或者做许多决定，但是，他作为玛丽最爱的人和受尊敬的丈夫的<u>角色</u>不会发生任何改变。

了解患者仍旧能够做什么以及什么事情对他来说比较困难。当然，大家都希望患者尽可能地保持独立自主，但是，当大家对患者的期望值超过他的实际能力时，患者就会感到烦躁和痛苦（有时候对于患者能够做到什么样的期望值会基于其他人的观察和意见；有时候来源于患者本身）。如果他不能够独立完成某一项任务，试着简化这项任务，这样患者就能够完成部分工作。

认识清楚角色的改变不是一次性事件，是不断进展的过程。当疾病出现进展的时候，你可以不断地承担新的责任。每一次增加责任你都可能由于你所承担的工作过于繁重感到悲伤或者筋疲力尽。这是慢性疾病中令人感到悲哀的事情。

与别的家庭交流你的处境，这是家庭互助小组的优点之一。你可以发现别的家庭正在与类似的改变做斗争，这会让你感到舒服一些。有时候需要自嘲，当你把晚饭烧糊了或者把火鸡切坏了，尝试着用幽默的方式来诠释这些事情。可以经常和有痴呆患者的家庭待在一起，与这些家庭在一起分享彼此的经历和其中的酸甜苦辣。

寻找一些互相帮助的方法。如果一位妻子承担着对患有痴呆的父母的大部分日常护理工作，在她外出的时候，也许非常需要丈夫的帮助，例如做一些家务或者与患有痴呆的父母坐在一起。当然也需要丈夫对她的爱和鼓励，也许还需要家庭其他成员的帮助。

作为看护人，当你工作的强度达到一个极限的时候，这些工作可能会折磨得你筋疲力尽。你需要认清这一点，当这个时间点到来的时候，你可以做一些别的安排。决策者的职责可能包括决定放弃你现在作为日常看护人的角色和责任。

·家庭会议

我们认为家庭会议是家庭合作和共同筹划最有效的办法。开家庭会议时，如果需要的话邀请咨询师或者医生一起参加，一起讨论面临的问题，做好计划。当大家聚在一起的时候，明确每个人出多少力或者支付多少费用。

家庭会议也有一些基本原则，在开会前你可以向大家提出来：每个人（包括可能受到影响的孩子）必须参加；每个人必须要发言，不能被别人打断；有人发言的时候，其他的人必须仔细倾听（即使他们不同意对方的观点）。

如果家人对患者的状况以及如何护理方面有不同的意见，让每一个人阅读这本书以及其他关于这类疾病的资料。有的时候这样做会起到缓解家庭成员间紧张关系的作用。

当你们聚在一起的时候，有些问题应该互相询问。问题是什么？每一个人现在在做什么？需要做什么以及谁能够完成？你们如何互相帮助？这些改变对于你们每一个人意味着什么？一些实际问题需要拿出来讨论：谁负责患者的日常护理？这是否意味着放弃自己的私人生活？不能再交朋友？不能再休假？因为他们需要花费更多的时间来照顾患者，这是否意味着他们的孩子要尽快成长起来？谁来决定让父母住进寄宿护理院或者养老院？谁来支付患者的费用？

如果一个痴呆患者和他健康的配偶搬进儿子或者女儿家里住，健康配偶在家里的角色又会变成什么？她是否需要照顾孙子孙女？是否会有两个人同时使用厨房的情况？虽然大家庭的生活丰富多彩，但是也会产生矛盾。提前考虑和讨论可能出现的争端，会让事情变得简单。

同样重要的是讨论一些家庭关系可能出现问题的其他方面。当你爱的人生病的时候，讨论钱或者遗嘱继承的问题显得很不近人情，但是，财务问题也是很重要的，特别是继承的问题会影响到家庭成员的职责划分，属于实际影响因素，常常是隐藏的因素，也是许多痛苦的来源。钱的事情需要拿到桌面上来说，请你自己询问以下问题：

1. 是否每一个人都知道有多少资产和可继承的资产。让人吃惊的是，患者的一个儿子常常这样想："爸爸 20 年前买了那只股票，他拥有住房，也有社会保障。他应该可以过得很舒适。"而照顾患者的另一个儿子知道"房子屋顶需要修葺，火炉也需要更换了，多年前购买的矿业股票一文不值了，从社会保障拿到的救济金根本不够日常开销。我需要用我的钱来支付他的医药费。"

2. 有遗嘱吗？是否有人认为或者怀疑他从遗嘱里得到的钱少了呢？是否有家人觉得其他人对继承的财物或者个人财富太贪婪了呢？这种情况并不少见，而且最好在遗嘱公开之前处理好这些事情。如果隐藏的怨恨因此积累，最终导致的结果是疏于对患者日常照料。

3. 照顾痴呆患者需要花费多少钱，并且谁来支付这些费用呢？当家人选择在家里照顾患者，有许多"隐性的"花费需要考虑：特殊的饮食、药物、特殊的门插销、保姆、交通工具、在一楼加一张床和一个梳妆台、安装浴室扶手杆，也许还包括配偶辞去工作专门照顾患者的损失。

4. 是否每一个人都知道痴呆患者住在养老院或者寄宿护理院的花费，以及是否知道谁有法律责任来承担这些费用？我们将在第十六章讨论养老院的花费问题。有时候，当女儿说"妈妈必须把爸爸送去寄宿护理院或者养老院"时，她并没有意识到这么做会给家里带来多大的经济压力。

5. 是否有些家人觉得过去财务分配不公呢？例如：

> "爸爸出钱让我哥哥上大学，并且给哥哥的房子付了首付。但是现在哥哥却不愿意照顾爸爸了，所以我就接受了任务——以及花费——照顾爸爸。"

有的家庭这样说："根本没有办法让我的家人坐在一起谈论这些事情。我的哥哥甚至不愿意在电话里谈论这件事情。如果我们聚在一起，肯定会大吵一架。"如果你觉得你的家庭会出现这种情况，可能会感到泄气。尽管需要家庭的帮助，但是你可能因为预感到家人不会伸出援助之手而感到处处受限。有些家庭需要外部人员帮助的情况并不少见——咨询师、牧师或者社工——帮助解决问题并进行合理安排（参见第十一章）。

寻求咨询师帮助的一个优点是他可以客观地听取各方的意见，帮助整个家庭共同讨论面临的问题，不会偏移到以前的争执上面。你的医生、社工或者咨询师可能会代表你来介入家庭争端，并且说服每一个需要参加家庭会议的家人来讨论他们都关心的问题。有时候家庭律师也可以帮忙。如果你寻求律师的帮助，请你选择真心想要帮助你解决家庭争端的律师，而不是挑起家庭成员间诉讼的律师。如果家庭有困难，你可以找第三方来帮助你，首要讨论的话题是认定第三方不会站在任何一方的立场上说话。

你需要你的家庭。现在为了照顾痴呆患者，你需要把过去的恩怨放在一边。如果你的家庭不能够解决所有的争端，你可以在讨论中找到一件或者两件你们能够达成共识的事情。这样能鼓励每一个人，接下来的讨论会容易一些。

当你在城市外生活的时候

> "我爸爸在照顾妈妈，他们离我有上千英里远，所以我不能常常回去看他们。我觉得爸爸没有告诉我他们的实际情况，离父母这么远

实在是太糟糕了，你会产生一种内疚感和无助感。"

"我只是儿媳妇，所以我不能说太多。他们没有得到一个准确的诊断。他们一直去看那个老家庭医生。我担心她出了什么问题，但是每一次我提出建议的时候，他们都假装没有听见。"

如果痴呆患者和日常照料痴呆患者的看护人不住在同一个社区，这样也会导致一些问题。如果让住得远的家人和住得近的家人的照看任务安排得一样多，就会让住得远的人感到不悦和无助。他们担心不了解正在发生的事情，看护者没有获得最好的诊断信息或者看护者应该做些不一样的事情。当他们的家人需要他们的时候，他们会因为住得远、不能在家人身边而产生内疚感。

如果你接触患者的次数不多，刚开始的时候你很难接受他能力受限的事实。不住在城区里的家人很难发现痴呆患者早期的症状，因为早期症状表现非常轻微，常常被来访时带来的兴奋和刺激掩盖。过段时间看到患者的状况如此严重时会感到震惊和心碎。

你对每天照顾患者的家人的支持极有可能就是你对患者最重要的贡献。导致痴呆的疾病常常持续数年，你需要为顺利度过这一时期建立良好的家庭合作关系。如果日常照顾患者的家人一开始对你的建议提出反对意见，有可能过些时候就能够接受了。

给日常照料者休息的时间。考虑让痴呆患者和你在一起待几周，或者让日常照料者去度假，这段时间你与患者一起生活。让痴呆患者去别人家生活会让他感到烦躁不安，但是在疾病早期，这对于患者和照料者来说都是一次"假期"。

如果你与痴呆患者离得比较远，你可以寄给他一盘关于你的录像带或者数字视频；雇一个保姆陪着患者外出；每天给患者寄一张贺卡；或者每天给他打一个电话。谈上一分钟的时间——就说声"你好"，不要期望他可以和你长谈。

如果你不是主要护理者，你能够做什么？

美国家庭不会遗弃家里的老人，也不会互相不联系。尽管有差异，但是大多数家庭常常齐心协力地解决掉家庭争端。

家人可以做许多事情。有的看护者需要每天接到电话；有的则需要每周外出一晚，这个时候要由保姆来顶替她；有的看护者需要在事情变得难以应对的时候，有人能够听到召呼后立即赶去；有的则只需要一个在她哭泣的时候可以依靠的肩膀。

保持密切的联系。与看护者保持公开的沟通渠道，这样有助于你感受到某些时候看护者需要更多的帮助。当看护者得到家人支持的时候，通常会把患者照顾得更好，感受到的压力也会减少。这不仅仅是因为他们接受了多少帮助，也因为他们感觉到得到了怎样的支持，这会让他们能够更好地应对。

不要评价。评价通常不会导致彻底的改变，我们都不喜欢被别人评价或者批评，我们中的许多人也会无视他人的评价。如果你必须说些什么，一定要确保你的评价是有效的。如果你住得离患者较远，你确定你能了解问题的本质吗？

意识到只有主要看护者才能做最终的决定。尽管你可以提供帮助和建议，但是每天照顾痴呆患者的人才有权决定是否需要外界的帮助以及她是否继续照顾患者。

承担寻找帮助的工作。日常看护人常常精疲力竭，没有精力再去寻找保姆、日间看护项目、更好的医疗护理、医疗支持器械或者对自己的帮助。寻找暂托项目需要打许多电话或者搜索网络。你可以承担这份工作，怀着温和并全力支持的态度说服你的亲人参加暂托项目。

拥有被告知的权力。如果你能够同时了解疾病知识和理解看护者的经历，你就能最大程度地实施帮助。现在有很多专门的书籍介绍导致痴呆的疾病，有一些是看护者写的。参加你所在社区的家庭互助小组会议。你可能会遇到其他住的较远的家人；你可以与一些主要护理者进行交流，发现他们住得较远的家人能够最大程度给予帮助的地方。尽量避免忽略问题的诱惑。这些疾病会把病人摧垮，整个家庭必须团结起来找出应对措施。

打电话给患者的医生和其他给患者进行过病情评估的人。如果他们愿意回答你的问题，你可以直接提问（参见第二章）。如果你对诊断、评估结果的准确性或者可能出现的病程有疑虑，请向了解患者病情的专业人士进行咨询。

承担痴呆患者过去经常做的事情。平衡收支，开车去修理厂，带来一顿家常饭。

　　<u>让看护者休息一段时间</u>。照顾患者一个周末、一周或几天，这样主要看护者就可以休息几天。许多阿尔茨海默病协会分会都会传授一些护理的基本知识，你可以在看护患者之前进行学习。这样做不仅仅让看护者能休息一段时间，还能拉近你和看护者的距离。和痴呆患者一起做一些既具有治疗性质又有乐趣的事情：散散步、外出就餐、和狗一起玩耍或者去逛街。

　　如果你自己不能够提供帮助，<u>你可以寻找帮助</u>。在许多社区都能够找到保姆和成人日间看护服务。你也可以雇别人帮你购物、修理汽车或者查找资源。

看护任务和你的工作

　　许多看护者在照顾痴呆患者的同时还承担着全职或兼职的工作，这样就会造成看护任务和工作任务一起压向看护者，导致看护者精疲力竭。一些看护者在每一次出现问题的时候不得不请假。有时候，如果别无选择，看护者只能让痴呆患者独自待着，即使这样做不安全。甚至一些把患者寄托在比较好的成人日间看护中心或者托付给一个可靠的保姆的看护人也会面临额外的需求和问题。例如，当痴呆患者晚上不睡觉而且相当活跃时，看护人就会没法睡觉。

　　如果你在考虑辞掉工作全职照顾患者，请谨慎思考你的选择。很多看护人在放弃工作后变得更紧张、更沮丧。全职护理意味着你需要一直忍受健忘的患者做出的令人厌烦的举动，也意味着比起你有规律地出门上班，你会感到与世隔绝和受到限制。辞职也意味着失去一大笔收入，还意味着你的事业停滞不前，甚至不会停留在现有的水平上。当你照顾患者几年后再重新工作就变得相当困难了。是否有空缺的职位？是否失去了资历或者某些福利待遇？

　　在你决定辞职之前，与你的老板谈谈你的选择。是否你能够安排更加灵活的上班时间？是否能够共同分担工作？是否能够取得带薪假期或者无薪假期？一些子女发现寄宿护理院或者养老院对于自己和痴呆患者来说都是一个更加明智的选择。

你的孩子们

如果家里有孩子又会增加别的问题。他们同样与痴呆患者有关系，并且有复杂的感受——也许他们还不会表达——关于患者的疾病和在家中的角色。家长也常常会担心痴呆患者对孩子们的影响。有时候家长不知道该怎样告诉孩子父母或者祖父母为什么会有"奇怪"的行为。有时候家长会担心孩子们从痴呆患者那里学到一些不好的行为。

孩子们也常常能够感觉到发生了什么事情，他们观察得很仔细，即使小心翼翼地向他们隐瞒，孩子们还是能够感觉到出了事情。幸运的是，孩子们能奇迹般地复原。即使是小孩子也能够很好地理解痴呆患者的真实情况——用小孩子能够理解的语言来解释这一切。这样他们就不会感到那么害怕了。告诉孩子这种疾病不像"患"流感这样简单，他们或者他们的父母不太可能得同样的病。有时候孩子们会偷偷地感觉到家里发生的事情应该归罪到自己头上，直接告诉孩子他做的事情不会"导致"这种疾病。

> 一位父亲把一堆干豆子放在桌子上，他从那堆豆子里拿了一小点出来给了他的小儿子，并且对祖父的疾病做了如下解释："因为爷爷生病了，所以才会有这样那样的表现，这不像是感冒。我们不会得爷爷那样的病。就像伤了一条腿，爷爷大脑的一小部分受到了损伤，不能恢复了。因为这个小损伤，所以他不能够想起你刚才告诉他的事情，也不能够记起怎么使用餐桌上的餐具，而且很容易发怒。但是，关于爱的这一部分功能爷爷还是保留了下来。"

通常最好的办法是让孩子也参与到家庭事务中来，找到他们可以帮忙的地方。孩子常常与痴呆患者相处得很好，并且能与患者建立起特殊的、充满爱意的感情。努力营造让孩子问你问题并且开诚布公地交流感情的氛围。请你记住孩子们同样可以感受到悲伤和痛苦，但是，他们可能会以孩子的方式来与痴呆患者相处，不会感受到一点悲伤。如果能够以一种放松的心态来理解痴呆这类疾病，你就更容易对你的孩子解释。

孩子们也许需要知道该如何告诉那些取笑他们有一个"可笑的"父母或者祖父母的小伙伴们。如果你不小题大做或者孩子们得到了足够的爱和关注，他们就不会长期模仿痴呆患者那些不好的行为。给孩子清楚地解释（可能需要好几次)他的父母或者祖父母患有某种疾病，不能够控制自己的行为，但是他可以控制自己的行为，并且家长也希望他能够做到这一点。告诉孩子应该怎样告诉他的朋友。

年轻人可能会被无法解释的、奇怪的行为吓到。有时候他们担心他们做的一些事情或者可能做的事情会让患者的病情更加糟糕。与年轻人讨论他们的担心并不断安慰他们是很重要的。

有一个家庭，家里孩子的年龄跨度从 10~16 岁，他们和我们分享了一些基于他们经历的想法：

- 不要假设你知道年轻人在想什么；
- 孩子们，特别是小孩子们，同样会产生怜悯、悲伤和同情的感情；
- 经常与孩子们谈论正在发生的事情；
- 这种疾病产生的影响在患者进入养老院后还会长时间存在，因此，以后与孩子们聚在一起的时候还可以继续讨论这些事情。
- 努力让所有的孩子平等地参与到患者护理中来。孩子们发现被别人依靠是一件很难的事情，或者感觉到被忽视。分担护理责任能让他们多一份责任感。
- 与痴呆患者最为亲近的父母需要顾及自己孩子们的感受，以及她的悲伤和痛苦会对孩子们造成怎样的影响。有时候父母因为遇到的麻烦事感到筋疲力竭，以至于常常忘记了孩子们的需要。父母的行为对孩子产生的伤害和疾病本身是一样的。

也许对于有孩子的家庭来说，最大的问题就是父母的时间和精力需要分配到痴呆患者和孩子两个方面——对于这两方面投入再多的时间和精力都不够。为了应付双重的负担，你需要利用好一点一滴的帮助——其他家人的帮助、社区的资源和时间，对你来说就是补充情感上和身体上的精力。你可能发现自己挣扎在孩子和痴呆患者之间，一方面忽视了对孩子们的照顾，另一方面也怠慢了"孩子气的"或者要求不断的痴呆患者。

当患者的情况恶化的时候，你的困境就可能出现了。记忆力不断下降的患者需要越来越多的护理，由于患者的攻击性越来越强，孩子可能会感觉在家里待着不舒服。你可能没有足够的体力和精力去考虑儿童或者青少年以及痴呆患者的需求。孩子在这样的环境中成长，可能会遭受患者的疾病带来的痛苦。

你可能需要做出艰难的决定——送痴呆患者去养老院，来营造出一个比较好的家庭氛围。如果你面临这样的选择，你和孩子们需要一起讨论应该做什么事情，仔细讨论你们的决定对每一位家庭成员的影响是什么。"我们可能没有那么多钱去看电影了，但是我们也不用忍受爸爸整晚大喊大叫了。""我们可能要搬家，你也要转学，但是你可以带朋友来家里玩。"不要让孩子们感到选择就是基于他们的需求考虑的。让他们知道每一个决定都是对家里所有人的最好选择。

你的医生、牧师或者咨询师的支持在这种时候对你都会有很大的帮助。当家人们知道自己并不孤单时能够更容易地做出决定。

·青少年

青少年因为家中的患者有"古怪的"行为而感到尴尬，不愿意带朋友来家里玩，讨厌患者对你的需求，或者因为患者不能够记得他们而感觉受到了伤害。同时，青少年特别富有同情心，乐于支持别人，有责任感和无私。他们的身上通常有未受影响的人道主义和善良的品质，这会让人感到振作和有帮助。当然，他们也会产生混合的感觉。像你一样，他们因为看到爱的人发生了翻天覆地的变化而感到悲伤，同时也会感到怨恨或者尴尬。这些混合的情感导致了行为的复杂，常常让其他家人感到疑惑不解。无论家里是否存在问题，度过青春期对于年轻人来说都比较艰难。然而，许多成年人回头再看，发现与孩子们一起分担家庭困难有助于他们成长为成熟的成年人。

确保你身边的青少年能够理解疾病的本质并且了解正在发生的事情，与他们进行开诚布公地交谈。委婉地做出解释可以起到很大的作用。隐瞒实情不会让孩子们得到多少益处。让青少年参与到家庭、群体讨论以及与卫生健康专业人士的会议中来，这样他们可以更好地理解正在发生的事情。

当你还没有筋疲力尽的时候，离开痴呆患者一段时间，与你的孩子们保持良好的关系，倾听他们感兴趣的话题。请铭记孩子有除了疾病和目前这种状况之外的其他的生活。努力找一些远离患者的地方给他和他的朋友们。

请记住你可能因为面对的事情而失去耐心或者过于情绪化，再次申明：一段时间的休息会有助于你对孩子更耐心。

当孩子的祖父母搬进你家住的时候，让祖父母和孩子都知道谁来立规矩，谁才能惩罚教育孩子非常重要。祖父母非常健忘，你的孩子可以<u>从你那里</u>知道他们应该做些什么来避免争执和矛盾。例如，"奶奶说了不让我约会"或者"爷爷说我该关电视了"。

如果痴呆患者的孩子正处在青春期，就意味着这些孩子在他们人生最关键的时期失去了一位家长。同时，他们必须面对疾病以及由此导致的无休止的问题。如果没得病的那位家长被看护痴呆患者的重任耗去全部精力并感到心烦意乱，孩子们同样能够感受到正在失去这个家长。

在这种情况下，你正面临着难以承受的压力。你必须获得足够的帮助才有助于你保持身心健康，并且继续照顾你的孩子。因为比起与父母在一起，孩子们觉得在外面更舒服，所以请亲戚、老师或者教友担任"特殊朋友"的角色。一些阿尔茨海默病协会分会为年轻人提供互助小组的服务，同样可以建议他们阅读第十四章的内容。

有许多关于痴呆的书籍专门针对的读者群是儿童和青少年，请你在把这些书推荐给孩子之前自己先研读一遍。

第十二章　如何护理对你产生影响的痴呆患者

痴呆患者的家人告诉我们当他们照顾患者的时候，经历了多种感情的变化，他们感到悲伤、沮丧和孤独，也会感到生气、内疚和充满希望，还会感到疲惫和抑郁。面对慢性疾病，情感上产生压抑是很正常的而且是可以理解的。有时候，痴呆患者的家人发现他们自己会被这些感情折磨得不堪重负。

人类的情感很复杂，并且因人而异。在这一章的内容中，我们尽量避免过分地将情感单纯化或者只提供简单的解决办法。我们的目的是提醒你产生这种情感的情况并不少见。

情感上的反应

人们处理感情的方式不同，一些人出现这样的感情之后感到非常紧张，另一些人却不这样。有时候人们认为某些特定的情感是不能接受的——他们不应该有这种情感，或者如果他们产生了这些情感，没有人能够理解。有时候，他们觉得自己的情感别人不能理解，因此感到孤独。

有时候，人们拥有复杂的情感。一个人可能对同一个人既产生喜爱又产生厌恶，或者家人又想让患者在家里待着又想让患者去寄宿护理院或者养老院。拥有混合的情感看似不合逻辑，但是很常见。人们常常意识不到自己产生了混合的情感。

有时候人们会害怕强烈的感情，也许是因为这样的感情让人感到不舒服，也许他们担心可能会做出一些仓促的决定，或者因为考虑到别人会如何看待他们。我们的这些感情和其他反应的产生都比较常见。事实上，我们中的大部分人都曾经有过类似的反应。

我们并不认为只有一种"正确的"方法可以处理情感。我们认为认清楚你的感觉以及你为什么会产生这样的感情，这是很重要的，因为你的感情会影响到你的判断力。一些未被认识到的或者未被承认的情感可以影响到一个人的决定，他会按照不理解或者没有意识到这些感情来进行处理。你可以承认和认识自己的感情——对你自己和其他人——但是你也可以选择何时、何地以及是否表达或者处理它们。

有时候，人们担心不表达自己的情感会引起"压力相关"疾病。假设你知道自己常常因为痴呆患者的行为而感到生气，但是你不会对她发脾气，因为这样会让她的行为更加糟糕。你会出现偏头痛、高血压或者皮疹吗？压抑感情对身体有害的看法普遍存在，但是没有证据来支持这一观点。然而，偏头痛、高血压和焦虑的病因复杂多样。与你的医生进行交谈，看看能够采取什么治疗措施，例如锻炼、放松和瑜伽，都会对你有帮助。我们认为，当家人意识到并且承认痴呆患者愤怒的行为是疾病的症状时，就能感觉到不那么沮丧和生气，可以更好地照顾患者了。

阅读这部分内容的时候，请记住每一个人和每一个家庭的情况是不同的。你可能没有这些情感，我们讨论这些情况主要是想帮助那些感受到生气或者沮丧、疲惫或者悲伤等情绪的家人。当你感受到其中某一方面的情感时再来参考本书的内容，而不用通读这部分的内容。

· 生气

感到沮丧和生气是可以理解的：这些事情发生在你身上的时候你感到气愤；当你不得不照顾患者的时候你感到气愤；因为痴呆患者的激怒行为你感到生气；因为陷入了这样的境地你也会感到生气。

一些痴呆患者出现一些过激行为，这让大家觉得无法与他们生活在一起。你为此生气并且有时候会对患者大喊大叫或者与他发生争执是可以理解的。

帕隆博夫人感到她不应该对丈夫生气。他们有一段美好的婚姻，她知道因为疾病的原因他不能够控制自己的行为。她说："我们一起去儿媳家吃晚餐，我从来没有对我的儿媳妇产生过意见，我认为她不理解乔。当我们走进她的家门，乔向四周看了看，然后说：'我们回家吧。'我向他解释我们要在儿媳家吃晚餐，但是他一直说：'我不喜欢这里，我们还是回家吧。'"

"我们坐下来吃晚饭，每一个人都显得很紧张。乔不想说话也不愿意把帽子摘下来。晚餐一结束，他又想要回家。我的儿媳走进厨房，把厨房门使劲关上，从厨房里传出了摔盘子的声音。我的儿子让我跟他走进一间小屋，这个时候乔一直大声叫喊：'她要毒害我们，我们快离开这里吧！'"

"我的儿子说他爸爸毁掉了我的生活，他不应该这样做，这不是疾病引起的，这是因为他心中有愤恨。他说我应该采取措施来制止这些行为。"

"后来我们开车回家，一路上乔都在抱怨我开车开得不好，他总是这样。当我们一到家，他又开始不停地问我时间。我说：'乔，安静一会儿吧，去看会儿电视。'他说：'你为什么从来都不和我说话呢？'我终于忍不住了，开始对他大喊大叫，持续了很久。"

像这样，患者不断发作会耗尽周围人的耐心，即使是最有耐心的人也会忍受不住。而且患者发作的时候正是我们感到最疲惫的时间。有时候最令人心烦的事情看起来都是一些小事情——但是小事情日积月累就会导致爆发。

杰克逊夫人说："我和妈妈的关系从来都不太好，自从她搬来和我们同住，我们的关系变得相当糟糕。她在半夜起来收拾行李。"

"我起来告诉她：'妈妈，现在是半夜。'我不断向她解释她为什么要住在这里，但是我也在不断地想着，如果我今天晚上睡得不好就会影响到明天的工作。"

"她回答说她要回家，我就告诉她她就住在这里，每天半夜两点钟的时候我们就开始争吵。"

有时候，痴呆患者可以把有些事情做得很漂亮，但是有些事情却做不好，特别是两件看起来相似的事情。或者当别人要求她做一件事情的时候她能够做得很好，可是换成你要求她做，她就不能够完成。当你感觉到她可以做得更多或者她表现出故意要"惹怒你"时，这是令人难以忍受的。例如：

格雷厄姆夫人说："她在我姐姐家可以洗盘子和收拾餐桌，但是在我这里她拒绝做这些事情或者把事情搞得一团糟。现在我想原因可能是我要上班，她知道我下班回到家后很累。"

承担绝大部分照顾患者责任的那个人常常感觉其他家人对他的帮助不

够多，对他指手画脚，或者不经常来看望患者，因此心中的气愤慢慢积聚起来。

有时候，你会对医生和其他专业人士生气。有时确实是事出有因，而有时候，你可能知道他们已经尽力了，但还是会对他们很生气。

有宗教信仰的人在这个时候可能会向上帝发问，为什么让他承担这么多的事情和痛苦。他们可能感受到对上帝发怒是罪恶的，或者对自己失去信仰感到恐惧。这样的感情也许让他们在最需要信仰的时候失去了信仰，因为信仰不能够提供给他们力量和安慰。与这样的疑问做斗争也是信仰的一部分。

> 一位牧师说："我在想上帝怎么会这样对待我。我不是一个完人，但是我已经做到最好了。我爱我的妻子。这个时候我也认为我没有权利来质问上帝。对我来说这是最困难的。我想我一定没有胆量质问上帝。"

绝不要让任何人使你对上帝感到气愤从而让自己感到内疚。现在已有许多有思想有意义的作品，专门讨论对上帝产生愤怒或者质问上帝为什么会允许这样的事情发生。其他人也因为这些事情处于斗争之中。诚实地与你的牧师、神父或者拉比（犹太教导师）进行交谈，这样会让你感到舒服和安心。

请记住，作为一个人，因为面对导致痴呆的疾病带来的负担和损失而产生怒火是再正常不过的事情了。

向痴呆患者发火会让患者的行为和症状更糟糕。她的疾病让她在面对你的愤怒的时候，不能够做出理智的回应。你也许发现当你找到其他方法来控制你的怒火和问题的时候，也同时能够改善她的症状和行为。

处理怒火的第一步是理智地分析痴呆患者能够做些什么，并且要记住患者这些令人生气的行为是由受损的大脑引起的。如果你不确定患者是否能够停止她的行为，请向你的医生或者其他专业人士进行咨询。例如：

> 一名职业治疗师发现格雷厄姆太太的姐姐家里使用老式的洗碗机，那是她妈妈在生病前一直使用的款式。但是格雷厄姆太太家里是新式洗碗机，因为她妈妈的大脑受到损害，不能够再学习简单的新技术，所以不知道该怎么使用。

要改变患者使人烦恼的行为可以通过改变环境或者日常安排来实现。哪怕只知道患者令人不悦的行为是由疾病造成的以及患者不能够控制自己的行为也可以提供一些安慰。

区分自己到底是因为患者的<u>行为</u>还是因为患者<u>本人</u>而感到生气常常是很有帮助的。患者患有疾病，常常不能够控制自己的行为。当然，行为是令人感到愤怒的，但是并不是针对你个人。导致痴呆的疾病不会让患者变得具有故意侵略性，因为患者已经失去了主动策划某个行为的能力。帕隆博太太的先生并不是故意辱骂家人，他的行为是由疾病造成的。

知道其他家庭和专业的护理者也遇到了同样的问题你会觉得好一些。

> 库尔茨夫人说："我不想让我的丈夫去日间看护中心，但是我这样做了。当我知道他一直存在的问题让经过培训的专业人士也很生气时，我感到轻松了不少，并不是只有我会这样发脾气。"

许多家庭发现与别的家庭一起讨论有助于消除沮丧和烦躁的情绪。

有时候，需要找到挫败感的其他出口：与其他人进行交谈、清理橱柜或者劈柴，还有以前你一直用于排解挫败感的方法。一项充满活力的体育运动，走一段长路，打电话给朋友或者花一些时间放松一下，都可能对你有好处。

·尴尬

有时候，痴呆患者的行为症状令人感到尴尬，陌生人常常不能够理解正在发生的事情。

> 一位丈夫说："一走进杂货店，她就在货架之间走来走去，把货架上的东西撞下来，像一个学步的小孩子，人们总是盯着她看。"

> 一个女儿说："每一次我们要给妈妈洗澡的时候，她就打开窗户大呼救命。我们该怎么向邻居解释呢？"

这些经历确实让人感到尴尬，但是当你与别的家庭交流这些经历的时候，你的尴尬程度会逐渐减轻。在互助小组，参与进来的家庭常常发现这些事情最终会被一笑了之。

向邻居解释常常可以获得他们的理解，你也可以给他们一些关于导致痴呆的疾病信息的小册子，这样你的邻居对这些需要治疗的疾病能够了解得更多。尽管人们对阿尔茨海默病的知识越来越了解，但是仍旧存在一些误解。你向邻居解释疾病以及导致的行为症状，就属于传播相关知识。

偶尔，一些不太敏感的人会问一些不礼貌的问题，例如"为什么他会这样做"或者"她怎么了"。有时候，一个简单的回应就是最好的回答，例如"你为什么这样问"。

> 一位鼓起勇气的丈夫说："我仍旧带着妻子外出就餐，我不喜欢做饭，她也喜欢去外面。我不理会邻桌的人投来的目光。这是我们过去一直喜欢做的事情，并且我们仍旧喜欢这样做。"

有些家庭不愿意把问题曝光在公众场合下，更愿意"在家里"。这样对有些人来说比较好，但是朋友和邻居都知道你们存在问题，如果你们坦白地告诉他们问题在哪里，他们会更多地帮助和支持你们。导致痴呆的疾病非常折磨人，一个人几乎无法应付。患上痴呆并不是一件耻辱的事情。

· 无助

当家人面对导致痴呆的慢性疾病时，常常会感到无助、软弱或者泄气。这些感觉常常在不能找到可以理解这类疾病的医生或者其他专业人士的时候变得更糟糕。我们发现痴呆患者和家庭自身就拥有许多资源，有了这些资源，他们就能够战胜无助的情感。有许多方法能够改善患者和家庭的生活质量。我们给你一些可以开始着手解决的地方的建议：

- 如果你想要照顾到方方面面，事情会变得更糟。相反，应该把精力集中在一些你能够改变的小事情上。
- 一次花一天的时间。
- 了解疾病知识。阅读并且讨论别人使用的方法。
- 与面对同样问题的家庭进行交谈。阿尔茨海默病协会有专门的社交网络，在"聊天室"里你可以看到其他家庭的问题，也可以与大家交流你的问题。许多社区里也有互助小组。
- 参与到交换信息、支持研究以及联络他人的活动中去。
- 与你的医生、社工、心理医生或者教友讨论你的感想。

·内疚

家人有内疚感很常见：因为过去对待患者的方式，因为对她古怪的行为感到尴尬，因为对她发了脾气，因为心里祈祷不承担护理重任，因为考虑让她去养老院。总之有很多原因，有大有小，也有一些很重要的原因。例如：

"我妈妈的病破坏了我的婚姻，为此我不能够原谅她。"

"我向迪克发了火，扇了他的脸，尽管我知道他有痴呆，不能控制自己。"

你可能因为花费了一些时间和你的朋友在一起，而没有去照看你爱的人，特别是当这个人是你的配偶，而且你们习惯一起做大部分事情的时候，你可能会产生内疚感。

你可能模糊地感觉到自己的内疚，但是不知道缘由。有时候人们就是感觉到痴呆患者<u>让</u>他们产生了内疚感。"向我保证你不会让我去养老院"或者"如果你爱我，你就不会那样对我"，这些话是痴呆患者常常对你说的会让你产生内疚感的话。

你可能因为必须做一些剥夺患者独立性的事情而产生内疚感。不让患者开车、不让患者独自居住，这对于家人来说很难做到。照顾痴呆患者常常让人感觉到内疚，因为需要不断要求照料者为以前完全有能力的人做决定。

当你知道该让患者去寄宿护理院或者养老院的时候，你也会因此产生内疚感。在花费你继承来的遗产时你会产生更多的厌恶（参见第十六章）。许多家庭都经历了同样的困境，但是并没有让这件事情变得简单。

有时候当一个和我们关系很近，但我们一直不喜欢的人患上导致痴呆的疾病时，我们也会产生内疚感。

"我们从来没有喜欢过妈妈，现在她得了这个病，要是当初我能够和她多亲近一些该多好啊！"

有些时候，家人会责问自己是否自己做过的事情或者没有完成的事情导致了这种疾病。有时候，当患者的情况出现恶化时，护理者会感到负有责任。你可能会认为如果你当初多花一些时间和她在一起或者让她活动得多一点，她可能不会变得这么糟。你也可能认为是手术或者住院"导致了"这种疾病。

问题是，当没有意识到为什么会产生内疚感的时候，这些内疚感会干扰你对将来的决定，并且很难判断做什么事情是对痴呆患者和其他家人负责并且是正确的。当你能够意识到这些感情的时候，就不会感到惊讶或者难以控制了。

第一步是承认内疚感确实是一个问题。当内疚影响到你做决定时就成了一个问题。如果你被内疚影响到了，你必须做出一个决定。你是准备让自己一只脚陷进内疚感的泥沼之中呢，还是想让自己明白"该发生的事情已经发生了"，已经没有办法来补救一些事实了，现在应该向前看了呢。例如你从没有喜欢过你的妈妈或者你扇了痴呆患者一巴掌。但是，内疚感让我们更倾向于找到一些补救的方法，基于目前最有利的情况做出决定和计划，而不是让我们来接受这些现实。例如：

> 邓普斯夫人从来都没有喜欢过自己的母亲。当她开始能够独立生活的时候，她就急不可耐地搬出了家，并且仅在不得已的情况下才给妈妈打电话。当妈妈患上痴呆以后，她让妈妈和她一起住。迷迷糊糊的妈妈破坏了家庭的平静，每一个人在夜晚的时候都睡不了觉，这让孩子们感到烦躁不安，并且让邓普斯夫人筋疲力尽。当医生推荐她应该让她妈妈住进养老院的时候，她感到更加烦躁。尽管让妈妈住进养老院对每个人来说都会更好，但她还是做不到。

如果在一段关系中，内疚感没有被认识到，这些内疚感就会彻底颠覆你的行为。也许当面对需要照顾慢性疾病患者的问题时，就是认识自己并不喜欢她的真实想法的好时机。你可以在本着不会被不喜欢她的想法影响的宗旨下选择是否照顾患者。我们面对我们喜欢或者爱着的人的时候，常常会失去控制力，仅管一些人不是那么可爱，但是我们能够控制我们对待他们的行为和方式。当邓普斯夫人能够面对她并不喜欢她妈妈的事实，并且认识到她因此产生了内疚感的时候，她就能够采取进一步行动，让她妈妈住进条件良好的养老院了。

当痴呆患者说"你要保证不会送我去养老院"时，你要记住有时候这个人不能够做出负责任的决定，你必须根据你的责任做出决定，而不是内心的内疚感。

不是所有的内疚感都是因为出了大事情产生的，或有碍你做出正确的决定。有时候你也会对小事情产生内疚——对痴呆患者态度不好或者当你感到疲惫的时候对她大声说话。说出"对不起"就会消除误会，你也会感到更好受一些。迷迷糊糊的患者常常因为健忘会在你之前忘了发生的事情。

如果担心是你导致患者患上这种疾病或者情况变得更糟糕，你最好尽全力了解这种疾病，并且与患者的医生进行交谈。

总的来说，阿尔茨海默病是一种进展性疾病，你或者你的医生都不能够阻止疾病向前发展。阻止或者逆转血管性痴呆也不太可能。让患者保持活跃状态虽然不会阻止疾病的进展，但有助于患者发挥未受损的能力。

痴呆患者的症状常常在生过一次病或者住过一次院以后变得明显，但是如果观察得足够仔细就会发现在这之前的几个月或者几年患者就已经出现了症状。

如果你没有感觉到别人为你做的事情和你自己做的事情是正确的，你需要提醒自己最重要的是痴呆患者能保持身体健康，你在照顾患者之外的生活也要有意义和完美。休息和朋友的陪伴会让你坚持下去。

当内疚感阻碍你做出明智决定的时候，你会发现把整件事情拿出来与一位善解人意的咨询师、牧师、亲密的朋友或者其他家庭进行交谈很有帮助。这样你可以更加轻松地面对今后的生活。知道大多数人也会做类似的事情有助于正确地看待烦人的内疚感。如果你已经竭尽全力，仍旧感到内疚感没有减轻，这也许是抑郁的症状。我们将在本章的后面部分讨论看护者的抑郁情绪以及应该如何处理。

·欢笑、爱意和喜悦

导致痴呆的疾病不会让患者马上失去享受爱或者喜悦的能力，也不会让她失去笑的能力。尽管你的生活常常看似充满了疲劳、沮丧和悲伤，但是你拥有快乐情绪的能力没有消失。快乐似乎被麻烦替代了，但是事实上有时候它会在不经意间出现。医学传教会的米利亚姆·特雷泽·温特尔在她创作的一首歌曲里这样写道：

> 我看见雨滴落在了我的窗户上
> 幸福如雨

笑声穿过我心中的痛

溜走了，然后又再次出现

快乐如雨

笑声也许是我们拥有的一种天赋，能够帮助我们在面对烦恼时保持清醒的头脑。如果你感到痴呆患者做错的事情很好笑，你没有必要为此感到很糟糕。她可能会和你一起大笑，即使她不能确定什么事情这么有趣。

幸运的是，爱不是依靠智商存在的。把注意力集中在你和其他人仍旧使用的、表达你们对痴呆患者喜爱之情的方法上。

· 悲伤

当疾病出现恶化，患者发生一些改变的时候，你也许会感觉到失去了对于你来说十分重要的一个同伴和一段关系。你也许因为"她从前的样子"而感到悲伤。你可能发现自己莫名地感到悲伤或者沮丧。有时候小事情也会让你感到不开心或者让你大哭起来。你也可能感受到哭泣或者悲伤正在你的身体里蔓延。这样的情绪时有时无，你也在感到悲伤和感到充满希望之间不断转换。伤感常常与抑郁或者疲惫混合在一起。这样的感情也是悲痛的一部分。

我们通常认为悲痛在经历亲人死亡之后比较容易出现。但是，当你面对损失的时候，悲痛也是一种自然情感的反应和流露，因此对于一个深爱着慢性疾病患者的人来说这也属于正常的情感。

因死亡而产生的悲痛常常在一开始的时候让人感到根本无力的抵抗，但是随着时间的推移逐渐减轻。而因慢性疾病产生的悲痛会不断增加。你的感情也许会在因为患者出现好转而充满希望，以及因为不可逆转的病情而气愤和悲伤之间进行转换。当你认为你刚适应了新的情感状态时，患者又发生了改变，你将会重新经历悲痛的情绪。悲痛情绪无论是因某人死亡而产生还是因为照顾痴呆患者而产生，都是因为对你来说重要的人失去能力而产生的完整情感。

有的家庭说因为他们必须面对患者的情况不断恶化，所以他们因正在失去所爱的人而产生的悲伤会越来越重。

欧文斯夫人说："有时候我希望他去世了，一切都结束了。似乎他的状况一天比一天更不好。当发生新情况的时候，我觉得我不能忍受了，但是慢慢地我又习惯了，可是一些其他的事情又发生了。我一直在寻找一个新大夫，一种新的治疗方法，或者一个奇迹。好像我正在一个情感跑步机上不断向前，我的精力一点一点地被耗尽。"

一些由导致痴呆的慢性疾病引起的特定改变看似难以忍受。我们所爱的人的特别之处对于我们而言就代表了这个人的形象："他总是做出决定的那个人"或者"她一直很友善"。当这些事情发生改变时，可能会引起悲伤的情绪，有时候这种情况不能被不了解情况的人理解。例如，当患者不能够走路或者清楚地理解别人的意思时，她的家人就会马上感到失去了她的陪伴。

丈夫或者妻子失去了另一半，这不仅仅意味着失去一个人，还意味着要面对一系列的新问题，我们将会在下面的"作为配偶独自生活"部分进行讨论。

另一个问题是伴随着死亡产生的悲痛情绪可以被理解、被社会接受，但是伴随着慢性疾病产生的悲伤情绪常常被朋友和邻居误解，特别是当痴呆患者看起来还健康的时候。你的损失不像亲人去逝那样直观可见。一些人也许会说"你就庆幸你丈夫还活着吧"或者"坚强点吧"。

没有简单的办法可以缓解悲痛。也许你终究有一天会找到缓解的办法，就像别人一样。当你与同样和痴呆患者一起居住的人分享你的经历时，你会发现你的悲痛会有所缓解。你可能想把悲痛留给自己，不愿意让别人和你一起承受这些负担。但是，与别人一起承担会让你好受一些，也会给你更多的勇气继续照顾各项功能正在衰退的患者。

· 抑郁

抑郁是悲伤和沮丧的感觉，有时候很难区别抑郁和悲伤，抑郁和生气，或者抑郁和焦虑。有慢性病患者的家庭常常感到悲伤、抑郁、沮丧或者情绪低落，日复一日，长此以往。有时候他们感到冷漠或者无精打采。抑郁的患者可能也会感到焦虑、紧张不安或者易激怒。有时候他们没有胃口，晚上睡觉也有问题。精神抑郁的经历是非常痛苦的。我们感到非常难受，并且希望能够从悲伤中解脱出来。

导致痴呆的慢性疾病会对我们的情感造成损伤，并且会造成情绪低落，有时候适当的心理咨询有助于减少你的抑郁情绪，但是咨询不能解决导致抑郁出现的实际问题，仅仅能够帮助你去处理这些问题。许多家庭发现与互助小组里的其他家庭分享经历和情况会有帮助。还有些家庭发现离开痴呆患者一段时间，做一点自己想做的事情或者与喜欢的人一起待段时间，可能会有帮助。当你不能够获得足够的休息时间时，你的疲劳会让你的沮丧情绪加重。寻找帮助，你就能够获得休息时间，振奋精神。但是沮丧和抑郁可能会挥之不去——这是可以理解的。

对于一些人来说，抑郁超出了——或者不同于——长期护理导致的、可以理解的沮丧或者意志消沉。如果你或者家里的其他人出现了在第 230~232 页列举的任何一种或者几种情感，请找一位能够帮助你的医生，或者请他介绍心理咨询师给你。这样的专业人士会提供给你很多帮助。

有时候，护理者会采用酒、镇静药或者安眠药来帮助自己，事实上，酒和药物都会增加你的疲劳和抑郁，耗尽你剩下的最后一点力气。如果你有这种情况，你不是个例：许多其他的护理者也有相同的情况，但是最重要的是你现在就去寻求帮助（参见第十三章）。

· 被孤立和孤独感

有时候家人会感觉到自己在独自面对问题。当我们问一位痴呆患者的妻子，"自己独自面对这些难题时的感觉是什么"的时候，她回答到"绝望"。特别是你身边的人以前一直和你共同分享、共同分担，但是现在发生了巨大改变之后，你会感觉到非常孤单。

这是一种痛苦的感觉，我们都是独立的个体，其他人不能够真正理解我们正在经历的事情。当人们面对痴呆的时候，孤独感并不少见。保持与其他人的联系——你的家庭、朋友、有亲戚患有痴呆的其他人——能够减少你的孤独感。与别人分享你的经历有助于你认识到别人有着与你相似的孤独感。当你感觉不再能够维持你和痴呆患者之间的关系的时候，会逐渐发现朋友和家人也献出了他们的爱心和支持。

· 担忧

有谁没感到过担忧呢？如果在书里罗列人们担心的事情，恐怕会写上很多页，其实你已经了解了这些担忧。这些担忧确实存在并且问题严重。担忧集合了抑郁和疲劳，并且针对家庭生活面对的每一个问题。每一个人都有缓解担忧的办法：一些人看似能够摆脱严重的问题；一些人会被琐事一点点耗尽体力；我们中的大多数人处于这两种情况的中间状态。我们中的大多数人还发现，深夜里我们一直在床上清醒地躺着，忧心忡忡，其实并不能解决问题，只能让我们感觉更加疲惫。这样的担忧是不可避免的，但是如果你常常这样做，你需要找到其他方法来控制你的问题。

> 一位女士在她的人生中面对着一些真实的、糟糕的、有可能发生的事，她总是担心着："我不断自问什么事情是最糟糕的。我们可能花光所有的积蓄，失去住所。但是我知道我们不可能饿死或者无家可归，我好像没有以前面对最糟糕的事情那会儿那么担心了。"

·充满希望和变得现实

当你与患者的疾病做斗争时，你可能发现有的时候你在追逐着患者有可能被治愈的每一线希望，即使之后你又因此感到沮丧和失落。你可能发现自己不能够接受医生告诉你的不好的信息，你也许会再去看别的医生，一个接一个，花费更多，得到更多的治疗意见。你可能会发现自己拒绝相信确实出了问题。你可能发现其实没有什么好笑的事情，你也能咯咯地发出笑声或者表现得很傻。有这样的感觉是很正常的，这常常是我们的大脑对不希望发生的事实妥协的结果。

有时候，忽略问题当然会危害到痴呆患者的生命和安全（例如，如果患者不能够安全驾驶或者独自生活时，还让她继续驾驶或者独自生活）。盲目寻找一些无用的治疗意见，会耗费大量的体力、精力和财力，但是有时候咨询其他医生也是一种明智的做法。

对于许多家庭来说，希望和沮丧交织在一起的情感经历非常常见，当专业人士给出的意见相互矛盾时，问题会变得复杂。

大多数家庭发现在希望与现实的妥协中可以找到合理的平衡。你知道该做什么吗？

要知道我们正走在伟大的研究道路上，距离取得突破性进展还有相当长的一段路，或者我们可能比较接近了。奇迹确实会发生，但是不会经常出现。

问问你自己是否经常换医生，只为听到一些好消息。如果你的做法对于痴呆患者来说，让情况变得更加困难或者具有风险，你需要重新思考你的做法是否恰当。你是否忽略了患者的损伤？继续驾驶、做饭或者独自生活是否会给患者带来风险呢？

让你信任的医生来医治痴呆患者，确保这名医生非常了解痴呆这种疾病，并且了解目前的研究进展。避免吹嘘"可以治愈"的医生。在现有的信息中，你需要清楚地知道，哪些是被夸大，哪些又是缺乏细节支持的。

你自己也需要了解正规的研究目前进展如何，参加阿尔茨海默病协会以及当地的相关团体组织了解新的知识。

虐待痴呆患者

"有时候我实在无法忍受。我的妻子总是让我翻来覆去做同一件事。我真想把她绑在轮椅上，然后一起外出散步。我感到有这样的想法很糟糕，但是我实在忍受不了了。"

"我妈妈总在自己身上又抓又挠，直到出血。医生说我们必须阻止她的行为。我尝试了各种方法，直到有一天，我猜我失去了理智：我抓住她，不断地摇晃她的身体，对她大喊大叫。她就那样看着我，然后哭了出来。"

"我从没有打过我妻子，但是我快被她气疯了，我好像非常狠心：我告诉她如果她表现不好，我就把她送去养老院。一听说这个，她就开始哭闹。我知道她不能控制她的行为，但我不知道为什么我会这样做。"

看护是一件不容易的事情，产生沮丧的情绪是可以理解的：看护者承受了耗费大量精力的负担。也许你已经发现你打过、扇过你照顾的患者或者对她大喊大叫。也许你向自己保证不会再发生这种情况了，但是有时候还是会忍不住。

实际上，脾气变坏不是那么糟糕，这是一个你需要帮助、需要缓解压力的警示。看护者有怒气是很正常的，对痴呆患者大喊大叫也是常见的，但是应该注意这是你的消极情绪正在积累的标志。但是，打、推搡、摇晃或者捆绑患者是你失控以及需要帮助的标志。即使只发生了一次，这也是一个危险的信号。你也许需要离开患者一段时间；你也许需要有人和你说说话，谈谈你的沮丧情绪；你也许需要把全职照顾患者的任务交给其他人，也许是寄宿护理院或者养老院。如果你不能控制自己的脾气，并且做了一些你不愿意做的事情，你必须寻求你需要的帮助。继续处于沉默的孤独之中就会虐待患者。

联系最近的阿尔茨海默病协会分会。许多在阿尔茨海默病协会接电话的或者带领互助小组的人听说过很多这样的问题——或者他们自己也经历过。大多数的人将会理解也会帮助你找到保姆或者其他外界的帮助（参见第十三章）。

不是所有的人都能成为全职的护理者。如果需要护理的患者是你不喜欢的或者对你不好的人，你可能会把护理和其他感情混在一起。有时候，你能做的最负责任的事情是认识到其他人可以提供日常护理。

生理上的反应

·疲惫

痴呆患者的看护者常常感到疲劳，因为他们整天都在辛苦地劳动，晚上也不能获得足够的休息时间。但是，感到疲惫会加重看护者的抑郁情绪。同时，感到抑郁会让你更加疲惫。一直感到劳累是许多照顾痴呆患者的看护者都存在的问题。

在一些无关紧要的事情上不必竭尽全力去做，这样可以减少精疲力竭的情况出现。例如：

> 列文夫人说："他半夜里起床，戴上帽子，坐在沙发上。以前我总是穿好衣服劝他回到床上睡觉。现在我就让他坐在那里。如果他想穿上睡衣戴着帽子，没有问题。我现在不会为这担心了。我以前认为我每年必须擦两次窗户，每周打扫厨房地板。现在我不这么认为了。我必须把精力放在其他事情上。"

痴呆患者晚上能好好睡觉或者即使睡不着也至少是安全的，这对你的健康很重要（我们已经在第七章很细致地讨论了这个问题）。如果你在半夜里经常起来并且白天要照顾患者，你会感到筋疲力尽，就不能够保持一个规律的作息安排。我们知道你常常不能够获得足够的休息。但是，重要的是你必须认识到你能力有限这一点。我们建议你通读这本书，这样你可以找到避免耗尽体力的方法。

· 生病

疾病会伴随着抑郁和疲劳，心情沮丧和疲惫的人要比其他人更容易生病，并且感觉不好的人会更加疲惫和沮丧。

当其他人需要你来照顾时，如果你生病了，就会是一件比较麻烦的事情。如果你患上流感，谁来照顾患者？很有可能还是你。你可能感觉到别无选择，但是你只能继续耗尽你自己，并且希望自己不会彻底崩溃。

我们的躯体和意识是不能够分开的，也不是一方凌驾于另一方之上。这两个部分共同构成了一个完整的个人，这样完整的个人就不会那么脆弱——但是也不是无懈可击——在面对疾病的时候。

尽量做到减少疲劳，获得足够的休息。吃营养平衡的饭菜，做足够的运动。

安排一次度假或者离开患者一段时间，卸下看护者的职责。

避免自己沉溺于酒精、药物或者暴饮暴食。向专家进行咨询——一位好的医生——定期检查你存在的问题，例如高血压、贫血，或者慢性、不太严重的感染。

很少有人能做我们所能做的一切去保持身体健康，即使当我们没有其他严重问题的时候。当你正在照顾慢性病患者的时候，常常没有足够的时间、精力或者金钱去旅行，而造成这种状况的常常是你自己。但是，为了你自己，也为了痴呆患者，你必须保证自己的健康，这是非常重要的。

性生活

当你需要面对许多具有压力性的担忧时——慢性疾病、财务上的考虑等，可能你不太会考虑你的性生活。但是，人们都有被爱或者被抚摸的渴望和需求，并且性生活是成年人生活的一部分。你需要仔细考虑。有时候，性会成为痴呆这种疾病所面临的一个难题，但是有时候它仍旧是夫妻之间能够一起分享的东西。这部分的内容主要针对已经出现问题的夫妻，不要在读了这部分内容之后认为一定会出现这样的问题。

·如果你的配偶患有痴呆

尽管有所谓的"性解放"，但是大部分人，包括许多的医生，还是不愿意在公开场合谈论性，特别是涉及年龄较大的人或者残障人士。混合着对人类性爱的错误理解，痴呆患者的配偶或者同伴不愿意谈论这些事情，这会造成尴尬。许多关于性的文章并不能起到作用；涉及性的话题也不能与朋友讨论；如果有人鼓足勇气向医生咨询，可能他自己也会很快改变话题。

同样，性的问题，就像其他许多问题一样，当你了解了并且找到一个可以理解的人进行交谈之后，你就能够更加轻松地去面对。

一位大脑受损患者的配偶可能会发现，他们之间的关系发生如此巨大的变化之后，就不太可能享受性生活了。对许多人来说，性生活是否和谐仅仅取决于夫妻间感情的好坏，例如，你可能不会和一个你懒得搭理的人做爱。但是与一个发生了这么多改变的人享受性爱，似乎也是不"正确的"。

当你感到你要被照顾痴呆患者的繁重护理工作压倒的时候，当你感到疲劳和抑郁的时候，你不会对性产生兴趣。有时候，痴呆患者因为抑郁或者情绪不佳，失去了对性的兴趣。如果在早期出现了这种情况并且没有做出正确的诊断，很容易被误解为两人的关系出现了问题。

你可能和一个接受你照顾的人过性生活时会感到不舒服。

有时候，脑部疾病患者的性行为会发生一些改变，以至于她的伴侣很难接受或者控制。当患者不能够记住几分钟前发生的事情时，她可能还能够完成性生活，还有对性的欲望，但是常常会立即忘记这件事情，这让她的配偶或者伴侣感到伤心和孤独。一些这样的经历可能会让你不再想过性生活。

有时候，你整天照顾的患者可能会说："你是谁？你为什么在我的床上？"这样的事情会让你感到心碎不已。

有时候失忆会让以前温柔体贴的人忘记了性生活的前戏，这也会让她的伴侣感到沮丧。

大脑受伤或者脑部疾病偶尔会导致患者出现性欲旺盛的表现。本来护理患者的任务就很繁重，加上患者对性爱的频繁要求，这对配偶来说简直难以招架。这样的问题不多见，但是如果出现就很难解决。药物通常对这种情况无效，最多只能让患者安静一点。如果问题一直存在，你可能要考虑把患者安置到家庭以外的地方。当患者的性行为发生改变，这有可能提示患者的大脑受伤或者受损，患者也无能为力。对于你们的关系来说，这不是故意侮辱。

在性生活过程中，人们最迷恋的部分不是性交行为，而是抚摸、紧握和喜爱之情。有时候，因为一些客观原因，一些关系很好的夫妻也选择分房睡觉。有时候，一个以前感情丰富的人患上痴呆之后就不再能够接受别人的感情了。

> 毕夏普先生说："以前我和我太太睡觉之前常常抚摸对方，可是现在如果我把手搭在她的身上，她就会跳起来跑开。"

你该如何解决性生活的问题呢？就像其他许多问题一样，没有简单的方法。

重要的是你要从配偶的医生那里了解到患者大脑受损的本质是什么，以及它是如何影响性行为和其他各种行为的。如果你想要寻求解决这个问题的办法，需要确定咨询师是否具备资质。因为性生活是一个敏感的话题，一些咨询师不愿意去讨论这个话题，或者给出一些不正确的建议。咨询师应该在解决残障人士的性生活问题方面很有经验，并且能够很好地理解痴呆的性质。他应该清楚地知道自己对于老年人或者残障人士的性行为的态度是怎样的。有许多很优秀的咨询师与许多家庭一起谈论过性生活这个话题，并且不会对你说的事情感到震惊或者惊讶。也有一些打着性爱咨询师旗号的、态度冷漠的咨询师，你也不会想要寻求这类咨询师的帮助。

·如果患有记忆力或认知障碍的父母与你一起生活

到目前为止，我们已经讨论了痴呆患者的配偶所面临的问题。但是如果是你的父母患有痴呆并且和你住在一起，你也有自己的配偶，你婚姻的性生活部分就会受到严重影响，这也会影响到你们夫妻关系的其他方面。你可能感觉到太累了，不想过性生活，或者在晚上的时候不想一起外出，这样就失去了浪漫的情调。你的父母亲可能会在半夜里绕着房间徘徊，碰到东西，敲你的房门或者大喊大叫。很轻微的声音都可能让你好不容易哄睡着的父母马上醒来。当你因为护理工作太疲劳的时候，性生活可能会变得很匆忙，或者干脆不过性生活了。

两个人之间的关系依靠方方面面才能得以充实：聊天、一起工作、一起面对问题、过性生活。一个良好的关系可以因为某些事情被暂时搁置在一旁，但是不能太长时间。重要的是你要腾出时间和精力来维持良好的关系。在第十三章中将会总结讨论。你自己也需要在双方都不疲惫的时候，想办法创造你们需要的浪漫和隐私。

未来

为将来做好计划非常重要。痴呆患者的未来将会产生很大变化，如果你提前为这些变化做好准备，痛苦就会减少一些。

有些丈夫和妻子在双方身体都健康的情况下就一起讨论未来。如果你也可以这样做，当你今后需要为你的配偶做出决定的时候，你会感觉心里舒服一些。帮助健忘的患者谈论未来以及讨论她愿意怎样处置财产，可以帮助她感觉到这是她的生活，她可以控制她最后的人生。其他人不会去想这些事情，也不应该被强迫去做这些事情。

家人也许想要讨论将来会带来什么，也许每次都会说得多一些。有时候，对于一些家人来说，讨论未来过于痛苦。如果出现这种情况，你需要自己提前计划。

以下是一些你可以考虑的事情：

- 如果患者的疾病出现进展并且残疾程度不断加重，患者将会怎样？
- 她需要什么样的护理？
- 你将会如何为患者付出？
- 在什么情况下你的感情会被耗尽？
- 你必须考虑到其他哪些责任？
- 你是否还有配偶、孩子或者工作，同样需要占用你的时间和精力？
- 这对你的婚姻会产生什么影响，对你的孩子或者你的职业呢？
- 你在哪里可以寻求帮助？
- 其他家人可以给你提供什么帮助？

- 在对患者的护理方面，有哪些可用的经济资源？
- 如果你的钱财都花在患者的护理上，你又该怎样生活呢？为将来做好财务计划是很重要的，即使你和痴呆患者的收入不多。照顾重病患者花费很高（参见第十五章）。
- 患者的护理可以得到哪些法律援助？
- 你居住的环境是否对你照顾患者有一些不利因素？（你的家里是否有楼梯，患者无法爬上爬下？你是否住在一个大房子里，这样你很难维持房屋的整洁？你的住所是否离商店很远？你居住的地区是否存在严重的犯罪问题？）

随着时间的推移，你作为一个护理者，也会发生一些变化。从某些方面来看，你已经不是患者发病之前的那个你了。可能因为患者的疾病，你和朋友疏远了，放弃了自己的兴趣爱好，在学习接受这一慢性疾病的过程中你也许会改变你的人生观或者想法。你的将来又会怎样？你应该做些什么准备呢？

·作为配偶独自生活

我们知道丈夫和妻子会在一起考虑将来的生活，但是没有一个绝对"正确"的答案。每一个人都是独一无二的，对一个人正确的事情放在别人身上可能就不正确，只有你自己才能做出决定。然而，当你考虑这些事情的时候，有几个因素需要你来关注。

你的身份发生了变化。有时候，配偶感觉到他不再是一对夫妻中的一方（因为他们不再能够一起做许多事情，一起聊天或者互相依靠），也不是鳏夫。

有时候夫妻发现朋友们离他们越来越远，这对于关系良好的伴侣来说是一个难题。"夫妻"朋友常常也逐渐疏远，因为这些友谊是基于四个人的关系，但是现在发生了变化。当你不再能够让你的配偶也参加活动，而且你还有责任照顾她的时候，想要建立新的朋友关系是很难的。你可能也不想独自去交新朋友。

你可能在没有痴呆患者的陪伴下面对未来。统计数据显示，这些疾病会缩短患者的寿命。她可能在你之前去世，也可能因为病情严重需要住进养老院护理。重要的是，当你独自生活的时候，你还有朋友，也有自己的兴趣爱好。

> 一位患者的丈夫说自己想尝试着写下与痴呆患者住在一起的经历和感受。他说："我意识到我正在告诉别人我的情况在逐渐变坏。我放弃了我的工作来照顾她，我没有时间来做我喜欢的事情，慢慢地我们也不去拜访以前的朋友了。"

当疾病出现进展的时候，患者需要越来越多的照顾，你可能发现你自己越来越多地放弃自己的生活来照顾患者。朋友离你远去，没有时间来满足自己的兴趣爱好，你发现你独自和一个病人待在一起。

当患者病得非常严重必须住进养老院或者去世之后，你该怎么办呢？你的情况是否会出现"恶化"——变得孤独、失去兴趣爱好、寂寞、筋疲力尽？在漫长的疾病过程中，你需要你的朋友和兴趣爱好来给你支持，从看护的工作中解脱一会儿。当你独自一人生活之后你就更需要这些了。

即使让患者去寄宿护理院或者养老院居住，由其他人提供每日看护，使你拥有了更多自由时间，你可能发现自己仍像之前那样身负重担，感到压抑。给自己设定一个合理的、花在养老院的时间界限，为过渡期做好准备，并且计划重新开始自己的兴趣爱好并联系朋友（参见第十六章）。

虽然不是一个人，但是感觉很孤独，这种感觉是真实的。丈夫和妻子的关系常常随着痴呆的进展而发生改变。对于许多看护者来说，两人之间的关系仍旧有意义。对于某些人来说，这意味着对发生了改变的关系的一种不变的承诺。对于另一些人来说这意味着与其他人建立新的人际关系。

> 一位丈夫说："我会一直照顾她，但是我已经又开始约会了，她不再是跟我结婚的那个人了。"

> 一位妻子说："这是一个极其艰难的决定，对于我来说，内心产生的内疚是最难受的地方。"

> 另一位丈夫说："对于我来说，照顾她，遵守我的诺言是最重要的。她不再是以前的她了，但是这也是我们婚姻的一部分，我觉得这是一个挑战。"

有时候可能出现的情况是，当一方照顾着生病的另一方的时候，可能会重新恋爱。如果你出现了这种情况，你需要根据你的信仰和价值观来做出艰难的决定。也许你想和周围亲近的人谈论这个问题，可能"正确的"决定就是"适合"你的决定。家人常常发现自己的子女和公婆会很支持自己。

不是所有的婚姻关系都是快乐的。如果一段婚姻变得不愉快，夫妻双方正在考虑离婚的问题时，一方被发现患上了痴呆，疾病让决定变得更加艰难，一位好的咨询师可以帮助你分析清楚你的复杂感情。

在任何情况下，你都可能遇见关于新的关系、离婚或再婚的问题，并不是只有你这样。许多人也面临这些困境，并且得到了解决。

当你照料的亲人或朋友去世

当人们照顾的亲人去世的时候，常常会产生复杂的感情。一方面你为患者得到解脱感到高兴，另一方面你也可能为自己卸下重任感到庆幸，但是同时你也会感到失去亲人的悲伤。没有"正确"的感情能够适用于痴呆患者去世以后。一些人已经在之前流过很多眼泪，因而此时感到痛苦减轻了许多，而另外一些人却因为悲伤而感到精疲力竭。

和你信任的人讨论你的感情可能会有帮助。有时候，把事情说出来有助于你认清楚自己的感情和想法。如果你发现自己的感情一直在变化，请记住这是很正常的。

当你的时间、感情和精力集中在对患者的护理上时，你也许会发现当患者去世后，常常是很多年，你会变得无所适从。你已经和朋友们失去了联系，放弃了你的工作和兴趣爱好。卸下重任可能会让你同时感到放松和悲伤。

> 一位患者的妻子眼含泪水说道："现在当我出门的时候，我不用再告诉任何人该怎么联系我了。"

第十三章　照顾自己

痴呆患者的身体健康程度直接取决于你的健康程度。最根本也最重要的是照顾好你自己，这样才不会耗尽你的体力和情感。

当你照顾的患者患有导致痴呆的疾病的时候，你可能会感到伤心、沮丧、泄气或者陷入困境。你也许过于疲劳或者负担过重。然而造成你感到疲惫的原因有许多，最常见的一个原因是没有休息好。你可能会牺牲掉自己的休息时间、见朋友以及独处的时间来照顾痴呆患者。如果你身兼几种责任——家庭、工作和孩子——你自己的需求极有可能很难得到满足。

即使你不是全职照顾患者，可能也会感觉到留给自己的时间很少。可能一周有几天在下班的时候去养老院看望患者，或者在周末的时候照顾患者，这样看护者可以休息一段时间。无论你直接的护理任务是什么，你极有可能感觉到焦虑、伤心和沮丧。本书提供给你一些改善患者令人讨厌的行为的建议。患者的行为症状可以得到相当大的改善，但是不太可能完全消除，这还是会让你感到非常头疼。为了能够完成照顾患者的重任，你需要充足的休息，并且能够离开痴呆患者休息一段时间。

我们已经强调了行为症状是由大脑的损伤引起的，你或者患者自己都不能够阻止症状的出现。但是你的情绪能够影响患者的行为。当你手忙脚乱、情绪紧张或者易激怒的时候，患者也许能够感受到你的情绪。他可能也变得更加焦虑或者易怒，活动速度更慢或者开始出现一些令人厌烦的行为。当你休息够了，感觉比较好的时候，患者的表现会更好，感觉也更好。

作为一名看护者，你首先需要照顾好自己。你需要足够的休息时间以及离开痴呆患者一段时间。你需要朋友与你一起享受生活、分享你的经历，一起开怀大笑。你可能发现你需要其他帮助来应对你的消极情绪或者来处理家庭内部的争端。你也许决定参加别的家庭的讨论来交换意见、交新朋友，为痴呆患者找到更好的资源。

暂停下来

> "如果我能够远离阿尔茨海默病，"莫雷夫人说，"如果我能够有
> 一点时间去别的地方而不去想这个病该有多好啊！"

对于你来说，需要一天 24 小时照顾患有导致痴呆的疾病的患者，有时间进行规律的休息是绝对重要的。你需要一些时间休息，并且只为自己做一些事情。你可以坐下来、不受任何干扰地看电视，或者整夜睡觉。你也可以一周外出一次或者休假。我们不能够过分强调这一点的重要性。持续护理痴呆患者的工作会一点点地耗尽看护者的体力和精力，看护者很有可能在重压下崩溃。

能够找到别人来帮助你、一起谈话、分担你的问题是很重要的。我们知道想要找到照顾你自己的方法比较困难，可能没有能够理解你的朋友，你的家人也不愿意帮助你，你也不会有机会离开痴呆患者一段时间。患者可能拒绝与别人在一起，或者你无力支付看护费用。找到方法满足你的需求可能需要花费精力和心思。但是，你又必须得做这些事情。

如果很难找到能够让你休息一会儿的外界资源，也许你能够拼凑一下暂托项目的资源。例如：

> 库克先生说服日间看护中心每周照顾她妻子一天的时间，他也同意教工作人员怎样照顾他的妻子。他的儿子和他俩没有住在一个州，但同意承担日间看护的费用。他的邻居，也是库克太太一个老朋友，同意早上过来帮助她穿衣服。

你可能不得不去妥协，接受一个你并不喜欢的计划。别人给予患者的照顾与你给予患者的照顾可能不一样，有时候痴呆患者可能会因为这些改变感到烦躁。家人可能会抱怨总是被麻烦。花钱请别人来帮忙意味着可能出现财务危机，但是一定要坚持寻找帮助，把手上现有的资源拼凑起来，达成折中的方案。

有时需要离开痴呆患者一段时间，这是你能够做到的、比较简单的，同时也是最重要的事情之一，这样你才能够坚持长时间照顾患者。

莫雷夫人说："我们已经计划很长一段时间了，等他一退休，我们就去法国旅行。当我知道他不可能去法国了的时候，我自己去了法国旅行。我让儿子照顾他。一个人旅行确实让我感到害怕，所以我报了一个旅行团。他会让我这么做的，当我回来的时候，我感到身心放松——准备好面对一切可能发生的事情。"

·送给自己一份礼物

你会每隔一段时间就"奖励"自己一下吗？偶尔放纵一次也是帮你自己应对压力的办法。一些人可能会为自己买一些"礼物"——一本杂志或者一条新连衣裙。听一首交响乐或者看一场球赛（使用耳机），站在户外，看日落，去你最喜欢的餐馆点餐带回家吃。

·朋友

朋友常常让你感到欣慰，支持你和帮助你。好朋友的支持将极大地帮助你渡过难关。请记住，你一定要继续交朋友、有社交活动，这一点十分重要。不要因为继续维护或者建立友谊而感到内疚。

有时候，朋友和邻居觉得患者看起来很健康，因此很难接受他生病了的事实。有时候，人们也回避"精神"疾病，许多人不知道应该怎样回应健忘的患者或者应付他们的行为改变。你可能想要解释，这是一种脑部疾病导致患者的思维和独立行动的能力逐渐丧失。患者不能够控制自己的行为，他不是"疯了"或者"有精神病"。没有证据表明这种病具有传染性。这是一种疾病状态，而不是年龄大了的必然结果。

即使患者能够相当合理地进行表述，不仔细观察很难发现患者的大脑功能在恶化，患者还是有可能记不住名字或者接下来的谈话。重要的是向朋友解释健忘不是一种坏习惯，是患者不能够避免的事情。

告诉老朋友发生了什么事情可能会很痛苦，特别是那些离得比较远、没有看见患者逐渐变化的朋友。一些家庭在圣诞节或者年末的时候给熟识的朋友写一封信告诉他们发生了什么事情，充满爱心、诚实地与远方的朋友交流关于这种疾病的信息。

· 避免孤立

如果你发现自己变得孤立，你能够做什么呢？结交一些新朋友需要花费体力和精力，在你感到疲惫和泄气的时候更是这样。但重要的是，你必须付出一些努力。开始的时候着手为自己找一些小资源。小事情可以给你一些去寻找其他东西的指引和力量。打电话给离你最近的阿尔茨海默病协会分会（参见第十三章）。参加一个家庭互助小组，或者自己筹建一个。与你所在的教会或者犹太教教堂保持联系并随时更新联系方式。你的拉比（犹太教导师）、牧师或者神职人员也会提供给你安慰和帮助。教会里的友谊也可以发展起来，许多教会都能够提供给你一些实际的帮助。

当你找到一些时间离开患者的时候，你可以与其他人一起做一些事情：继续自己的兴趣爱好或者参加一个讨论小组，与有共同兴趣爱好的人或者一起完成某一项活动的人建立新的友谊。

我们知道在照顾痴呆患者之外找到时间或者腾出一些精力去做其他事情是很困难的。如果你感到照顾患者很累或者负担很重，你可以把一些活动放在"次要位置"上，但是不能终止这些活动，这一点是很重要的。当你不再需要每日照顾痴呆患者的时候，你就发现自己需要朋友和活动了。

> "我喜欢去参加共济会的活动，现在仍然坚持一个月去一次，在爱丽丝不得不住进养老院以后，我可能会更多地参与到圣诞节志愿驾驶员或者其他活动中去。我在共济会仍然有朋友。"

> "我喜欢拉小提琴，但是我现在没有时间和以前的朋友演奏四重奏了。我们还是保持着联系，我有时也自己练习一会儿。当我有更多时间的时候，我还能去社区交响乐音乐会进行演奏。"

你可以更多地参与到新活动中，例如参加当地的阿尔茨海默病协会组织的活动。有些夫妻特意寻找新的活动。

> "我的太太在我刚退休的时候就被发现得了阿尔茨海默病。我的全部任务就是照顾她，我觉得自己应该锻炼锻炼，所以我就参加了一个老年人锻炼小组。把她送进日间看护中心，我就能够参加锻炼小组的活动了。"

如果需要其他帮助请积极寻求

斯科特太太说："我担心自己喝酒喝得太多。约翰和我每天晚上在他回到家以后会喝杯鸡尾酒。现在，他当然不喝酒了，但是我还在喝，并且在睡觉前再喝一杯。"

疲劳、挫折、气愤、悲伤、绝望、内疚感和矛盾心态都是照顾慢性病患者的过程中可能出现的正常情感。这样的感觉会让你感到精疲力竭，并且持续存在。你肩负的重任非常大，有时候，一个人的应对能力可能无法应付全部的事情，这时就会出现局面失控。如果出现这种情况，你可以寻求专业帮助。

·认识一些警示征兆

每一个人都是不同的，每一个人都有自己处理问题的方法。对某个人来说健康的反应对另一个人可能就是不健康的。请你问问自己以下的问题：我是否因为不像以前那样有能力而感到悲伤或者抑郁？我是否常常在夜晚睡不着，担心失去什么？我是否越来越瘦？大部分时间里我是否感到筋疲力竭？我是否因为存在的问题感到被孤立和孤独？抑郁和沮丧是慢性病患者的家人经常面对的，如果以上任何一个问题的答案都是"是的"，你就需要一些帮助来控制你的状态。

我是否喝得太多？酗酒的定义包含的范畴宽泛，对于某个人来说过多的酒量对于另一个人来说可能不算什么。你需要问自己：饮酒是否影响到了我处理家庭、工作以及其他方面的事务？喝酒是否影响到了我的身体健康？如果这些问题中的一个答案是"是的"，说明你的饮酒量过大。你是否喝得太多不能够正确地照顾患者？其他人——例如你的同事——需要给你"打掩护"？嗜酒者互戒协会（在互联网上和电话簿上列出）是很好的自我帮助组织。这类组织可以帮你解决实际问题，例如交通、找保姆，这样你可以去参加会议。你可以给他们打电话解释你的特殊情况，来寻求他们的帮助。

我是否需要使用药物来度过每一天？镇静药和安眠药应该在医生的指导下谨慎使用，使用时间不宜过长。绝不能够服用兴奋剂（安非他命）来增加体力。如果你已经开始服用镇静剂、安眠药或者定期使用兴奋剂，就咨询医生帮助你戒断这些药物。你对上述中的某些药物可能会产生依赖性，突然撤药有生命危险，所以想要停药必须在医生的指导下进行。

假设你正在酗酒或者滥用药物。你已经加入了其他成千上万普通百姓的行列。你可能第一次面对照顾痴呆患者的压力引起的问题。没有必要感到羞愧。现在有理由获得帮助了。

是否我每天喝了太多的咖啡？没有比安非他命或者滥用兴奋剂更严重的事情了，但是过多的咖啡因也会对你的身体产生危害，降低你处理压力的能力（茶和许多软饮料里也含有咖啡因）。

我是否大喊大叫或者哭得太多了？我是不是常常在面对痴呆患者的时候发火？我打了他吗？我在和朋友或者家人交谈这些问题之后，是否发现自己更生气或者更沮丧了？我是否被很多人激怒过——朋友、家人、医生、同事——不仅仅是一两个人？

大喊大叫或者哭多少才算太多呢？有些人感觉任何哭泣都是多余的，另外一些人感觉哭泣是"释放体内东西"的好方法。当你的情绪超出你能够容忍的范围时，你可能已经知道了。

愤怒和沮丧都是对照顾行为异常的患者的正常反应。然而，如果你的愤怒波及其他人际关系，或者你把愤怒发泄在痴呆患者身上，那么你应该找到一些控制沮丧的方法，这样有助于不让更多的朋友离你远去，痴呆患者的行为也不会更糟糕。

我是否考虑过自杀？

> 卡梅隆先生说："有时候我想找一把枪杀死我妻子，然后自杀。"

当一个人感到筋疲力尽、无助绝望和孤独的时候，可能会产生自杀的想法。当某些人感到无法摆脱一些困境或者永远失去了一些让生命有意义的事物之后，可能会考虑自杀。当某些人感到自己面对的情况没有希望的时候，当他感觉他或者其他任何人都无所适从的时候，可能会想到自杀。当前的状况看似不能容忍，未来似乎变得暗淡、黑暗，感到空虚以及生命失去意义。

> 一位试图自杀的家人说："回首往事，我不知道我为什么会有那些想法。一切事情都变得很困难，但是我很高兴我没有自杀。我的感觉都混在了一起。"

我们对事物的看法比实际情况更悲观的现象并不少见。如果你确实有这样的想法，重要的是找其他人（如果有可能，最好是一位咨询师）聊聊，他对事物的看法很可能不一样并且可以和你一起讨论。

我是否感觉到我不能够控制现在的局面或者忍无可忍了？我的身体是否告诉我压力太大？我是否常常感觉到惊慌、紧张或者恐惧？是否与了解情况的人交谈后会有帮助？如果上述某些问题的答案是肯定的，这意味着你现在面临的压力过大，并且没有获得足够的帮助。

·咨询服务

你可能需要的全部帮助就是离开看似要求不断、难以照顾的患者一段时间，或者需要更多的帮助来照顾他。但是也许你无法找到更多的援助或者更多的时间。也许你发现自己陷入了困境。我们建议你可以与一位经过专业培训的人讨论这些问题，缓解一些压力。你和他可以一次搞明白一点儿你遇到的问题。因为他是一个局外人，可以替你想到一些你考虑不到的解决问题的方法。同时，你知道自己的救命绳索握在这个人手上，当你感到绝望的时候，你可以寻求他的帮助。家人或者朋友也可以帮助你，但是如果他们太接近你所在的处境，就有可能不能够客观地看待这些问题。

你是否需要咨询服务？你是否需要"帮助"？大多数的人不是"有病"、"疯了"或者"神经质"，而是健康的个体，有时候在处理实际问题时会遇到困难。他们可能会感到不知所措、气馁或者发现自己的思维总是局限在某个范围内。这样的人可能会发现讨论情感和问题有助于理清自己。

我们认为大多数人在大多数时间里是不需要咨询服务的。但是我们也知道咨询服务对于与痴呆做斗争的家庭来说确实很有帮助。这样的帮助可以来自讨论小组、牧师、看待事物客观的朋友，或者一名社工、护士、心理学家，或者一名医生。

迈出寻求外界帮助的第一步往往是最困难的。有时候一个人的逻辑就是在不停地绕圈子。

> "我没有找到保姆，所以我没有办法外出。除了我，他对家里其他人都不好。我负担不起咨询费，因为我没有工作，原因是我不能离开家，这样咨询师就不能帮助我。"

这种绕圈式思考方式的部分原因是你的处境，而另一方面是因为你看待问题的方式比较消极。一位好的咨询师可以帮助你客观地把问题分成更多的、可以控制的部分，并且每次做一点改变。

有时候，人们认为寻求咨询师的帮助是自己脆弱或者能力不够的表现。当你承担着处理导致痴呆的疾病带来的压力时，你能够使用你获得的全部帮助，并且这不是你能力的真实反映。

有时候，人们不愿意去做咨询，因为他们认为治疗师会深挖他们的童年故事并且进行"分析"。许多治疗师直接以一种实事求是的方式帮助你解决"此时此刻"面临的难题。还有些治疗师可以帮助你控制感情和挫折情绪。提前了解你选择的治疗师比较喜欢的方法。如果你决定寻求咨询，你能够承担的费用情况、咨询师的档期以及对痴呆了解的情况都会影响到你对咨询师的最终选择。

精神科医生也是医生，他们能够开具处方来治疗精神疾病，同时他们也十分了解一些伴随着精神疾病出现的生理问题。心理医生、社工、精神科护士、牧师以及其他一些专业人士都有高水平的治疗方案或者咨询技巧。如果他们愿意的话，你也可以选择他们作为你的咨询师。你也许会选择一位你能够承受得起的、对痴呆很了解的、你感到相处比较融洽的咨询师。

你有责任与你的咨询师讨论你对和他之间关系的想法。如果你对费用方面感到担忧，如果你不喜欢他的方法，如果你认为他会把你告诉他的事情告诉你的家人，请你直接问他。

有几种方法可以找到咨询师。询问当地的阿尔茨海默病协会分会。如果你与牧师或者医生相处得很好，问问他们是否能够作为你的咨询师或者他们是否有推荐人选。如果你有朋友接受过咨询服务，可以向他们询问是否喜欢咨询师的服务。如果在你居住的区域有活跃的家庭互助小组，询问是否有其他成员接受过咨询服务。

如果你不能够找到一些人给你这类推荐，向社区精神卫生诊所或者宗教附属服务中介机构（例如犹太人家庭服务机构、联合天主教慈善机构或者宗教咨询服务机构，这些中介机构通常为各种宗教信仰的人服务）咨询能够提供这类服务的机构或者推荐人。当地的医学协会可以提供给你当地精神科医生的名单。

不是所有的咨询师的服务质量都一样好，他们对于痴呆的了解程度也不一样。仔细选择一位咨询师，就像你寻求其他服务一样，了解他作为治疗师的信誉和资质。如果过了一段时间之后，你认为咨询师没有起到作用，你可以与他进行讨论，然后考虑更换一名治疗师。

与其他家庭联合在一起：阿尔茨海默病协会

阿尔茨海默病协会由患者的家人创建，旨在促进痴呆的研究和教育，为痴呆患者的家庭提供支持、信息和推荐。7 天 24 小时的全美联络中心的热线电话是 1-800-272-3900，为患者家庭提供信息、帮助、护理咨询以及推荐信息。在这里你可以开始寻找一些具体的信息或者一位能够理解你的人。协会在全国范围内设置了许多分会，同样也有电话求助热线，建立互助小组，提供患者教育资料。通过这些分会可以获得关于导致痴呆的疾病的书籍和小册子。他们还通过赞助演讲者和电影来宣传痴呆相关话题的方方面面。分会通常会给患者家庭推荐医生、暂托服务、律师、社工以及寄宿护理院和养老院，这些都是其他患者家庭已经发现的、对痴呆比较了解的人员和机构。拨打求助电话或者参加互助小组不收取费用。一些分会还提供一些特殊服务项目，例如为独居的、住在农村的或者处于多元文化之外的阿尔茨海默病患者提供协助，协调护理服务，为家庭和专业人士举办培训项目。阿尔茨海默病协会* 在网站主页上（www.alz.org）提供大量相关信息，以及互联网聊天室。协会还资助研究，赞助患者教育或者学术会议。

通过这些分会，你可以找到能够倾听你的苦恼的人，他可能曾经也是一名看护者或者与看护者一起工作过。通常不需要预约电话交谈，并且这项服务也是免费的。你在上班时间可以很快找到某个可以提供帮助的人。这些人常常能够理解你的处境并且给出建议。他们通常不是接受过培训的专业人士，所以不能提供治疗或者开具处方的服务。

阿尔茨海默病协会分会通常也有自己的网站，定期出版简报。许多看护者会同时订阅几种简报，这些简报提供多种信息，包括看护者的来信，以及一些处理问题的小技巧。同时，分会也是获取最新研究信息的好来源。

一些互助小组不附属于阿尔茨海默病协会，它们可能由养老院、医院、州老龄化办公室或者家政服务中介机构赞助。

---

* 编者注：在中国，阿尔茨幽默病也有自己的协会（www.adc.org.cn/）、互助组织和网站（www.loveandhelp.com/indes.aspx）。

·互助小组

"我真的不想参加互助小组，但是我妈妈快把我逼疯了，最后我还是参加了。演讲者谈论了委托书——之前我一直没有意识到我应该去申请一份委托书来保管我妈妈的财产。在喝咖啡的时候，我和另外三位女士进行了交谈。她们其中一位告诉我她的妈妈把餐具藏在梳妆台里，她为此都快疯了。但是突然有一天她意识到餐具放在哪里一点儿也不重要。我把我的经历告诉了她们，她们完全能够理解。"

"参加互助小组的女士多于男士，你知道的。我不想参加妇女聚会，但是这里有一名男士，他的岳母和他们一起生活，他能够理解我经历的事情。参加这个互助小组挽救了我的婚姻。"

成千上万的家庭成员拥有相同的经历：互助小组的成员能够相互理解。许多互助小组一个月聚一次会，但是计划会发生改变。聚会上通常会播放一段影片或者邀请一位讲者，随后是喝咖啡和交流的时间。会议由专业人士或者患者家人主持。

你可能发现互助小组里有各种各样的人：银行家和建筑工人、男人和女人、成年子女、配偶、远方的照料者以及做与痴呆患者相关工作的专业人士。也有一些互助小组专门针对痴呆患者年纪较小的子女。

导致痴呆的疾病发生在各个群体以及各个种族，他们的家庭与悲伤、精疲力尽、行为症状和有限的公共服务资源做着斗争。各个种族的家庭都竭尽所能来照顾他们深爱着的患者。非洲裔、西班牙裔、亚裔以及其他少数种族都会参与到以白种人为主的互助小组，他们发现自己的问题是普遍存在的，并且许多人感到与具有相似背景的人分享经历是一件很舒服的事情。阿尔茨海默病协会或者当地的老年机构将会有一些帮助你建立互助小组的资源。但是，你必须引导他们建立互助小组以满足你所在团体的特殊需求——小组成员在何时、何地聚会，应该如何构建，小组领导的角色等。

·借口

当我们感到精疲力尽的时候，会给自己找一些借口不去参加互助小组。我们没有精力，不想面对一屋子的陌生人。以下是患者家属与我们分享的一些借口的解决办法。

我不喜欢群体活动。我们认识的患者家属说："不管怎样，还是去吧。"即使这是你参加的唯一的互助小组。这些疾病太可怕了而且持续时间也很长，我们通常的应对方法是不够的。我们可以采用这些建议来应对。听听别人是如何处理相似问题的，可以让你重新获得动力。

我不能离开痴呆患者。疲劳可以导致懒惰。与找保姆或者忍受痴呆患者的反对意见相比，自己待在家里更简单。请向协会咨询是否能够帮你找一名保姆，或者问问朋友、亲戚是否能够与患者待上几小时。如果痴呆患者反对，让保姆在你在家的时候上几次门。你可能不得不忽视患者的反对。

我不能和陌生人交谈。互助小组里的成员面临着相似的问题，你们很快就会熟识。如果你感到害羞，前几次参加小组活动时多听听别人的发言。

我晚上不能开车。问问小组长是否能够找到顺道的人载你回家。尽管这些问题是实际存在的担忧，但是因为这些担忧而让你不能从互助小组中获得你需要的帮助也表明了你的抑郁和疲劳。如果你下定决心，就会有一些办法来解决这些问题。

有时候某个特定的互助小组可能并不适合你。例如，如果所有的成员都是在家里照顾患者，但是你家的患者已经送到养老院了，你会感觉到你不属于这个圈子。许多地区同时有好几个互助小组，你可以参加别的小组或者参加一次分会会议，咨询是否有和你有相似担忧的人组成的互助小组。

互助小组不一定适合所有人。一些人不需要这些互助小组给予的支持，另外一些人发现单独与了解痴呆的人进行交谈会更舒服一些。在你决定不参加互助小组之前，我们建议你参加几次试试看。

拥护和支持

阿尔茨海默病和痴呆相关疾病已经得到了人们广泛的认识，对于该类疾病的治疗和预防的研究也在进行之中。然而，许多事情还需要继续。为研究和护理设立的公共基金非常有限。目前的资金仅够支持一半左右提出申请的好的研究项目；不是所有的地方都能够获得诊断和随访护理；联邦政府和州政府资助的暂托服务项目仅仅是沧海一粟——大多数的家庭仍旧不能够获得日间看护和家庭护理的资金支持；在许多地方，阿尔茨海默病协会的分会、求助热线和互助小组的人手不够，很多工作都是由辛劳的志愿者完成的。大多数的养老院护理服务不能够满足痴呆患者的需求。尽管联邦法律已经规定护理助手必须接受一些培训，但是这些助手对于痴呆的日常护理了解得还是不够。可以看看寄宿护理院，其中有很多都能够更好地应对痴呆这类疾病（参见第十六章）。

患者家属常常告诉我们参与到支持各种服务和项目的行动中是回击这种疾病的方法之一，也许你也想要参与其中。以下是一些你能够做出贡献的方法：

- 参与到研究项目中去（参见第十八和十九章）。
- 接电话或者协助相关办公室工作。
- 自愿发挥你的一技之长。你能否为志愿者开展的小型日间看护项目做会计？你是否能为与疾病做斗争的看护者修水管？
- 领导一个互助小组。最好的小组领导就是那些护理过痴呆患者的看护者。找到并深入接触那些需要帮助的其他看护者。如果你与人数很少的群体有联系，你可以把其他人的情况告诉他们，让他们知道他们并不孤独。
- 积极参与筹款。即使一点点钱也能让事情变得不同。筹款中需要很多技巧，而且现在也有很多不错的书教你如何筹款。
- 给当地新当选的官员或者机构领导做关于痴呆的培训。写信给你当地的国会议员或者报纸。
- 在你所在地区带头开展一项建立日间看护或者家庭护理项目的运动。许多针对痴呆患者的暂托看护项目都是由需要服务的家庭创立的。
- 为当地支持长期护理服务的政治候选人服务。
- 在你所在的社区主张一项具体的需求——帮助独自生活的痴呆患者或者帮助住在乡下的痴呆患者家庭。

现在有很多事情可以去做，你能够找到一份适合你的才能和时间安排的工作。许多令人激动的事情正在进行之中，协调你和其他人的工作，了解其他社区都在做些什么，这样你就不用白费力气重复做某些工作。消息灵通的看护者是创新的基础。

第十四章 写给儿童和青少年

这一章的内容专门写给与患有导致痴呆疾病的患者一起生活或者认识这些患者的年轻人。你也可以阅读本书的其他部分。

重要的是你要理解患者出了什么问题，以及他为什么会有这些表现。当你理解患者为什么会有这些特殊表现的时候，你就不会那么容易生他的气了。你要理解他之所以会有这些表现是因为他生病了，不是因为他想这么做或者针对你。患者的疾病会对大脑的一部分造成损害。如果有较多的脑细胞受损，大脑就不能正常工作了，这就是患者忘记别人的姓名、表现笨拙或者不能够流利说话的原因，因为大脑中管理做这些事情的部分被损害了。

有时候痴呆患者因为一点点小事感到烦躁不安，这是因为他的大脑不能够理解正在发生的事情（甚至当你给患者解释实际情况的时候）。大脑管理行为的部分受到损伤，患者就不能够控制他的行为了。有时候，痴呆患者看起来不像生病了也没有奇怪的表现，但是他们会过多地责怪你或者挑你的毛病。患者也许不能够控制这些事情，因为他患的疾病让他不能够理解或者改变他的行为。

你可能会担心患者身上发生的事情或者担心你做的什么事情让他的情况变得更糟糕，特别是当你不是很确定正在发生什么时。你做的任何事情都不会让患者的疾病更糟糕。虽然你可能会让患者暂时变得更烦躁，但是这不意味着他的情况会变得更糟糕。

如果你担心某些事情，可以直接咨询。请阅读这本书的其他部分。有时候你可能想要重新阅读某些内容，看看你能找到的其他关于这类疾病的资料。咨询你的父母或者治疗患者的医生你想知道的信息。如果你能把事情说出来，并且选择在一个不繁忙的而且大人不是很累的时间里说，你可能会获得最好的结果。但是有时候，成年人总是不想让年轻人知道坏消息。

当你阅读或者谈论到这些疾病的时候，你发现的也许是不好的消息。患者的身体可能不会很健康。你可能感觉到整件事情变得很糟糕。如果有些事情是你不想知道的，不要认为别人希望你问这些问题。人的感情是复杂的——你可能为痴呆患者感到心酸，但是同时也因为他住在你的房子里感到生气。你的情绪也许会变得不好，发生很大的改变。有时候你可能把事情一股脑儿地说出来，甚至没有仔细思考。这些都是面对问题时的正常反应。

> "完全没有隐私。只要奶奶想进我房间，她就直接推开门走进来了。"

> "不得不保持安静。不能演奏音乐。只要我一走进这扇门，我不得不保持安静，否则爷爷就不安静了。"

> "他吃饭的方式让我感到恶心。"

> "我不能带朋友过来，因为奶奶会感到烦躁。同样，我也不想让朋友过来后看见她发疯的样子。"

> "不得不放弃我的房间。"

> "每一个人对我的依赖更多了，我不得不承担许多责任。"

> "每一个人都要围着爷爷转，非常累，我们不再像以前一样一家人一起做些有趣的事情了。"

> "我对她要做的事情感到很害怕。"

> "我很担心他会去世。"

> "我总是感觉到沮丧。"

> "我的父母对我发脾气的次数比以前多了。"

也许你遇到某些难题无法解决，例如不得不在家里保持安静或者不得不放弃你的房间。当你理解患者出了什么问题的时候，你可以更容易地处理好事情。如果你能够把最让你头痛心烦的事情讲出来，会有所帮助，你可以请求你的家庭来帮助你改变现状。你常常能够想到一些有帮助的变通办法。例如，你可能在你的房间门上安个锁，或者当你听立体声音乐的时候戴上耳机。如果你不得不放弃你的房间，你可以另外找个地方，让你能够远离患者一会儿。

一些年轻人告诉我们痴呆患者的行为不是最严重的问题，但是他们的父母或者患者的配偶的行为让他们最为头痛。

> "我不介意爷爷搬来和我们一起住，但是奶奶也要一起搬过来，她总是把她年轻时候的生活方式强加在我的身上。"

"不是因为奶奶，是因为我妈妈总是与爷爷发生争执。"

没有得痴呆的祖父或者祖母可能因为老伴的行为而感到烦躁不安。即使没感觉到烦躁，也会感到悲伤或者不开心，也可能会生气、不耐烦或者变得很难一起居住。你能做到的最好的事情就是理解，因为你知道悲伤和担忧是问题的起因。当祖父或者祖母为你定下严格标准或者唠叨你的时候，你可以询问你的父母他们想让你如何处理这个问题。如果事情变得过于复杂，找一位还没有感到疲惫和烦躁的成年人——也许是你的家庭之外的某个人——把这些事情和他谈一谈。

我们的大多数内容是写给祖父母患有痴呆的年轻人的，因为这些年轻人在他们的祖父母患上导致痴呆的疾病之前就已经成长起来了。但是，有时候这类疾病也可能落到父母头上。如果你的父亲或者母亲患有痴呆，情况极有可能变得特别艰难。我们希望这本书可以帮助你。但是，没有一本书能够解决在你的家里发生的你的家人之间的问题。

对你和你健康的父亲或者母亲而言，重要的是细致地讨论发生的事情以及你需要面对的问题。除此之外，对你、你健康的父亲或者母亲以及家里其他的孩子而言，有时候与咨询师或者类似于咨询师的人交谈可以起到一定作用。如果你身体健康的父亲或者母亲不能够帮助你，你可以咨询医师或者老师来帮助你。如果你的双亲中有人患有痴呆，你不必单独应对这种局面。

参加一个童子军团、教会青年俱乐部、运动队或者其他一些团队，这样你就可以远离家里的麻烦事，和其他人度过快乐的时光。你可以找一个网站，在那里同样有父母患病的年轻人，可以互相聊聊天。

当发现家人患上痴呆之后，不是所有的事情都变糟了。年轻人常常会有一些解决问题的好办法，这常常是家里其他人想不到的。你很有可能在这段时间里得到很多历练，成长不少，当你回首往事时，你会为自己感到骄傲。

重要的是，请你记住，当你陷入自己无法控制的处境时，你一定要控制自己的反应。你的反应决定了恶劣处境如何影响你的生活。

如果你在学校里留级了，与你的父母发生了很多争吵，或者大多数时间里都处于"调整"状态，你需要与别人聊一聊你的情况。你应该经常与你的父母、其他成年朋友或者老师聊聊这些事情。有些人很容易沟通，然而另一些人可能不容易沟通。有时候可以选择与咨询师交谈。如果你不能够跟你的父母进行沟通，你的老师能够帮助你找到一名咨询师。有些人觉得与咨询师谈论事情很可笑。与咨询师交流并不意味着你出了"问题"。以下是一些与好的咨询师或者好的倾听者交谈后出现的事情：

- 你能发现到底是怎么回事；
- 你可以发脾气；
- 你可以在咨询师的帮助下与你的父母交谈，这样不会与他们产生争执；
- 你可以知道你的父母是怎么想的；
- 你可以说出站在你的立场上的想法；
- 你可以私下里咨询一些你担忧的事情，例如患者是否会死亡。

做这些事情可能不能够解决问题，但是会让你生活得轻松一点。

第十五章　财务和法律问题

本书写作的目的和内容范围不涉及因护理痴呆患者产生的财务和法律问题。但是，我们列举出一些值得你去思考的重要因素。你可能需要寻找专业的财务和法律建议。一些律师拥有多年的法律专业经验，在保护房地产和管理痴呆患者的财务相关事宜方面十分擅长。

你的财务评估

给慢性病患者提供护理服务花费巨大。除此之外，老年人可能仅依靠一份固定的收入来生活，并且通货膨胀会蚕食这部分收入。重要的是你需要评估手中现有的、可获得的财务资源，以及潜在的、不断增加的护理花费，为患者未来的财务支出做好计划。如果患者处于痴呆的早期阶段，让她也参与到计划的制订中来。如果你是患者的配偶，你未来的财务状况也会被现在做出的决定和制订的计划所影响。在评估你的财务前景时必须考虑许多因素，包括疾病的性质以及个人的期望值。

开始进行评估时，需要弄清楚目前护理费用是多少，以及当患者的病情变得更加严重的时候可能的花费有多少，同时需要评估她可以获得的资源情况。患者的收入是否非常少或者很高，<u>提前为她做好财务计划是最重要的事情</u>。

寄宿护理院或者养老院将在第十六章中讨论。如果你的家人需要住进养老院，你必须阅读这部分的内容，并且提前做好计划。这样可以节省金钱、减少痛苦。

·潜在支出

·失去收入

患者是否因为痴呆而不得不放弃工作？

家里是否有人因为要照顾患者而不得不辞职？

痴呆患者是否会失去退休金或者残障补贴？

当通货膨胀出现的时候，固定收入的实际购买力是否会下降？

· 住房花费

你或者你和痴呆患者需要搬进没有楼梯、更靠近护理服务或者容易打理的住房中去？

你是否让父母搬进你的家中？这可能会增加翻新卧室的费用。

她是否需要搬进生活关怀机构、寄宿保健院或者老年庇护所？

你是否会对你的家进行一些改装（新的锁具、扶手杆、安全装置、轮椅坡道）？

· 医疗花费

你是否需要——

家庭护士？

医生？

医疗保险？

评估？

职业治疗师？

物理治疗师？

药物？

医疗器械和用具（医院里用的那种床、专用椅子、轮椅）？

一次性护理用品（成人纸尿裤、防潮垫、蛋托垫、凡士林、纸巾、棉签等）？

· 辅助护理或者暂托看护的花费

你是否需要——

清洁人员？

临时看护患者一段时间的人员？

辅助护理的人员？

日间看护人员？

·食物花费

是否会产生在家做饭或者外出就餐的费用？

·交通费

如果你不能开车，是否需要别人来开车，或者花钱坐出租车或雇一个司机？

·税费

·律师费

·杂费

是否会有因为购买易于穿脱的衣服、身份识别腕带，为了管理患者的徘徊症状而进行的家庭改造或者安装各种各样的安全设施、便利设施而产生的费用呢？

·养老院的花费

除了这些基本花费之外，你可能会购买成人纸尿裤、支付洗衣费用、药费、一次性用品费用、治疗费用和头发护理费用。

·寄宿护理院的花费

除非患者能够获得医疗补助计划的资助，否则没有州政府或者联邦政府的资助项目能够用以支付寄宿护理院或者大多数情况下的居家式护理院的花费。患者可能不得不卖掉自己的房子或者花光自己的积蓄来支付这些费用，或者把这些压力转嫁到她的儿子和女儿身上，尽管从法律角度讲没有要求患者的子女支付护理费用。

·潜在资源

·痴呆患者的资源

首先你需要检查一下痴呆患者到底有多少房产和财务资源。仔细计算一下养老金、社会保障、存款账户、房地产、汽车、长期护理保险和其他任何可能的收入或者资金。

偶尔，患者对自己的财务状况保密，在本章的最后部分，我们列举出她可能获得的一些资源，以及在哪里可以找到相关文件。

·患者的配偶、孩子和其他亲戚的资源

关于家庭成员财务权利和责任的法律条文比较复杂，特别是当他们申请养老院的时候。不是所有的社工、税务会计或者律师都了解这些法律规定。阿尔茨海默病协会可能能够给你推荐这一领域具有丰富执业经验的专业人士。除此之外，家人也有一种相互照顾的责任感。伴随着这些责任感，也会产生一些两难局面：

> "爸爸供我读完大学，现在该是我养他的时候了。"
> "我想帮助我妈妈，但是我还得供儿子读大学，该怎么办呢？"
> "我知道如果我能够承担母亲假牙的费用，她的情况就会好一些。但是我丈夫的工作完全依赖于他的卡车，现在卡车的发动机需要更换了，这也要花费一大笔钱，我真不知道该怎么办才好。"

这些都是难以回答的问题，并且各个家庭对于钱该怎么花都会有一些不一致的意见。帮助患者家庭的公共项目本来就很少，导致痴呆的疾病完全可以在经济上摧毁一个家庭，特别是患者没生病的配偶。

·来自保险的资源

健康保险和长期护理保险可以帮助支付家庭护理或者需要的用具以及住院、医生服务和药物的费用。健康保险政策常常不包括痴呆或者一些慢性疾病的花费。你需要准确地知道你的保险能支付哪些费用。

2010 年，监管健康保险的法律也有一些改动。《患者保护和平价医疗法案》在 2010 年至 2014 年间在美国分阶段逐步执行，将会覆盖三千二百万以前没有健康保险的人。新的健康护理法案将会保证一些基本的福利，防止这些人生病的时候被抛弃或者不能支付医药费，建立暂时的项目来帮助没有保险的人获得一定的保障，提供新的福利，由你和你的医生做出医疗决策，建立州立的保险计划，帮助小型企业创造直接的税收抵免，并且保证联邦医疗计划能够在未来的十年或者更长的时间内有偿还能力。但是，这一项法案收到了来自法院的质疑，并且在其实施的时候可能会出现一些修改。登录美国退休人员协会（AARP）的网站，可以找到你照顾的患者在任何一年能够获得的保费情况。请记住医疗储蓄账户是可以抵税的。

找到患者拥有的人寿保险政策，并且了解这些能否作为资源来使用。一些保险政策规定如果被保人出现残疾就免交以后的保险费，这对于患者来说又是一大笔钱。

除少数之外，配偶以外的其他亲戚在法律上没有责任来承担痴呆患者的费用，但是成年子女和其他亲戚常常为患者支付这些护理费用。配偶的法律责任也被定义在两个独立的法律主体中：监管医疗补助计划（参见第十六章）的法律和每个州的家庭责任法律。联邦政府和州政府法律形成了医疗补助计划。因为家庭责任法案完全在每个州政府的控制之下，所以在不同的州内容有所区别。你需要在保护你的财产之前进行必要的法律咨询。

· 联邦医疗保险

联邦医疗保险是州政府为年龄超过 65 岁的老人和一些残障人士提供的医疗保险项目。联邦医疗保险 A 部分（这里的字母 A 或 B 不是每个人社会保障卡上的社会保障号码）覆盖了患者住院、使用专业护理设施进行的一些护理项目和某些特定的家庭健康护理服务。联邦医疗保险 B 部分覆盖医生服务、门诊服务、某些特定的家庭健康护理服务以及一些耐用的医疗设备，例如轮椅。如果痴呆患者接受来自社会保障部或者铁路职工退休管理委员会的福利，她可以自动接受联邦医疗保险 A 部分的福利。当她开始接受联邦医疗保险报销时，她能够选择是否接受 B 部分，这样患者的保险费用将会从每月的社会保障费账单中扣除（其他残障人士以及 65 岁以下的人必须满足不同的条件）。联邦医疗保险提供了几种健康计划选择，包括维护健康组织（HMO）、医疗保险优势计划和优先供应商计划（PPO）。联邦医疗保险计划和政策比较复杂。如果你不理解这些内容，你可以拨打 1-800-Medicare 热线电话或者使用联邦医疗保险网站，索取《联邦医疗保险和你》的宣传小册子。

如果患者现在拥有联邦医疗保险，她的保险内容不会随着新法律的颁布而改变。你可以保留她现在拥有的东西或者申请医疗保险优势计划。

在 2006 年，联邦医疗保险公布了 D 部分，为被保险人支付私人保险计划的保费，并通过私人保险计划支付处方药费用。大部分的人都可以做出选择。每个 D 部分计划都有一个政府批准过的药品支付清单，名为"处方一览表"（这些计划未囊括全部药物）。每一个医保计划覆盖的药物品种各不相同。在你选择一种医保之前，比较保险价格和处方一览表，找到最适合你需求的保险。低收入的人符合申请额外补助的条件。确保你选择的保险能够支付你服用的药物费用。你可以在患者符合联邦医疗保险条件后的两个月内签署 D 部分。一旦符合条件尽快签署保险协议，如果逾期会产生罚款，而且可以签署的时间是有限的。你的保险中介机构或者联邦医疗保险网站能够帮助你解决这些问题。

从 2010 年开始，直至 2020 年，"甜甜圈洞口"（每个人必须为自己的药品支付的费用）将会逐步关闭。如果她服用的药物比较贵，例如治疗痴呆的药物，这会对你比较有利。

·医疗补助计划

医疗补助计划是联邦政府和州政府资助的健康护理项目，针对低收入和没有房产的人群。具体取决于各个州的情况，包括医生访视、医院护理、门诊护理、家庭健康护理、用药和养老院护理。在一些州，还包括其他服务费，例如医疗日间看护。调查一下患者是否有申请医疗补助计划的资格，例如患者是否收入很少或没有收入，是否正在接受补充保障收入（SSI），是否除了她的住房和汽车以外没有存款或其他资产（参见第十六章）。新法律规定当收入上限不断上升的时候，更多的人就能符合医疗补助计划的入选标准。向你所在州的医疗补助计划办公室咨询或者去其网站查看相关信息。

·减免老年人或者痴呆患者护理的税收

老年人和残障人士符合多项税收减免项目。关于这些信息可以在国税局（IRS）的出版物《美国老年人税收指南》中找到。

对于痴呆患者护理的税收减免针对不同的家庭存在显著差异。你有权为依靠你赡养的人获得医疗费用减免。关于你可以把哪些人作为你的受赡养人，为他们申请医疗费用减免和残障受赡养人的税收减免有一个规定，这个规定允许你把一些可能不太符合资格的人作为你的受赡养人。

如果你工作并且必须雇用别人来照顾你的残障亲属，你可能有资格申请部分护理费用税收减免。

联邦医疗保险或者医疗补助计划不能覆盖一些养老院的费用，但是可以进行减免。养老院护理的部分花费可以进行减免，但是程序比较复杂，你可以仔细阅读 IRS 和税务法院对于谁可以作为你的亲属进行申请以及你能够申请的减免额度的相关说明。

税法由家庭组织和一些立法会议员进行检查，常常会督促减免照顾老年残障人士的家庭的税收。你可能想要仔细查看与你个人情况相关的最新法规。如果你不确定你的权利，一位税务咨询师可能对你有帮助。你不必接受国税局（IRS）工作人员提供的信息作为最后信息。

·长期护理保险

长期护理保险通常在一个人生病前就购买了，包括了长期护理需求，例如养老院、寄宿或者居家式护理院以及成人日间看护。处在导致痴呆的疾病早期的患者可以购买这种保险，但是保费会很高。长期护理保险是你自己为自己做的投资，为你最后那段时光的护理做准备。一些保险价格昂贵，但是如果被保人年龄小于保险已经纳入的被保人的年龄，则保费会相对低一些。在购买这类保险之前，确认保险赔付范围是否包括痴呆，以及是否包括成人日间看护、家庭护理、寄宿护理院和居家式护理院等。这些保险可以在财务上提供很大的帮助，但是你需要在买保险前仔细研究条款。监管长期护理保险的法律在各个州的情况不一样。

·州、联邦和私人资源

州、联邦和私人基金资助一定范围内的资源，例如日间看护中心、送餐上门、食品救济券、老年住所、精神卫生诊所、社会工作服务以及娱乐中心。资金来源通常决定了针对的特殊人群（例如仅针对超过 65 岁的老年人或者收入在一定数额下的人群）。

试点计划资助时间很短，需要确定每个项目的效益。

研究项目是指参与者被以特定的方式进行研究的项目，这些项目有时候提供免费或者较低收费的服务，通常对于入选对象有具体的要求。大多数研究项目必须完全符合研究标准，保证研究不会伤害到每一个参与者。你会被要求签署一份详细解释研究内容的知情同意书，如果有任何风险，都会在其中提到，同时还会告知你预期的获益。你会被给予选择在任何时间退出研究的权利。

在哪里寻找健忘的人的财产资源

有时候，痴呆患者常常会忘记自己拥有的财产或者欠下的债务。人们常常对于自己的财务状况保密或者在记账时没有条理。有时候，怀疑属于疾病的一部分，患者常常想把自己拥有的东西藏起来。家人也许不知道她拥有的财物，其实这些财物也可以用于支付护理费用。

找到患者拥有的财物很困难，特别是在财务文件杂乱无章或者被藏起来的情况下。

账单总会自己出现，通常以邮件的方式送达给患者。由于账单或者债务没有及时支付，常常会产生一些罚款，这是可以理解的。当你收到账单的时候，打电话给公司，解释你的情况，安排如何以及何时付账单。要求以后的账单都能准确地送达给你。

很难发现患者的不动产。浏览最近的邮件，找一找显眼的位置，例如桌子、办公室、衣服以及其他地方，看看是否有文件保存在那里。在床底下、鞋盒里、衣服的兜里、旧钱包里、茶壶或者其他厨房物品里、地毯下以及首饰盒里仔细寻找。一位患者的妻子让孙子、孙女加入她的队伍"寻找宝藏"，孩子们常常能够到一些奇怪的地方去找东西。找一找银行对账单、已兑付的支票、银行账簿、记账簿、银行存折或者支票簿、钥匙、地址簿、保险单、收据、业务或者法律信函，以及过去四五年间的纳税记录（填写夫妻共同申报所得税的申报表的一方配偶或者掌握授权书或者财产处置权的个人可以从美国国税局获取相关文件的复印件。授权书必须符合美国国税局的要求或者以国税局提供的格式进行提交）。这些事情都可以把患者的财产资源零零碎碎拼凑起来。

有许多形式的资产。

银行账户。找一找银行存折、对账单、支票簿、记账簿、存款簿、已付利息证明以及与其他人共同拥有的联名账户。大多数的银行不会泄露客户、贷款或者对非银行客户投资的信息。但是，如果你给银行一封信，上面有医生或者律师对患者状况的大概解释以及你需要银行信息的原因，他们也许能够提供有限的信息（例如某个人的名下是否有账户）。银行仅对法院指定的监护人或者其他通过正规渠道授权的人士提供账户余额或者流动交易信息。但是，你常常能够通过找到的只言片语拼凑出你需要的信息。

股票证书、债券、存款凭证、储蓄债券和共同基金。寻找实际的债券（债券的一种，就像剪下来的优惠券）、应付款项通知、分期付款通知、个人所得税的收入证明、从一个银行账户定期支出的款项以及收据。共同基金账户也署有患者的姓名，找到已付支票、通信或者从经纪人那里找到收据。仔细寻找购买或者销售记录。

保险单（人寿保险、残疾保险和医疗保险）。这些保险都是容易被他人忽略的财产。人寿保险和医疗保险保单可能是一次性支付总保额或者其他福利。找一找保险缴费通知、保险单或者作废的支票，这样能得到保险公司的名字。与公司联系获得保单完整的信息。一些保险公司会在收到医生或者律师的来信后把你要的信息告诉你，其他保险公司可能需要你提供获得这些信息的合法权利证明。找到长期护理以及个人所得税申报表中列出的减免项目的收据或者账单。

银行保管箱。找一找钥匙、账单或者收据。你可能需要向法院申请获得打开银行保管箱的权利。

军队福利。找一找是否有退伍文件、军队身份牌和旧军服。与相关的军队分支机构进行联系，确定是否有患者可享受的福利。退伍军人家属可能符合享受福利的条件。

房地产（住宅、土地、商业用房和出租物业，包括共同所有权或者这类财产的部分所有权）。找一找是否定期有款项支付到一个支票账户或从该账户支出、收益或者发生损失后申请所得税返还和火灾保险费（房屋、车库、商业用房或者托运物品）。保险公司也许可以帮助你。找找物业税的评估。不动产的所有权往往有公开记录，如果你获得了一些线索，税务稽核员可以帮助你找到财产所在地。

税务稽查办公室或者郡县书记官办公室可以告诉你是否对某项不动产有留置权或者一栋房屋是否正在等待法院拍卖。

退休或者残障福利。这些福利常常被忽视掉。如果患者符合要求，社会保障福利、补充保障收入（SSI）、退伍军人福利或者铁路退休福利需要进行申请。配偶和离婚的配偶有可能会符合这些福利的要求。联邦政府和州政府雇员、工会会员、神职人员和军人可能会有一些特殊的福利。向所有以前的雇员咨询可能的退休或者残障福利。找到过去的求职简历，这可能提供以前的工作经历，找一找是否有与福利相关的信件。

收藏品、黄金、珠宝、现金、半成品宝石、汽车、古董、艺术品、船只、照相器材、家具和其他可流通资产。除了寻找这些物件，找一找在财产保险单上列出的有价值的物品。这些物品中可能有体积很小的物品比较容易隐藏。其他的可能一目了然，太熟悉的东西有时容易被忽视。

税务稽查办公室或者郡县书记官办公室可以给你列出关于船只和豪华汽车的奢侈税详情。这对你找出患者是否拥有这类东西非常有帮助。

遗嘱。如果患者立了遗嘱，遗嘱上应该有财产列表。遗嘱通常保存在安全保管箱里，或由法院记录备案，或者由患者的律师保管。

信托账户。找一找是否有已付利息的凭证。

个人贷款。找一找是否有取款、付款、信件和赡养费（偶尔在离婚协议中会规定如果一方出现残障情况，另一方需支付赡养费）。

国外账户。找一找是否有已付利息证明和银行对账单。

继承。找到痴呆患者是否是别人财产的继承人。

墓地。找到购买的证据。

如果患者属于一个慈善组织，例如共济会，这类组织可以帮助你找到一些资源。患者也许通过这类组织购买一些保险。

法律事务

痴呆患者不再能够自己处理法律或者财务相关事务的时刻就要到来了。这可能意味着她不能够平衡收支，忘记了自己的资产或者欠下的债务，也可能意味着她不能够对如何处置资产做出负责任的决定或者同意进行必要的医疗护理。

通常这些能力是逐渐丧失的，而不是突然就丧失了。不能够管理自己账本的患者还是能够决定自己的遗嘱或者是否接受医疗护理的。但是，当受损程度变得严重时，她极有可能不能为自己做出一些重大的决定，并且其他人不得不为她承担一些法律责任。

重要的是痴呆患者自己或者家人为此做出一些法律上的安排应尽量早些，在患者不能为自己做决定之前。所有成年人都有能力为自己做决定，除非法官发现他们不具备这样的能力。写遗嘱的能力，被称作遗嘱能力，意味着在那个时候，在没有其他刺激的情况下，患者知道她将要立遗嘱，知道将要继承或者管理她的财产的人的姓名以及和她的关系，清楚财产的性质和范围。你的律师可以确定这一点。

最有效的方法是为最终将会出现的失能（这可能发生在我们每一个人的

身上）做好准备，让患者在她失去能力<u>之前</u>为自己做好安排。这样的计划常常包括立遗嘱和制定授权书（参见以下内容）。

有时候家人发现当患者还具备一定能力的时候，他们常常难以面对这些问题。痴呆患者有时候也会拒绝这些事情。不幸的是，如果继续等待到她不能够参与做出决定的时候，这会让家里增加许多花费，而且可能会得到一个大家都不希望的结果。

我们认为与你的律师讨论你应该做出的计划安排是很重要的。他可以给你一些建议，如何最大程度地保护患者，哪些权利是可以转移给别人的，起草的哪些文件是具有法律效应的。但是，相关的法律（特别是那些调节家庭财务的法律）常常非常复杂。不专注于这个领域的律师可能对这些情况了解得不清楚。可以咨询阿尔茨海默病协会或者残障法律中心，请他们为你推荐律师。

律师也分专业领域（刑法、公司法、婚姻法、民法）。你有权利知道你能够从律师那里得到什么，他的费用是多少。跟律师讨论他的收费和你获得的相应服务可以避免误解。要了解清楚他对该领域是否熟悉、是否有经验。

即使患者仍旧能够自己掌管自己的事情（根据上面的定义），但是除了要立遗嘱可能还需要签订一份<u>授权书</u>，这样就会让配偶、达到法定年龄的孩子或者其他人替她保管财产。授权书可以给指定人员广泛的权利或者有限的权利。有限制的授权书给予指定的人权利做某些特定的事（例如卖房子或者审查个人所得税记录）。

如果写授权书的患者在精神上无行为能力，授权书也就失去了效力。这意味着当你妈妈出现痴呆的时候，你即使拥有授权书帮她处理银行事务，你也不再拥有该权利。这样，对于痴呆患者的家属来说，授权书基本上没有什么用。鉴于此，所有的州通过了生成<u>永久授权书</u>的法律条款。这样当患者失去了自己做决定的能力<u>之后</u>，永久授权书赋予某人代替患者采取行动的权利。你可以说出你有哪种授权书：一份永久授权书，必须注明即使患者失去行为能力时也能够生效。

一些州承认超过一种类型的永久授权书。例如，一些州区别对待医疗救治决定的授权书和财务授权书。重要的是，你要知道你所在州的法律条款。咨询你的律师或者州律师办公室。许多州的律师办公室都有网站，一些还在网上提供相关条款。

由于授权书授予某人代替授权人采取行动的权利，所以授权人必须保证被赋予权利的人能够代表授权人的最大利益。持有授权书的人在法律上有责任实现授权人的最大利益。偶尔地，被授权人可能会滥用这一授权。在有限范围内的授权书被滥用的风险比较小，但是永久授权书可以转移很多权利，并且需要更大程度的信任。想要提前为自己最终的失能做好计划的人必须仔细考虑这个决定。

在患者有能力立遗嘱和授予永久授权的时候做这些事情，可以让患者感到虽然自己的记忆力开始变坏，情况变得更糟，但是她的生活也会朝着她打算的方向前进，她的财务会根据她的意愿进行分配，而不是把这些事情推向法庭或者依靠法律来解决。患者可能能够继续掌控自己的全部或者部分事务，直到指定的人不得不接管这些事务。指定的人在合法接管痴呆患者的事务之前常常不需要再做些什么。各个州的法律条文有所不同，但是对医疗保健的永久授权可以让一个人为患者做出重大的医疗决定，并且决定是否在患者生命的最后时刻采取积极的抢救措施来延迟死亡。

有些人不愿意签署授权书，因为他们没有可信任的人，或者能力受损情况太严重而不能够做这件事情。即使一些人还有能力来授权，他们也不想授权给某个人。如果出现这种情况，你可能需要采取一些措施，寻求律师的帮助。如果患者目前由于自己的失能，不能够有效地管理自己的财产和事务，可能就会需要财物监护程序（也被称作托管）。在这个程序里，律师必须在法庭上提交请愿书。举行听证会之后，法官决定申请人是否在法律上有权利来管理患者的财产或者财务事宜。法官也可能会指定一位监护人负责患者的财务。这名监护人必须定期向法院提交财务报告。

在一些州，法律规定了一种机制，如果患者失去行为能力，她的家属或者朋友自动被赋予替患者做医疗决定的权利。向你的律师或者你所在州的律师办公室咨询相关的法律条文。

在夫妻共同拥有的房产中，如果一方失去行为能力，健康的另一方卖房子的时候需要拥有授权书或者财产监护权。

有时候，痴呆患者不能够照顾自己的日常需要，必须寻求医疗护理或者养老院的照顾。她也许会拒绝或者不能够做出这样的决定。通常医院或者养老院也接受直系亲属的知情同意：丈夫或者妻子、儿子或者女儿。一些州的法律具体规定一些关系很近的亲戚可以在没有监护权的情况下做出医疗决定。然而有时候，必须向法院提交申请，要求获得<u>患者的监护权</u>。法官可能会指定一位监护人，指定需要的护理，或者把患者送到医院去。这一程序通常比提出财产监护的申请程序复杂得多。

　　实际上，财务和医疗决定在没有监护程序的情况下，偶尔会以非正式的形式进行处理。现在，特别是在一些小的社区，银行和医院可能不需要你拥有法律授权来为家人做决定，特别是他们认识你和痴呆患者很长时间的时候。如果你不是一位近亲，或者家庭内部对应该如何做有严重的分歧，制订一份正式的安排计划，将会减少很多以后令人头痛的事。

第十六章　养老院和其他生活安排

有时候，患者的家庭即使可以获得一些减轻负担的服务，也不能在家里照看痴呆患者，还需要考虑一些其他的生活安排。这些安排包括为患者提供方便的各种机构，在那里每次得到最少的帮助就可以照顾好患者，夫妻俩可以更容易地互相照顾，同时患者也能够接受全面的护理。

没有一个统一的"正确的"时间应该把家人送进养老院或者其他寄宿护理院，大多数人选择把患者送进护理机构的原因不是单一的。对于一些患者来说，当看护者精力耗尽的时候就是该送患者去养老院的时候。其他的需求、子女、配偶或者工作都成为不能全职照顾患者的原因。一个常见的原因是家里提供的护理不能够满足患者的护理需求。在家里，不可能完全满足患者的需求。年龄较大的成年子女和配偶极有可能身体也有毛病。在现在的许多家庭里，丈夫和妻子都要外出工作，所以从家庭经济角度来说，不可能让家人待在家里照顾痴呆患者。看护者常常需要等待很久的时间才能够安置好家人，对于你和痴呆患者来说，更简单的办法是在你精疲力尽之前，以及患者还具备适应新环境的能力的时候，与患者进行讨论，并计划安置的问题。

送你的家人去养老院或者其他寄宿护理院是一个难以决定的事情，常常需要花费很长时间才能下定决心。家人常常先选择其他方法。但是，在护理痴呆患者的过程中，你才能逐渐意识到送患者去这些地方是你们作为他的家人能够做的最负责任的决定。

家人很难接受他们的配偶、父母或者兄弟姐妹的身体状况不断恶化的现实，因此感到极度伤心和悲痛。他们对送患者去养老院或者其他寄宿护理院这个决定有复杂的感情。当最终下定决心的时候以及自己这部分护理工作被别人承担的时候，看护者会感到解脱，但也会因为想要其他人来承担自己的负担而感到内疚。家人可能因为没有其他的选择而感到气愤。看护者和其他家人可能对安置患者的决定感到相当内疚，特别是当这样安置患者的其中一个原因是看护者不再能够控制患者的行为症状时。

许多人感觉到他们应该在家里照顾自己的家人，许多人听说过美国家庭有"抛弃"不愿赡养的老人的习惯。不是所有的家庭都会体贴地照顾他们的老人，但是统计学数据显示家人<u>不会</u>抛弃他们的老人，把老人送到养老院里，大多数的家庭会竭尽全力推迟这个时候的到来，并且在把老人送到养老院之后也<u>不会</u>抛弃老人。相反地，大多数的家庭会经常去这些地方看望老人。

我们打算把家人在家照顾老人的时间看作是"美好的往日"。事实上，在过去，许多人的寿命没有那么长，家人也不会面对照顾痴呆患者的压力。过去的人在五六十岁就衰老、多病，照顾他们的儿子和女儿也比你现在照顾七八十岁父母的你年轻得多。现在许多需要照顾生病的父母的子女，自己的年龄也已经有六七十岁了。

一些家庭对安置患者的计划有争执，这样的情况并不少见。一些家人想让患者待在家里，而另外一些人则希望把患者送去养老院或者其他寄宿机构。如果所有的家庭成员能够参与到问题的讨论中来会起到很大的作用。如果不是所有的人都了解真相和事实，就很容易产生误解和争执。所有的家人都应该一起讨论以下4个问题：（1）为什么现在最好的选择是送患者去其他地方；（2）住在养老院或者其他寄宿机构的护理费用，以及相关的花费从哪里来；（3）你选择的护理机构的类型（参见"寻找养老院或者其他寄宿护理模式"）；（4）这样的安置会对每一个人的生活带来什么样的改变。

生活安排的类型

即使你希望将来用不着送患者去养老院或者其他寄宿护理院，我们也敦促你提前做好计划。调查清楚财务问题，选择一家或者多家你喜欢的养老院。你可能不需要送患者去养老院，但是因为要找到一家好的养老院是一件很不容易的事情，所以提前做好准备，事情就会变得不同。许多家庭最终花了冤枉钱或者选择了一家自己不喜欢的养老院，这是因为他们没有预料到自己会有这种需求。

适合痴呆患者的护理机构的数量很少。如果你找到一家能够提供特别护理的养老机构，你需要提前登记，等待通知。如果你想拖到必须急着安置患者的时候（例如住完医院之后），你不得不选择在那个时候能够接收患者的机构，至少是短期内，即使这些机构不能提供你想要的护理。如果你愿意的话，你也能够从申请等待的名单中退出来。

2010 年的时候，在养老院平均每天花费 219 美元，每年的花费 8 万美元左右。辅助生活的花费通常少一点，平均每天 104 美元，每年大概 3.8 万美元。目前没有公共基金资源来资助这部分费用。费用来自住宿者自己的收入（例如退休金）和资产（例如房产和投资）、家人的帮助、长期护理保险（有限的）、联邦医疗保险和联邦医疗补助计划。联邦医疗保险仅支付重大疾病和急性病治疗的短期费用。联邦医疗补助计划仅针对贫困人口的护理。在如此高额的花费下，即使是中产阶级也会很快耗尽他们的积蓄并且需要联邦医疗补助计划的资助。但是，联邦政府和州政府的政策法规非常严厉。作为照顾性政策，规定继续住在社区里的配偶可以保留一些资金。但是，重要的是你必须尽可能早地计划如何支付长期护理费用，无论患者是没有经济来源的还是只有少量经济来源的。

在许多国家，痴呆患者在去养老院之前可以先去一些寄宿护理机构或者居家式护理院，这类安排各有优缺点。对于痴呆患者来说，寄宿护理感觉上更像是在家里进行护理，患者活动起来可能更加自由和便利，也能够参加一些活动。一些寄宿护理院设置了一些特殊的痴呆单元。除非养老院有痴呆单元，否则只会接收一些卧床或者坐轮椅的患者进行护理。在这些地方，护理人员可能会使用镇静剂来控制四处游荡的痴呆患者，让他们不会干扰到基本不活动的人。但是，目前没有州政府或者联邦政府的资金来资助生活在寄宿护理机构和居家式护理院的人的护理费用（参见本章的"护理花费"的内容）。

我们在这里简要地讨论几个居住选择，包括退休社区和老年公寓、成人寄宿保健院、居家式护理院（也被称作住家式护理院）、辅助生活（也被称作寄宿护理院或者老年之家）、持久护理型退休社区、养老院、专业护理机构和临终关怀院。这些不同种类护理的分类常常让人搞不清楚，因为不同的州可能采用不同的分类方法。

退休社区和老年公寓专门接收那些可以独立生活的退休人士。如果痴呆患者独自搬进这样的公寓，当他需要监护和个人护理的时候，这些地方不能给他足够的照顾，这样的安排仅适合轻度认知功能障碍（MCI）患者。

在老年公寓里，住宿人员需支付房租。咨询相关部门是否有州政府或者联邦政府资助的项目能够补助部分花费，例如 HUD（房屋和城市发展部）的第八分局。但是常常有很多人都在等待房屋补助，所以如果你觉得你需要申请这项补助，请提前做好计划。

在成人寄宿保健院，痴呆患者可以住在那里，但需要支付一定的费用，房主提供房间住宿，有时候也会提供个人护理服务。理想情况下，寄宿保健院把寄宿者作为家人对待，提供饭菜、房间、去医院看病的交通，帮助获得社工服务，还可以监护患者。许多成人寄宿保健院不接收痴呆患者，这些地方无非就是提供一日三餐和一张可以睡觉的床。一些寄宿保健院可以为痴呆患者提供专业和高质量的护理服务，但是这类寄宿保健院很少见。关于寄宿保健院的管理条例各个州差别很大。如果你把患者送进某家寄宿保健院，你应该承担好监督护理质量的责任。如果管理人员或工作人员发生变更或者患者接受护理的状态发生改变，质量常常会下降很多。

居家式或住家式护理院（也被称作老年之家或者个人护理之家）比养老院提供的护理要少，并且这些花费不在联邦医疗保险和医疗补助计划的支付范围之内。这些机构往往提供住宿房间、饭菜、监护和一些其他的生活辅助。有些机构可能会提供痴呆患者专业和高质量的护理。一些特殊照顾的最佳方案是老年之家。但是有些机构可能会利用痴呆患者的功能缺陷和不严格的法规。这些机构通常冠以"阿尔茨海默病机构"，但是无法提供足够的护理，甚至提供的是具有危险性的护理。这些机构可能仅仅接收几个人，通常有特定的服务人群，例如发育障碍患者、精神障碍患者或者痴呆患者。当你寻找这类机构时，一定要明确它的具体服务对象。利用互联网进行搜索将会帮助你完成这项任务。

对于这类机构，联邦政府没有相关的质量保证标准，各州的监督范围不同，从监管力度很大到放任自由。如果你选择了这类机构，你将有义务来监督护理质量的好坏。这类机构收取的费用不尽相同。州政府可能会补充联邦政府的补充保障收入（SSI）中的养老金，以此来帮助支付居家或住家式护理院的费用。一些机构接受社会保障作为全部或者部分支付费用，但是，这些资金上的补助也不足以支付好的护理服务。

如果你正在考虑成人寄宿保健院或者住家式护理院，可以根据本书的清单进行选择。咨询当地或者你附近的阿尔茨海默病协会分会的工作人员是否了解这些地方的情况。一些机构可以给痴呆患者提供舒适的、满意的生活环境。

如果你的家人正在服药或者身体状况不稳定，你需要确保这些机构能够提供相关的护理服务。那里的工作人员是否能够控制患者的游荡行为？州政府对食品质量和数量、卫生安全、防火安全、传染性疾病的防控和卫生干净程度的监管力度可能是足够的也可能是不充分的。你必须自己仔细地检查这些事情。痴呆患者常常不能够对火警做出反应或者独自撤离大楼。是否有足够的工作人员，特别是在夜间，在发生火灾的时候能够帮助每一个人撤离大楼？理想的情况是这样的机构中有烟雾探测器、火灾报警器、防火墙和防火门以及喷淋系统。但是，这些装置价格昂贵，在许多寄宿保健院和居家式护理院中不是强制安装的。装有上述设施的机构收费通常要高很多。

如果你考虑让痴呆患者在新环境中生活，你需要仔细评估患者的适应能力，以及仔细观察任何方面水平的下降是否限制了他在那里继续生活的能力。仔细检查这些机构的情况，特别是在工作人员或者管理层发生变化的时候。我们的经验告诉大家，通常痴呆患者自己不能够适应新环境，除非周围有其他人能够提供大量帮助并不断安抚他。

辅助生活机构（又名寄宿护理社区）提供住宿房间、饭菜、监护、娱乐活动以及任务辅助，例如穿衣、吃饭和洗澡，但是不提供护理或者医疗服务。寄宿者通常必须能够自己行走，自己照顾自己。这些机构更像是患者的家，而不是医院或者养老院，并且收费也没那么贵。这些机构中的一些可以作为痴呆患者很好的选择，但是也有一些并不适合患者。一些机构还会提供专门照顾痴呆患者的服务。许多机构可以监督患者服药。

许多州对于管理辅助生活机构有专门的规章条例，但是每个州的标准（以及监督）各不相同。这些机构可能得到了州政府或者行业组织的认证。但是，你需要承担最基本的责任，保证你送去辅助生活机构的患者能够继续得到好的看护。有些机构可能在患者不能独立行走或者需要护理服务的时候不允许患者继续居住。

生命关怀机构，又称作持续护理退休社区（CCRC），提供生活安排，这一点与退休社区相似，但是寄宿者的身体状况出现下滑的时候，就会被转移至专门看护老年患者的或者有专业护理的机构，通常就在同一个社区。对于一个这样的机构，你除了需要支付一笔预付订金和／或入门费外，每个月还要支付一定的费用。

退休社区建成的方式可能是出租单位或者托管公寓。在托管公寓里，寄宿者需要支付押金，每个月还需要支付一定的服务费用，包括房屋和地面的维护、娱乐设施、安全系统和去购物区使用交通工具的费用。一些社区需要交纳入门费，这笔费用可以在离开时根据当时的情况退还一部分，也有一些社区收取的费用不能返还。如果痴呆患者的收入和资产有限，<u>也许会有一些州政府项目支付一些长期护理的费用</u>。请确认 CCRC 是否得到康复设施委员会和持续护理认证委员会的认证（www.carf.org）。但是，即使是经过授权的正规机构也不能够保证满足痴呆患者的全部护理需求。

配偶也许会选择跟痴呆患者一起住进持续护理社区。这样的选择让他们能够继续住在一起并且还能在患者身边帮助他。但是，一些生活关怀社区会对申请者进行筛选，不会接收痴呆患者，或者对痴呆患者收取更高昂的入门费。一旦某个人或者一对夫妻被接受，该机构就会提供终身护理，即使寄宿者花光了所有的钱。这些机构由营利性公司进行投资，支付启动资金，希望能够从寄宿者的护理收费中赚取更多的费用。有些机构属于营利性公司，他们拿寄宿者的预付订金去投资，并且希望能赚到比寄宿者花掉的护理费用更多的钱。一些家庭发现这是退休后的一个好的选择，但是另外一些家庭却向我们谈到了这些机构的弊端。

在为你和痴呆患者选择一家 CCRC 或者一家类似机构之前，仔细做好调研工作。一旦你把自己的资金投入这样的项目，你就没有什么余地来改变了。在这之前你需要弄清楚的几个问题是：

- 这个机构处于什么样的状况或者得到了什么行业认证？是否受到政府的监管，如果有，多久进行一次审查？
- 如果入门费没有花费在寄宿者的护理上，是否能够全部或部分退还？初始的投资为寄宿者建立了什么权益？
- 如果该机构破产，那么住宿者的投资会如何处理？
- 如果住宿者患有痴呆，是否会额外收取一部分入门费或者每个月还要额外收取一定的费用？
- 每个月支付的费用包括了哪些服务项目或者活动项目？是否必须参

加社区集体用餐或活动？如果住宿者不喜欢食物或者活动怎么办？

- 该机构中是否有专门的护理单元？你是否喜欢这个护理单元？这个护理单元是否接收痴呆患者？这些护理单元是否针对痴呆患者额外收费？你是否对提供的护理服务感到满意？

- 痴呆患者是否会被要求离开？如果一段时间以后发现住宿者患有痴呆，但是在入住的时候没有发现，是否会被要求离开？在什么情况下，要求一个人或者一对夫妻离开？

- 如何满足口腔科、眼科以及其他的医疗需求？该机构内是否有自己的医生？如果有，是否要求所有的住宿者都要找那里的医生看病？如果没有要求，出现紧急情况后应该怎么办？是否提供去医疗机构的交通服务？在护理单元中能够满足什么样的医疗需求？在该机构工作的医生是否在老年病学方面具有专业知识，是否能够理解痴呆患者的医疗需求？

你所在的州可能对生命关怀收费有相应的监管制度，但是你必须仔细研读这些政策法规，并且在投资前仔细检查服务质量。与你所在州的消费者保护办公室或者总检察官办公室仔细核对信息。

与痴呆患者同住

如果你选择与痴呆患者一起搬进一个地方继续住在一起，但是在那里患者可以接受一些帮助，有一些事情是你应该考虑的。我们前面讨论了如何帮助痴呆患者接受和适应新环境，除此之外，你还需要问自己：

- 搬过去住在一起的花费有多少，例如新住所的花费、搬家费用、手续费以及你卖掉房产后的增值税？

- 搬家是否意味着你不用自己收拾很多地方或者打扫卫生？是否能够提供一些帮助，例如准备食物或者打扫房间？

- 搬家是否能让你离医生、医院、购物中心或者娱乐地区更近一些？

- 你需要什么种类的交通工具？如果你使用该机构提供的班车，你是否能让痴呆患者和你一起坐班车？

- 搬家是让你更靠近还是更远离可以帮助你的朋友和家人？
- 搬家是否会影响你接受特殊项目或者财政资助的资格（你可能需要在某个州住上一段时间以后才能满足某些资助项目的标准）？如果你卖掉了房产，在你符合医疗补助计划的申请条件之前，你可能需要把大多数的资金花在养老院上。
- 搬家是否能够为痴呆患者提供一个安全的居住环境（呼唤铃、位于一层的洗手间、监护服务、没有楼梯、更低的犯罪率）？
- 如果你的财务状况或者身体状况发生改变的时候，你会怎么办？

养老院这个词可能会让许多人联想到一些不好的画面，但是养老院常常能够提供好的护理服务，并且对痴呆患者来说是最好的选择。专业的养老院（也被称作 SNF）接受患有疾病以及需要全面护理的患者。他们也许会接受一些残障程度不高的人。他们可能——也可能没有——被认证接受联邦医疗保险和 / 或医疗补助计划对护理部分的报销。联邦医疗保险受益的患者只有在紧急的、严重的情况下，才能接受很短一段时间的专业护理服务。这些患者通常是刚刚出院的患者。

明确该机构提供的护理的级别以及能接受的报销。如果患者被接受纳入某一个级别的护理或者支付类型，当资金来源或者护理级别发生改变时，他是否还能够留在该机构内？

如果该机构接受联邦医疗保险或者医疗补助计划，它需要从州政府得到许可证并受到监管。但是，这并不能保证质量。许多养老院满足不了州政府制定的标准。当你拜访这些机构的时候，可以要求看看最新的检查报告。

www.medicare.gov 的网站提供（或者会发邮件给你）关于联邦医疗保险的信息以及如何选择一家机构。你可以打印出一个清单随身携带，帮助你评估这些机构。即使联邦医疗保险不支付痴呆患者在养老院的花费，这个清单也是很有用的。

使用 www.medicare.gov/NHCompare 网页把你正在考虑的养老院跟其他养老院做个比较，也可以跟你所在地区和全美的养老院的平均水平进行比较。通常使用 5 星评级标准帮你比较养老院，以及帮你明确想问的问题。被评为 5 星的养老院被认为是远超出平均水平，被评为 1 星的养老院则被认为是远低于平均水平。卫生健康监察分级包含了最近三年来州政府对该机构的检查情况。如果养老院的分级较低，请问问他们为此采取了什么样的整改措施。

对员工比例一定要特别注意，这个比例应该考虑到住宿者对于护理级别需求的差异。例如，一个接收了更多需要高级别护理的住宿者的养老院必定会雇用更多的护理员工，住宿者护理需求不高的养老院需要的员工数量会少一些。大约 90% 的养老院提供护理的工作人员都是经过认证的护理助手（CNA），所以一个高的员工 / 住宿者比例意味着分配至每个住宿者的时间更多一些。

质量分级对住宿生活的许多方面进行了评估，例如是否有褥疮或者行动能力的改变。工作人员是否能够满足每个人的日常护理计划？是否有足够的工作人员照顾患者、规律地让患者大小便以减少失禁？患者的焦虑和抑郁状况控制得如何？疼痛监控和治疗得怎么样？

防火安全同样由州政府进行监督，仔细询问州政府的检查情况。

常常会出现机构的所有权、管理人员和长期护理人员的变化。因此，护理质量会很快发生变化。保证你的家人接受高质量的护理的最好办法就是经常去拜访患者，与工作人员多接触一些。

在全国范围内，有些机构提供多种类型的看护服务，还为痴呆患者提供痴呆特别护理单元（也称作阿尔茨海默病单元）。这些单元可以在寄宿护理院或者居家式护理院找到，但是最常见的还是在一些寄宿护理院和养老院里。可是这些痴呆护理单元的水平不一，有的打着阿尔茨海默病单元的旗号，其实不能够提供专业的护理，有的却能提供针对痴呆患者的优质护理。以下是一些你需要考虑的问题：

- 该机构提供的护理中真正有特色的部分是什么（与仅仅是好的护理不一样）？
- 该项目提供的护理服务是否对你的家人有帮助？不要因为该护理服务被称作特别的服务，就假设对你的家人有帮助。一些人不需要特殊护理，并且一些"特别护理"机构并不提供满足痴呆患者需求的护理。
- 这样的护理是否花费更多？如果是，那么是否值这个价钱？增加的费用不一定意味着更好的护理。该机构是否要求你私下付钱？你是否能够承担这些费用？如果你的家人在几年以后加入医疗补助计划，该机构是否能够继续收留他？

- 该机构是否离你和其他家人、朋友很近？这样你们能够很容易去拜访患者。患者能够常常见到你比给他提供特殊的护理服务更好。

- 如果患者的情况变差，是否需要离开该单元？如果是，你是否满意这一点？你是否喜欢患者将被转去的新单元？是否在同一家养老院里进行转移？由于辅助生活机构没有被授权进行专业的护理服务，所以当患者的疾病状况出现恶化的时候，最好能够把患者转移到养老院里。了解什么时候这个时刻会来临。

详细了解到底能提供什么样的服务。许多近期开发出来的特殊痴呆项目都会采用一些特殊的护理办法，是能够行走的痴呆患者的最佳选择。

询问工作人员住宿者发生了哪些积极的改变。优质的痴呆专业护理带来的积极改变的数量和种类都是存在争议的。现在还没有一项大型研究记录下特别的受益，但是美国的许多项目和国外项目报道了痴呆患者接受高质量的护理之后发生一些社交能力和行为的改变，尽管这些改变不是在阿尔茨海默病自身无情的进展过程中。一些改变并没有出现在所有住宿者中，但是发生在大多数住宿者的身上，这表明高质量的护理可以最小化控制行为的药物的用量、增加活动的愉悦性、减少患者出现激动情绪和徘徊、减少体重增加、享受每天生活的乐趣、更加自制（在工作人员的帮助下）、患者有归属感、逐渐增长的不服用睡眠药物也能够在夜晚睡得很好的趋势以及很少或者不尖叫。好的项目在照顾非常难以照料的患者时不会使用身体限制措施。在这些项目中，住宿者常常脸上挂着笑容，更容易笑出声来，并且头脑更加清晰、反应力好，与别人的眼神交流越来越多、时间越来越久。

好的护理可以提高痴呆患者的生活质量，但是没有项目能够完全改变导致痴呆的疾病不可逆转的病程。

如果能够把家人送去一个好的护理机构，你也许会发现他在那里比在家里的表现要好。家人对于这种情况往往有复杂的感情：一方面他们很高兴看见家人过得很好，另一方面他们不能够适应这些改变。工作人员实施治疗方案也比较容易：他们可以在完成 8 小时工作后离开住宿者，他们也不是独自对患者进行护理。如果患者在居住环境中适应得很好，你就从大量护理需求中解脱出来了。这样你就有更多的时间和精力给予患者你的爱和家庭的感觉，这是其他人不能给予的。

一些痴呆患者常常感到抑郁和焦虑，需要<u>精神科护理</u>（参见第八章）。他们常常在养老院或者其他寄宿机构中不能够得到针对抑郁、焦虑或者其他精神疾病的护理。向阿尔茨海默病协会或者当地的监督专员仔细询问，帮你找到一些精神方面的专业护理。你可能需要单独支付精神科护理的费用或者承担接送患者接受治疗的交通费。精神科方面的需求不会让痴呆患者不适合养老院护理的要求。但是，当痴呆患者既患有痴呆，又患有精神疾病的时候，例如抑郁，你可能需要专家的帮助让患者进入养老院。

过去，<u>州立精神专科医院</u>为一部分痴呆患者提供专业护理，现在已经不常见了。痴呆患者偶尔出现行为症状，如果很难控制，那么养老院不会接收患者。也许患者会不断攻击或者伤害到其他住宿者，这样的患者会被推荐至州立精神专科医院的老年人单元。

你可能听说过州立精神专科医院护理质量很差。一些州立医院的名声甚至非常糟糕。但是，一些医院确实提供了高质量的护理服务，大多数医院只是在自己的能力范围之内做到了最好。仔细询问你的医院是否得到了当地精神专科医生、心理医生，以及全国精神疾病联盟当地分会的认可。这个机构组织可以帮助你与州立医院的工作人员进行协商。

大多数州通过立法强制减少精神病医院的患者人数。现在这些医院的预算大幅削减，可能不愿意接收新患者。这些因素可能意味着没有地方愿意接收你的家人。幸运的是，你还有一些事情可以做。

严重的行为症状能够通过专业的精神治疗缓解，低剂量的药物和训练有素的工作人员可以为有这些症状的患者提供治疗，这些都会让事情得到很大的改观。

有些州还设计一些项目用来帮助痴呆患者在可能的情况下避免州立医院的安置，通过调动其他资源来满足这些患者的需求。这些项目的工作人员可能是精神科医生、护士和社工。这些工作人员能够评估患者的问题、开具处方以及训练养老院的工作人员。如果在你所在的州没有这样的团队，可以向你的医生、社工、神职人员和选定的代理人来寻求帮助，获得能够帮助你的家人的资源。阿尔茨海默病协会也许能够推荐一些能够给养老院的工作人员教授专科患者护理知识的专家。同样地，你所在州的养老院监督员能够倡议改善养老院护理质量，这样也可以减少痴呆患者激动情绪的爆发。

如果养老院试图以患者的行为症状是精神疾病的表现为理由要求患者离开时，确保患者已经被诊断为阿尔茨海默病或者相关疾病，争取阿尔茨海默病协会和你所在州的国会议员的帮助。

州立医院通常要求家庭帮助患者。他们对于财政状况的要求非常苛刻：尽可能找到你能够找到的信息。

一些州立精神专科医院开放了痴呆护理单元，有严重行为症状的患者可以得到治疗。其中一些是质量非常好的项目，并且在减少患者的行为症状（例如攻击或者伤害他人）方面取得了显著的成效。

你可以继续拜访住在州立医院的患者或者参与到他的生活中来。

退伍军人事务部（VA）有义务优先照顾患有与服役有关的疾病的患者，然后在空间和服务能力允许的情况下为其他退伍军人服务。偶尔出现的情况是，患有痴呆的退伍军人可以入住 VA 长期护理医院或者 VA 合约养老院，但是过一段时间后就得出院。有一些 VA 机构提供暂托服务或者家庭支持服务。VA 医院的政策各不相同。在一个区域可以获得的在另一个区域可能无法获得。你所在州的国会议员可能能够通过 VA 帮助你获得服务。

联邦医疗保险支付在 6 个月内可能死亡的患者的临终关怀费用。对于痴呆患者的临终关怀制定的标准不相同，但是提供的服务是相同的。临终关怀通常在家里进行，但是现在逐渐在临终关怀院或者养老院里完成。临终关怀是尽量让患者感到舒适，而不是积极治疗一些疾病。如果患者在临终关怀院或者养老院，确保任何疼痛都能够按照临终关怀的标准进行处理。

寻找养老院或者其他寄宿护理模式

寻找护理机构的过程取决于你是否提前做好计划以及痴呆患者是从家里还是医院里进入养老院。如果患者是从医院转至养老院，那么医院里的社工会很快帮你找到安置的地方。医院的社工通常陷于一个两难境地，一方面根据他们的职业道德要帮助你，另一方面也要迫于医院的压力，尽快让患者出院。社工知道在患者出院的时候，哪家养老院有空床位。你可能需要花费超过一天的时间来评估养老院的情况，可能就在这一天里你就失去了那个床位。必须记住你不应该相信社工的一面之词，不要完全相信该机构的质量和可信度就如她说的一样，她可能从来都没有去过那家养老院。如果可能的话，亲自去拜访其他人推荐给你的地方。你能选择的机构可能很少，所以要提前计划。你可以先接受一个立即能够入住的机构，同时你也继续在你想去的那家养老院的等待名单中排队。当你想去的养老院有空床位的时候，你就能够决定是否让患者搬进去了。

如果有时间来筹划，你可以咨询当地的阿尔茨海默病协会分会，他们可能会提供给你一个其他家庭喜欢的养老院的名单，或者帮你认识一些曾经住在你现在正在考虑的养老院的一些家庭。这些协会最有可能提供一些高质量的、及时的、关于机构如何照顾痴呆患者的信息。但是，阿尔茨海默病协会分会不是专业组织，只能提供给你一些个人观察而已。

许多州都有养老院监督管理员，这些人了解养老院的信息，知道哪些不符合州政府或者联邦政府的标准。联邦法律规定这些信息对外公开。但是，这些信息不能详细地反应一家养老院现在的情况。你通过几次实地探访看到的和听见的才是最好的参考。

一些阿尔茨海默病协会分会或者当地老龄化办公室都有一些社工，能够帮助你完成申请过程，并且提供给你一些你所在区域的养老院的信息。家庭服务中介机构也有一些社工。在一些大城市，电话黄页上有一些老年人护理服务经理或者私人社工的联系方式。中介机构的社工也许不会推荐别的机构代理的养老院，或者他们自己也没有亲自去过自己代理的养老院，所以他们的推荐通常并不意味着一个机构质量能够满足你的需求。相反地，一个为你工作的老年护理服务经理可以帮助你去实地探访那些养老院并做出评估。

你所在社区的其他家庭也许知道哪家养老院比较好，或者你的医生也可以给你推荐一家。一些医生与这些养老院有往来，这样会影响到他们的推荐。所以最好多听取一些意见。如果你有朋友或者熟人把亲人送进这样的长期护理机构，向他们咨询一些问题、获得他们的经验。那些在选择护理机构方面有亲身经历的人的推荐是选择高质量护理的最好参考。

当你选择好候选的养老院时，打电话预约与该养老院的管理者和／或主管见面，直接参观养老院。你可以在参观前通过电话询问一些你可以问的问题。首先，你需要知道是否有空床位（如果你需要马上住进来）还是需要等待；其次，你需要询问养老院是否接受你计划使用的资金来源。当你实地参观养老院的时候，观察周围的情况，适时地提出自己的疑问，也可以参照我们的指南。带一位朋友、家人或者阿尔茨海默病协会的会员一同前往。因为带着的这个人不像你一样投入很多感情，可以帮你仔细考察该机构的情况，帮你想清楚、做决定。如果有时间的话，我们推荐你多去几次。在第二次实地参观的时候，你可以注意到一些第一次没有注意到的东西。许多家庭告诉我们，随着时间的推移，第一次参观时注意到的事情可能变得不那么重要了。参观的时间要足够长，可以与意识清醒的住宿者或者工作人员进行交谈，设想一下是否适合你的家人。

当亚特第一次参观太阳天堂养老院的时候，他就被那里的环境深深地吸引了。他喜欢那里宽敞的大厅，长长的、干净的走廊，每一个住宿者的名字都贴在门上。他看见所有的工作人员都穿着干净整洁的制服，他喜欢洒满阳光的房间和装修精良的浴室。随后几次去太阳天堂看望他的父亲，亚特注意到了没有住宿者待在大厅里。他觉得最要紧的事情是护理人员对他父亲的态度是否友好，当他父亲在浴室需要帮助的时候，是否有工作人员来帮忙。他爸爸一直食欲不错，但是淡而无味、不热的饭菜让他心情不好。亚特希望养老院能够花更多的钱雇用一个好厨师，而不是都花在大厅的建设和装修上。他爸爸夜里很晚才睡觉，白天很晚才起床，但是养老院规定晚上 8:30 上床睡觉，早上 7 点起床。

·护理花费

养老院的护理花费非常大。其他方式的护理，花费少一些，可能适合负担不起养老院花费而又需要护理的人。支付来源包括：

- 患者自己的收入（例如社会保障金或者退休金）
- 患者的资产（例如房地产或者投资）
- 家人的经济援助
- 患者的长期护理保险
- 联邦医疗保险（联邦医疗保险不支付养老院或者其他方式的长期护理的费用）
- 医疗补助计划（医学救助）
- 退伍军人事务部

患者自己的收入当然得花在自己的护理上。在大多数情况下，收入是不足以支付护理费用的。除了收入，患者需要用自己的资产来支付护理费用。如果患者有任何的资产，请向税务会计师或者他的经纪人进行咨询，应该先动用哪笔资产，帮助你提前做好把固定资产转化为流动资金的计划。

一些家人可能迫切地希望能够资助患者，并且有能力进行资助。但是一些州正在考虑要求患者的子女在医疗补助计划支付护理费用之前赡养患者。请仔细检查你所在州的相关法律条文，如果确实需要的话，以儿子或者女儿的身份进行法律咨询，这样能够保护你的收入和资产。

一些人在生病之前就为自己购买了长期护理保险。看看是否能找到长期护理保险的保单，仔细阅读相关规定。一些保单可以支付患者在家里护理的费用，如果你愿意的话，痴呆患者可以在家里进行护理。一些保单仅仅支付长期护理机构的费用，并且有特殊的排除条件。虽然这样的保险能够有所帮助，但是你仍旧需要其他的资金来源。

联邦医疗保险仅仅支付患有急性病、需要住院进行专业护理或者康复治疗的患者在短期内（通常短于 90 天）入住一家专业护理机构的护理花费。痴呆也许不在这类护理的范围之内，但是如果患者同时患有其他疾病，你也应该咨询联邦医疗保险是否支付康复或者重症护理。联邦医疗保险仅仅支付经过认证的护理机构的费用，因此不会是长期护理的主要财务来源。重要的是不要对联邦医疗保险的保障寄予过高的期望（如果患者从养老院转至医院或者住在寄宿保健院、居家式护理机构或者辅助生活机构，联邦医疗保险 A、B 和 D 部分会支付住院治疗、门诊治疗的费用和药费）。

医疗补助计划（在加州叫医疗计划）支付没有其他经济来源的患者住在养老院的费用。医疗补助计划根据立法条例，税收仅能用于无力支付护理费用的患者。这是一个联邦立法项目，但是由各个州各自管理。由于长期护理费用高昂，许多中产阶级家庭耗尽了毕生的积蓄，不得不申请医疗补助计划。这样，在符合医疗补助计划的申请条件之前，患者必须用尽全部的资源（例如房产和投资）。医疗补助计划可以弥补基本的护理费用和任何收入以及长期护理保险之间的差价。养老院或者医院社工将会帮助你申请医疗补助计划。对于需要医疗补助计划的患者的安置越来越困难，政策法规要求越来越严格。如果痴呆患者有配偶或者任何收入和资产，最好为申请医疗补助计划提前做好规划，即使你认为自己并不需要它。

你可能对接受被有些人称作"福利"的东西感到不舒服。事实上，医疗补助计划至少支付了 2/3 养老院住宿者的部分护理费用。

如果为了申请医疗补助计划花掉了患者的收入和资产，那么健康的配偶应该怎样在社区里度过自己的余生呢？联邦法律越来越严格，各州的情况也不一样。但是，对于配偶财产分割有一些规定。这样，健康的一方不会马上变得穷困潦倒。

如果你申请了联邦医疗补助计划，你会受到公平和公正的审查。你可能在获得信息方面有很大的困难。不是所有的律师对这部分法律内容都了解，社工和养老院的信息可能是错误的，或者是陈旧的。对于州政府来说，最大的利益就是用最严格的标准进行法律解释；对于你来说，最大的利益就是用最宽松的标准进行法律解释。你可以从阿尔茨海默病协会及其当地的分会、全国公民养老院改革联盟以及其他宣传团体获得信息。现在也有一个申诉系统，不过申诉过程比较繁琐。

·选择养老院或者其他寄宿护理机构的指南

我们已经给你提供了一个当你实地考察养老院时可能需要问到的问题的清单。这些问题可以帮助你评估养老院的护理质量。当你与养老院的管理人员见面的时候，你应该就养老院的资质和费用以及养老院是否符合所在州要求的护理质量自由提问。不要忽视一切可以问的问题。如果你有不明白的地方，不要犹豫，直接提问。所有的财务协议都应该是书面的，你也应该有一份最终协议的复印件。如果工作人员回答你的问题时不是很热心，这也许意味着你住进来以后他们也会这样对待你。当你实地考察养老院的时候，带着这份清单。

你需要提以下 3 个首要的问题：

1. 养老院是否有州政府的授权？

2. 管理者是否有州政府的授权？

3. 养老院的防火安全是否符合或高于州政府的规定？因为在失火的情况下很难疏散体质弱的老年人，所以喷洒系统和防火门至关重要。

如果以上三个问题中有一个的答案不是肯定的，请不要考虑这家养老院。

如果你有联邦医疗保险或者医疗补助计划，该养老院是否能够接受？（如果起初你通过其他来源支付费用，然后转至医疗补助计划，你需要知道该养老院是否经过医疗补助计划授权，以及是否能够接收这样的住宿者。）

在书面合同里是否注明入住日期以及开始提供护理的日期？

在什么情况下，住宿者会被要求离开（身体变差、出现行为症状、行走问题、失禁）？该机构会给予你多少关注？如果患者的情况发生改变（无论变好或是变差），养老院会转移他吗？如果养老院会这样做，是不是会被转移至同一家养老院的不同部分？

请仔细阅读合同的每一部分，如果有不明白的可以向律师咨询。

· 看望患者的便利性

该养老院是否离你比较近（这样你可以经常去看望患者）？是否有足够的停车位和公共交通工具？养老院是否有足够长的和方便的探访时间（当机构限制了探访时间，患者可能会想为什么家人都不来看望他）？小孩可以来探访吗？你是否可以在刚开始的时候额外花一点时间来帮助患者适应？你在探望患者的时候是否感到舒服？

· 是否符合规定

该养老院最近一次在 5 星评级系统中的评级是多少，什么时候评定的？最后一次检查结果一定会张贴在该养老院内，问问结果在哪里，去看看。如果你考虑的养老院没有达到联邦政府或者州政府的标准（并且大多数养老院已经达到了），请仔细询问问题出现在哪里，已经采取了哪些改正措施。一些违规的地方被迅速纠正，其他一些不足之处意味着严重问题。如果工作人员逃避你的问题，你可能不想再选择这家机构了。

· 花费

你是否清楚地了解到哪些费用是包含在基本收费里的？如果有其他费用请索要清单，例如洗衣费、电视费、广播费、药费、理发费、特殊护理操作的费用以及行为症状管理的费用。仔细问清楚住宿者的私人资金如何处理。如果住宿者离开该养老院，是否会收到预付费用的退款？养老院怎么保管托管的现金和资产？你和住宿者是否有收据？提款是否有签字的收据（这样你可以追踪账户）？如果住宿者进了医院或者回家几天，费用应该怎么计算？住宿者是否还能回到这家养老院？

·清洁和安全

养老院是否干净？仔细检查卫生间和厨房区域。

养老院里应该保持干净卫生的环境，并且温度适宜，环境舒适。打了厚厚的一层蜡的地板和闪亮的铝制品发出的刺眼的光，这些会让痴呆患者感到迷糊，而且这也未必是清洁的最好的指标。

卫生间和其他区域是否装有扶手杆、栏杆、防滑地台和其他保护住宿者安全的装置？对于徘徊或者易激怒的患者的安全有什么保护措施？门是否安全（锁着的门或者安装提醒装置的门是否会在有人开门出去的时候提醒工作人员）？体质较弱的住宿者是否与体格健壮和活动能力较好的痴呆患者分隔开来？该养老院是否光线充足、家具是否坚固、温度是否适宜？

对于痴呆患者来说，很难平衡维持他们的独立性和保存的生理功能与保证他们的安全之间的关系。仔细询问养老院是怎样做到这些的。这些策略对你来说是否合理？例如，工作人员如何处理走路不稳的患者仍想走路的情况？

·工作人员

询问是否有足够的工作人员来帮助你的家人，或者当他做事缓慢的时候是否有工作人员等着他。工作人员人数越多，费用会越高，但是患者可以获得一些单独的生活辅助。每一位助手需要照顾多少人？鉴于住宿者的身体受损程度，这是否合理？在夜晚和周末的时候，工作人员的值班情况怎样？如何监督护理人员做到训练有素？观察工作人员是怎样对待住宿者的。他们是否在寻求帮助后没有得到及时回应？助手看起来是否很着急？

工作人员看起来很开心、很友好吗？快乐的工作人员意味着一个运转良好的机构。此外，心满意足的工作人员也不太可能把自己的挫折感发泄到住宿者的身上。仔细询问工作人员换班的频率，并且与当地的其他养老院进行比较。高质量养老院的工作人员推荐询问这一点，因为这个信息可以提示员工的满意程度。

咨询护理人员接受过哪些方面的培训，包括护理助理。护士、助理、社工和活动组织者是否接受过护理痴呆患者的培训？工作人员需要知道如何控制灾难性反应、多疑、徘徊和易怒。这些工作人员是否愿意听取你是如何控制你的家人的经验呢？

仔细询问社工和活动组织者接受的专业培训的范围。这两类工作人员会对护理质量产生显著影响。要求与他们见见面，问一问他们会花多少时间在痴呆患者身上。要求看看他们的护理计划。他们在回答问题的时候是死记硬背的答案，还是根据每个患者的需求来描述这家养老院真正能解决的问题？

·护理和服务

联邦法律规定养老院（不包括其他机构）对每一位入住者都应该制定个性化的护理方案。问一问哪些事情是护理计划中需要考虑的地方。对方是否欢迎你参与到计划的制订中来？活动策划者和社工也参与进来吗？

养老院想从你那里知道关于住宿者的什么事情？除了服药史、财务状况以及相关问题，养老院是否想要知道患者的喜恶，如何控制他的行为症状，以及患者还有什么能力？这些信息都是提供好的护理的前提。

痴呆患者的活动时间有多少？活动时间较长意味着护理不够好。安排的活动是否尊重患者的意见并且适合成人？他们对你的家人是否感兴趣？要求在患者活动的时候，你在旁边观察。住宿者对活动是感兴趣、满意还是感到困倦而来回走动？活动项目是否能够让患者保持清醒的头脑和参与的意识，并且在患者的能力范围之内？

是否每天都有监护锻炼？就算是坐轮椅或者卧床的患者也需要锻炼，能够走一走的住宿者更应该这样做。运动锻炼可以减少痴呆患者的烦躁不安。

是否有创造性的和有效的社交活动计划？光有电视室是不够的。痴呆患者需要有系统的计划，例如音乐项目、娱乐小组和户外活动，让患者们在还具备社交能力的时候，参与到社交活动中来。

如果住宿者需要物理治疗、语言治疗和职业或者娱乐治疗，是否能够获得这些治疗呢？

牧师是否经常来访，住宿者是否能够参与宗教活动？

住宿者是否穿自己的衣服，并且有一个能锁起来的私人储物空间？他们的信件和电话的隐私是否能够得到保障？他们是否能与探望者单独相处，并且当配偶来访的时候是否有私密空间？

要求查阅养老院关于限制活动的明文规定。看看四周的情况，住宿者是否穿着背心或者安全带，或者坐在专门的椅子里，并且他们无法摆脱这些东西的束缚呢？ Geri 椅子*可以让患者坐得舒服，也可以限制患者的活动。是否看到受到约束的患者被放出来、换位置或者带去卫生间？在尝试了其他方法都不能控制患者之后才能使用限制身体活动的方法，他们需要让患者远离危险。有经验的工作人员常常能够不使用限制人身自由的方法来控制患者的徘徊和易怒。

要求看一看养老院关于使用精神类药物控制顽固行为的明文规定。问一问现在有多少住宿者在服用这类药物。如果服用该类药物的患者比例过高说明工作人员护理水平较低，不能用其他方法来控制患者的行为症状。在使用药物治疗行为症状或者精神症状之前，工作人员通常怎样控制这些症状？他们使用什么药物来治疗这些症状？如果你的家人需要使用药物或者身体限制来控制行为、情绪或者睡眠，医生来检查他的状态的频率怎样？仔细问一问工作人员如何能够减少他对药物和 / 或人身限制的需求。如果你的家人出现抑郁，询问该机构如何处理抑郁并且精神卫生专业人员是否会参与到治疗护理中来。养老院是否有精神科医生做顾问，可以去看看患者是否出现严重的行为症状或者抑郁？该养老院是否会控制这些问题？

问一问谁负责患者的用药。患者的医疗护理怎样处理？是否需要他自己的医生去给他看病，或者养老院有没有医生可以给住宿者看病？这位医生看望住宿者的频率怎样？当你有担心的时候，医生是否会和你见面？你是否可以和医生提前会面？她是否接受过老年医学的培训？痴呆患者需要紧密的、专业的医疗监护，并且他们的医疗护理需要特殊的专业技巧。如果没有这样的专业医生，养老院是否会雇用接受过特殊训练的护士或者医生助理呢？如果该机构不是养老院，谁又会带患者去看医生？如果出现紧急情况又将如何处理？当患者突然生病的时候，该机构是否会安排把患者转送至医院呢？家人是否满意这家医院？

如果患者卧床或者患有严重的疾病，工作人员是否进行过该领域的专业培训？患者出现失禁如何处理？护理管理，例如个性化、有计划地去卫生间或者使用吸水垫，这些都比痴呆患者处于紧急情况时插管导尿要好。仔细看

---

* 编者注：Geri 椅子是一种舒适的多功能椅，能为行动不便的人提供像有看护人一样的帮助，例如变换体位、移动等。因为它灵活且易于调节，所以能帮使用者完成各种体位。

看四周，有没有很多人插着尿管带着尿袋坐在轮椅上或者躺在床上？询问工作人员或者监管人员褥疮的发生频率。只要出现一个以上的褥疮就说明照顾不周。

痴呆患者对于别人怎样对待他很敏感。注意观察工作人员怎样对待住宿者。他们是把住宿者当作大人还是小孩子一样对待？他们是否对靠近他们的住宿者给予关注？他们是否在护理住宿者之前和住宿者打招呼？他们是否解释他们要做的事情？他们是否对隐私和尊严的需求比较敏感？

·硬件设备

养老院的住宿环境是否令人感到舒服，光线充足？家具是否舒适？住宿者的个人财务是否保存在自己的房间里？养老院更像是一家医院，不是必须给人居住舒适的感觉。舒适的周围环境，友善的、耐心的工作人员对痴呆患者十分重要。当你来拜访患者的时候，你也会感觉到很舒适。

你认为你的家人在这里感觉舒服吗？"像家一样"的设施——磨损的家具，对于某些人来说更像家的感觉。可是另外一些人就觉得待在看上去东西都是崭新的环境里更舒服一些。对于你的家人来说，周围的环境是太吵了、让他更迷糊了，还是太安静了、过于枯燥了？是否允许有私人时间给那些比较看重这一点的人？是否给一些性格外向的人提供社交活动？

强光、噪音和昏暗的灯光，这些都会让痴呆患者的生活变得更加艰难。如果这些事情也打扰了你的生活，那么肯定也会给痴呆患者带来不必要的困扰。

·临终关怀的规定

养老院关于维持生命采取的措施有什么规定？要求写一份关于家人愿意采用的方式或者患者的生存愿望的声明，放在患者的资料表格中。尽管在患者入院的时候考虑这些问题过于痛苦，重要的是你需要搞明白这个问题。家庭、机构和养老院的医生常常对患者在生命的最后时刻采取的措施有不同的选择。你可能不同意一些养老院关于维持生命可能采取的措施的规定。如果你不在最初的时候表明自己的立场，你的意愿很难被执行。

·饮食

在吃饭的时间拜访患者，在那里吃一顿饭，看看食物是否让人有食欲，足不足量。每个人是否都有食物？是否提供零食？

食物是否有益健康、吸引人，并且适合老年人食用？痴呆患者吃饭的地方是比较小、安静，还是比较大、吵闹呢？你是否注意到有没有护士帮助不能自己进餐的住宿者吃饭呢？有吞咽困难的人是否得到了仔细的监护？如果患者得到了好的护理，能够进食，就不会长期使用鼻饲管。

·权利

是否有住宿者委员会？这一组织可以向管理者反映存在的问题、表达意见。可以向谁反应你关注的问题呢？是否有家庭委员会？

理想的情况是你应该能够积极地回应这些问题。现实情况是你很难找到高质量的护理。如果痴呆患者很难管理，或者你必须依靠医疗补助计划的资助，你可能没有办法找到一家理想的养老院。把这些问题作为指导方针，帮你决定哪些事情对你来说最重要，哪些事情你愿意妥协。

搬进养老院或者其他寄宿护理机构

一旦找到了养老院，做好了财务安排，下一步就是搬家。无论什么时候痴呆患者改变居住地点，都会涉及许多方面的事情，这也非常重要。

如果你觉得患者能够明白你的意思，告诉他正在发生的事情。带上他熟悉和喜欢的东西（画、纪念品、毛毯、收音机），给这些东西贴上标签。如果可能的话，让他自己选择这些东西。即使患者焦躁不安或者能力严重受损，他也需要感觉到这是他自己的生活，他仍然很重要。

当患者因为这次搬家而责怪你的时候，你可能不得不把他的责骂当作耳旁风。如果一提到养老院，患者就会变得烦躁不安，那么总提这个也没有任何帮助。你可能需要继续实事求是地做好安排，尽量不要撒谎，例如"我们去兜风"或者"你要去串个门"，这会让患者在养老院里更难适应。

在一些州，如果患者反对，家人是没有权力强制患者搬的。如果医院或者养老院提起这件事情，请向律师咨询。所有州都有关于当某些人失去决策能力的时候，家人是否有资格代替他做决定的法律规定。

在住进养老院的头几周里，如果家人能够常去探望痴呆患者，许多患者就能够更好地适应新的环境。因人而异，一些住宿者在开始参加机构活动前需要一些时间。如果住宿者一直感到在养老院住得不舒服，需要问问自己是否因为你的紧张情绪和焦虑让患者很难在新环境中放松下来。如果护理机构建议你直到患者适应了新环境再去看望他，请不要这样做。这样只会增加他的失落情绪。你也可能在这一点上感到精疲力竭，患者见了你可能会咒骂你或者乞求你带他回家。请你记住，这些话仅仅是患者表达他焦虑和不高兴的方式。给他一些安慰，表达你对他的感情，不要陷入争执之中。最初几周过去之后，逐渐减少你的拜访时间。制订一个探望计划，这样你既能保证探望患者，又能重拾自己的生活。

一些家人为工作人员写下患者的情况。患者是否习惯在早上或者晚上洗澡？喜欢早睡还是晚睡？他可能要求见到哪些人？一些特定的言语或者行为意味着什么？他经常这样做的时候你又是如何回应的？什么能够让他安静下来？什么又会引起爆发？

你可能不会找到一家你真正喜欢的养老院，或者你感觉那里的工作人员不能够提供痴呆患者需要的护理服务。但是你没有选择，你只能让患者待在那里。一家高质量的养老院的负责人建议不要发牢骚，要尽可能地与工作人员建立良好的关系。这意味着你可能要妥协，但是这样会鼓励他们更加合作。告诉他们一些关于痴呆的知识。

如果你要把患者从医院转移至养老院，你可能没有时间或者只有很少的时间来找到一家合适的养老院或者好好计划这次转移。你可能被接下来的几个小时或者几天中的事情折磨得精疲力尽。如果出现这种情况，至少你要尝试着和患者一起去养老院，提前搬一些患者熟悉的东西到他的房间里。

适应新生活

住在养老院或者其他护理机构对患者来说都意味着需要做出很大的调整。花一些时间和精力，和工作人员、住宿者、家人一起来适应。这是一个痛苦的过程。请记住搬家不意味着家庭关系的结束。许多人发现他们与能力受损的患者的关系出现了改善。你的家人即使搬去另外一个地方——那个地方可以更好地满足他的需求——他还是家庭的一分子。有一些实际的建议可以帮助你更轻松地适应新的环境。但是，我们知道最难适应的部分就是你和患者之间的感情。

·探望

定期看望患者非常重要。即使他已经不认识你了或者看起来不想让你出现在那里，规律的探望在某种程度上还是能够让他意识到他受到了重视，并且属于家庭的一部分。家人频繁的探访也会让工作人员更加精心地照顾患者。有时候患者会乞求你带他回家或者当探望结束的时候大哭。似乎减少来访次数可以避免这类场景的出现，但是看望患者的好处远远超出伤感带来的痛苦。在养老院表达自己的悲伤和愤怒情绪也是可以理解的。

你可能因为养老院的氛围或者看见其他生病的人感到沮丧。家人常常因为看到自己的亲人失去太多的能力而感到痛苦。痴呆干扰了患者的交流和理解能力，当家人来看望他们的时候，常常不知道应该做些什么。这里提供一些你可以在探望患者时做的事情。

你可以帮助患者熟悉新房间。当你探望他的时候，你可以再次解释为什么他要住在那里（例如，可以说"你的病比较严重，不能待在家里了"）。仔细查看养老院每天的生活安排，如果患者能够认字，也为他制订一个规律的生活安排。帮助他找到卫生间、饭厅、电视和电话。帮他找到放在柜子里的东西。找到他能够记住的方法来认自己的房门。用他的东西来装饰房间。

告诉他你下回来看望他的时候会做些什么，写下这些内容，这样可以不断地提醒他。一些家庭写好一封信给住宿者，标记出这次来访和下一次来访的时间。工作人员可以在两次探望之间把这封信读给住宿者听，确保他知道你经常来看他。尽量让患者参与到家庭户外活动中来，如果他不是患有急性病，带他去兜风、购物、回家吃晚饭或者住一晚上、去教堂。即使他拒绝回去，最终也有可能接受这种安排，并且让他感觉到他是家庭中的一分子，这对他有好处。选择活动的时候不要让患者感到压力或者疲劳。偶尔会有患者总是拒绝回到养老院。在这种情况下，最好在养老院探望他。

帮助他继续参与一些特殊的家庭活动，例如生日和节假日聚会。即使他情绪低落或者糊里糊涂，还是应该告知患者已经发生的一些不幸的事情。

在两次探望之间打电话，与健忘的患者保持联系，提醒他没有被别人遗忘。不要期望他能够记住你打过电话。

带上一本老相片册、阁楼里放一条旧连衣裙或者其他能够引起过去记忆的东西，督促患者讲一些他能够回忆起的往事。他常常重复一些故事，试着去倾听去接受。你的倾听和你的存在表达了你仍旧关心他。

聊聊家人、邻居和一些小道消息。即使他不能够完全理解整件事情，他还是可以享受听和说的过程。待在一起对你们俩很重要，你们说些什么反而不那么重要。痴呆患者可能对一些话题不感兴趣，例如当前发生的事情。如果他感到烦躁不安，不要坚持说最新的信息。

对他的抱怨表示同情，仔细倾听他抱怨的事情，告诉他你关心他。可能重复抱怨一件事情是因为他忘记已经告诉过你了。总之要学会倾听，他需要你的共鸣。仔细调查他抱怨的事情，但是一定要在你向工作人员投诉或者采取行动之前。虽然他抱怨的事情有真实的成分，但是请记住他对事物的观察可能不够仔细。

吟唱一些老歌、熟悉的歌曲。如果有其他住宿者过来倾听或者合唱不要感到惊讶，音乐是一种奇妙的与他人分享的方法。没有人在意你唱得好不好。带上家里或者孩子的磁带录音机。

把患者的个人生活史记录下来，告诉他在哪里长大，什么时候结婚，他的孩子、工作、爱好等事情。字写得要大一些，最好配上照片、简报、布条、奖章等加以说明。对这个记录本的回忆和叙述可以占用你们几次相处的时间。一起看这个记录本可以帮助他回忆过去的事情。即使他不能够记起来，他也许能够确定他拥有一个过去。

做一个私人物品的盒子，把能勾起回忆的东西都放进去：珍爱的纪念品、他熟悉的老式厨房或者农场用具、各种工人用的螺栓或者裁缝用的螺纹线轴。找一些有吸引力的颜色、重量、材质和尺寸的东西。患者也许会喜欢给盒子里的东西分类，抚摸每一样东西。你和工作人员可以用它唤起患者的回忆，也包括使用可以提供信息的卡片来做这件事："这是一个老式的苹果去核器，就像妈妈过去用来给五个孩子做苹果酱的那个"，"爸爸一直穿这些舞蹈鞋，直到他 70 岁"。

如果没有地方放置记录本或者盒子，每一次来探望患者的时候带上这些东西，与你的家人一起打发时光。

避免太多的兴奋刺激。你的到来、带来的信息和与患者的谈话都会让患者感到兴奋不已，有可能会引起患者的灾难性反应。

做一些事情表现出你对他的新房间很感兴趣。一起看看房间，给他读公告牌上的内容，与他的室友或者其他住宿者和工作人员交谈。当你们在外面走动的时候，提醒他闻闻鲜花的味道，看看天空飞过的鸟儿。

帮助患者照顾自己，一起吃饭，给他梳头发，抚摸后背，握着他的手，帮他做些锻炼。当你去养老院的时候，带些美味跟他一起吃。尽量避免带必须让工作人员保存的食物。如果患者进食有困难，你可以在吃饭时间过来，帮助他吃饭。如果其他迷糊或者心烦意乱的住宿者打扰你的探望，你可以温和地但是清楚地告诉他们现在不要和你交谈。如果必要的话，询问一下哪里有私人空间。有时候如果你让一两个其他住宿者共同参与一项简单的活动，你的探望会变得顺利一些。

如果患者喜欢孩子或宠物，并且不会引起灾难性反应，请带上孩子（一次带一个孩子）或者宠物（事先咨询工作人员）。在养老院里看看家人对孩子通常是有好处的。你可以提前告诉孩子一些可能看见的东西，例如导尿管或者静脉插管，解释这些是用来保持患者的身体功能的。

有时候患者的病情比较严重，不能和你说话，甚至认不出你或者不能做出回应。这个时候，你不知道该对这样的人说什么。试着握住他的手，抚摸他的背，或者唱唱歌。一位牧师这样描述他的拜访：

> "通过这些拜访，我又成长了一些。我习惯了做事情、做事情、做事情，在这里我不能够为这些人做事情了。我学会了静静地坐在那里，就是一起待着，不会感觉到我必须做些什么、说话或者逗乐。"

与一个住在养老院里的晚期痴呆患者分享家庭生活以及去爱他是不容易的，但是也许你会发现自己做这些事情的意义。

不断重复相同的谈话或者活动可能会比较枯燥，但是请你记住痴呆患者的记忆力严重受损，他们已经不能够回忆起五分钟或十分钟前做过的事情。不断重复喜欢做的事情会给他们带来快乐，即使你觉得不太高兴。

· **你的自我调整**

当你的家人搬进新住所之后，你的生活也会发生改变。如果患者一直和你生活在一起，特别是那个人是你的配偶时，你适应起来就会变得困难。可能因为之前安置患者所做的努力而感到疲惫，除此之外，还可能因为发生的改变而感到伤心。搬家可能会加重你的悲伤和失落。同时你可能会感到你应该让患者以某种方式待在家里，为此内疚，因为让患者待在家里是不现实的。你可能产生一种复杂的内心情感，既有解脱和悲伤，也有内疚和愤怒。

这的确是一种解脱，你不用承担护理的重任，可以睡个好觉或者看书不被打扰。但是你可能希望事情有所不同，就是你可以继续自己照顾患者。

家人常常告诉我们在最初的几天里他们会感觉到若有所失，没有了患者的护理需求，他们不知道自己该做些什么。起初你可能在晚上也睡不好觉或者不能够放松地看电视。

去养老院的路程可能比较疲惫，特别是养老院与你生活的地方有一段距离的时候。探望患者也可能会让你感到沮丧。有时候痴呆患者的状况出现暂时性恶化，直到他们能够适应新的环境，也会让你感到烦躁。有时候看到养老院里的其他人也会让你感到郁闷。

工作人员需要同时照顾许多人，你可能发现自己的家人没有得到你期望的、个体化的护理。养老院工作人员的其他事情也会让你感到不舒服。有时候家人会时不时地和工作人员产生矛盾，这并不少见。如果你对养老院或者工作人员感到不安，你有权利和他们讨论你的担忧，你也有权得到对方的解释，这样做不会对患者的护理或者状态产生影响。联邦法律规定养老院不能够因为家属对住宿者的护理有质疑而随意驱赶住宿者。如果养老院有社工，她可以帮助你解决你的担忧。如果没有社工，以一种冷静、实事求是的方式与护理员的管理者或者主管讨论你的担忧。

通常安置好患者后，事情会变得更好，特别是他们在养老院的处境已经变得比较艰难的时候。由其他人来照顾患者，你和痴呆患者都能够放松下来，享受你们在一起的时间。因为你不用总是那么劳累，并且不用面对痴呆患者的过激行为，所以你可能很长一段时间以来第一次能够享受彼此之间的关系。

如果其他家人不去探望患者，很可能是因为他们发现很难面对这样的事情或者不知道该说些什么。如果你的家人这样做出回应，要试着去理解他们，可能这是他们表达悲伤情绪的方式，你也不能够改变他们。

有时候家人在养老院里待上很长时间，帮助照料住宿者。只有你自己才能决定你的探望时间。你要问问自己，你去探望患者的部分原因是否因为你感到孤单和伤心，你去探望得少一些，患者是否能够更快地适应新环境。

时光流逝，适应阶段的急性期会逐渐过去，你最好形成一个规律的探望时间。很自然地，你就会逐渐把你的生活与发生很大改变的家人分离开来。

当寄宿护理机构出现问题

有时候在患者护理方面会浮现出严重问题。

　　罗斯先生说："我爸爸得了阿尔茨海默病，我们不得不把他送进养老院。他在养老院得了很重的病，然后被转移到一家医院，医院说之所以问题这么严重是因为他脱水了。很显然养老院没能给爸爸喝足够量的水，我也因为没能发现这个问题而感到内疚，我觉得不能把他送回养老院了，那里对他照顾不周。"

如你所知，痴呆患者是很难护理的，特别是在疾病的晚期。罗斯先生感觉到向养老院的工作人员抱怨只能让他们生气，如果他想要把他的爸爸转至另外一家养老院，可能会发现别的养老院也好不到哪里去，并且能够接受阿尔茨海默病患者或者医疗补助计划支付的患者的养老院也很少。

你、罗斯先生和许多其他家庭遇见的尴尬局面不是养老院造成的，而是国家政策、价值体系、联邦政府培训预算等多个原因造成的。这些方面逐渐通过一些组织的努力发生了改变，例如阿尔茨海默病协会和国家长期护理质量消费者协会。

我们希望你不会遇见这样的问题。如果你确实遇见了，首先请你仔细考虑你希望得到什么样的护理。你应该希望患者尽可能地被照顾好，吃得好、水够喝，不会受到一些明显的伤害，环境整洁、舒适。患有的其他疾病能够被及时发现，并且仔细观察住宿者的用药反应和药物间相互作用。但是，痴呆患者很难护理，有时候会出现"工作人员做了是错的，不做也是错的"的局面。常常出现的情况是每一种病都不能够得到完全治疗，每一个问题也不能够被完全解决。例如，让患者自己行走对于他的心脏、健康和自信都是有好处的，但是可能会让患者摔跤。仔细询问工作人员他们进行的护理的好处和风险，然后决定你能够承担的风险有多大。

工作人员出现的问题常常是护理质量不高。工作人员不能够给予患者你在家里做的个体化护理。但是，如果养老院里的工作人员数量不够，不能够让住宿者的生活环境干净、舒适，吃饱饭以及关注他们的医疗需求，那么确实是出了一些问题。"国家优质长期护理消费者之声"会发布一些关于监管养老院质量的法律信息，阅读这些信息可以帮助你判断你到底需要什么样的护理。

与机构的管理者、护理主管或者社工坦诚但平静地说出你的担忧，并且告诉他们你得到的关于痴呆患者护理的信息。看看他们是如何反应的。他们是否对你与他们进行交谈表示感谢，并且承诺他们会解决问题，还是他们会找一些借口或者根本不理睬你？如果医生或者其他专业人员知道这个问题，你可以寻求他对改善目前情况的支持。

> 罗斯先生说："医院里的医生非常有帮助，她打电话给养老院，与他们交谈，解释痴呆患者很容易出现脱水，工作人员需要仔细观察。"

如果与养老院的人员或者其他人交谈后也不能解决问题，请与当地的阿尔茨海默病协会分会以及当地的养老院监督机构（通常在当地老龄化办公室）联系。这两个机构都可以找到资源来帮助你。最后一招解决问题的办法是，把你的问题向州立养老院监督办公室反映。但是，最有效、最成功的解决办法是与管理者和养老院的工作人员以非正式的方式来解决问题。

问题可能在于工作人员需要更多的信息来照顾痴呆患者，阿尔茨海默病协会就有相关的培训资源和信息。鼓励养老院各个级别的工作人员，从护士、管理者到助理，都来参加培训。

如果养老院因为你的投诉驱赶家人，这是违反法律规定的，或者因此不好好照顾家人也是违反法律的。你需要仔细监督你的家人接受的护理情况。

护理机构里出现的有关性的问题

有时候，痴呆患者会在公众场合脱光衣服、手淫，或者侵犯工作人员或其他住宿者。养老院住宿者的性需求和性行为本来就是充满争议的事情。在养老院发生的性行为和在家里有显著不同：这不再是一件私人事情，对其他住宿者、工作人员、住宿者的家人都会产生影响；同样也会引出对能力受损的患者是否能够或者是否应该拥有为自己在性行为方面做决定的权利这一道德论题的讨论。

虽然我们的文化似乎充满了对性的讨论，但大多是涉及年轻漂亮的人的性行为。我们中的大多数人想到年老的、缺乏魅力的、残障的或者痴呆患者的性行为时会感到不舒服。养老院的工作人员也常常会感到不舒服。

如果工作人员向你反映患者的不恰当行为，请记住这些大部分起初看起来像是性行为，实际上可能是迷失和困惑的行为表现。你和工作人员需要帮助患者知道他在哪里，什么时候要去上厕所，在哪里才可以脱掉衣服。常常需要做的就是对患者说："现在还不是睡觉的时候，我们一会儿再穿睡衣。"也可以用别的事情来分散患者的注意力，例如给患者一杯果汁。

痴呆患者可能会与其他住宿者变成亲密的朋友，常常不会发生性关系。痴呆患者永远需要朋友。偶尔有人听说养老院里的患者会跟其他人睡在一张床上。其实这种现象不难理解，试想我们中的大部分人不也是多年来跟某个人睡在一张床上，而且还分享由此带来的亲密感吗？患者可能都没有意识到他在哪里或者他和谁睡在一起。他可能也不会意识到他没有在自己的床上，他可能会认为和自己的配偶在一起。请记住，养老院是一个孤独的地方，没有太多的机会被拥有和被爱。你对这类事件做出什么样的反应取决于你的态度和价值观，也取决于养老院的反应。

一些住宿者会有手淫的行为。工作人员通常会忽视这类行为，因为这类行为常常发生在住宿者自己的房间里。如果出现在公众场合，住宿者应该静静地被送回自己的房间。

调情是一种常见的、社会可以接受的男女间的行为。在养老院里，患者可以通过调情来巩固自己原来的社会角色，这也可以让患者感到自己更加年轻、更有吸引力。但是不幸的是，痴呆可能会让患者在做这件事情的时候很笨拙，说一些冒犯性的话或者做一些不恰当的手势。

如果工作人员受过相应的培训，能够实事求是地、友好地提醒患者这种行为是不能接受的，这就不再是一个问题了。住宿者可以通过其他机会重新感受自己的社会角色。

第十七章　阻止或延迟认知衰退

自从本书的第一版问世之后，阿尔茨海默病和痴呆就变成了大家熟悉的词语。研究人员对阿尔茨海默病和导致痴呆的其他疾病的病因和治疗方法的研究已经取得了显著的进展，但是对重大研究进展的频繁报道或者可能的治疗途径很少能够影响到我们对患者的护理方式或者阻止疾病的进展。最近，一个更新的名词，神经认知障碍已经被提议取代痴呆这一术语，但是意义和痴呆是一样的。我们在本书中继续使用原来的术语。

某个人的记忆力、交流的能力以及独自生活的能力的丧失确实是一件让人感到特别恐惧的事情。要认识到患有痴呆的人、老年人、公共卫生导向的决策人以及临床医生都对如何阻止或者至少能够延迟认知能力下降的方法感兴趣。在这一版中我们新增了这一章的内容，旨在强调饮食、体育锻炼、脑力锻炼和电脑游戏的重要性，这些都被宣称能够延缓痴呆的出现。我们在这一章中同样会讨论一些有毒的并且可能引起阿尔茨海默病的化学物质。

正常改变

在开始部分，我们重新强调一下在本书中声明的内容：任何类型的认知障碍不是不可避免的——许多人生活一辈子，精神功能都是正常完整的。事实上，智慧、知识的累积和专业知识应该随着年龄的增长而增加。

> 简非常担心自己的状况，因为她发现自己出了一些问题，例如她走进厨房却不能够记起她为什么来厨房。

这类心不在焉，有时候称作"老年性瞬间"，并不是痴呆出现的标志。

·一般身心健康

整个人生中，一个人的整体精神健康状况常常会影响一个人的记忆力。抑郁可能会影响记忆力以及其他认知功能。抑郁是可以治愈的，并且应该在做出痴呆诊断前进行治疗或者控制。压力、担心和焦虑常常会突出一些小的、与年龄相关的记忆力的改变。更常见的是，身体疾病、特定药物、疲劳，甚至是脱水可以影响到一个人的思考和记忆能力。在你认定自己患有痴呆之前，咨询医生，为你区分这些问题。完整的既往史和体检是必须的。

生活方式因素

· 体育锻炼

许多人都在想如果能够让大脑保持清醒或者一直锻炼身体，就能够让患者不得痴呆。但是关于保持患者精神或者身体上的活跃能够阻止或者逆转阿尔茨海默病病程的证据既不充分也不直接，当然活动有助于保持健康，也可以改善生活质量。

如果你患有其他疾病，例如糖尿病、高血压或者高胆固醇，请与你的医生一起寻找治疗的最佳方法，并且听从他的医嘱。一些研究者认为，如果这些疾病控制不好，也会增加血管病和阿尔茨海默病的患病风险。

我们推荐参加体育运动项目，只要一开始体育锻炼（但是无证据表明可以阻止阿尔茨海默病），很短时间之后就可以降低卒中和心脏病的患病风险。如果您还没有规律的锻炼计划，我们认为单是减少患卒中的风险这一条理由就足以让您开始一项体育锻炼。让你的医生仔细检查，确保体育锻炼对你来说是安全的，逐渐开始，慢慢增加运动量。我们推荐的目标运动量是一周五天，一天 30 分钟。即使每天走一段短距离的路也有利于你的身体健康，并且减少或者延迟你患痴呆的风险。体重超重可能会加重骨关节炎，并且体育锻炼可以帮助你控制体重，阻止关节变得僵硬和疼痛。体育锻炼也可以减少痴呆患者的应激情绪，有利于患者的睡眠。

现在已经开展了动物实验，大鼠经过基因重组之后，大脑出现阿尔茨海默病的斑块损伤。如果那些大鼠生长在可以获得更多刺激和锻炼的环境中，当大鼠变老时，出现斑块损伤和记忆力损伤的几率会变小。到目前为止，没有人体试验得到相似的结果。

在人身上做类似的试验是很难开展的，因为研究者需要在很多年间，让几千人进行锻炼，让另外几千人不锻炼，这样才能正确研究这个问题。鉴于这个困难，同时规律的体育锻炼还能带来其他健康益处。我们鼓励对防治痴呆感兴趣的人与他们的医生进行协商，看看是否能够开始并且保持体育锻炼，即使该项体育运动没有被证实能够阻止痴呆的发生。

·饮食

研究者现在已经了解了饮食与卒中之间的关系。吃大量的水果和蔬菜以及健康脂肪，例如橄榄油或者芥花油，使用药草和香料代替盐来调味，吃少量的坚果，喝适量的红酒（对某些人），少吃红肉，一周吃两次鱼或者海鱼（不要吃汞含量高的鱼）可以降低卒中的风险。一些研究者认为上述饮食可以降低患血管性痴呆的风险（由多发小卒中引起，偶尔由一次大卒中引起）。然而，这种关系还有待进一步证实。

由于许多人同时患有血管性痴呆和阿尔茨海默病，一些人认为饮食可以同时降低这两种疾病的风险。现在有许多网站和烹调书教你做地中海饮食，这种饮食对你整个身体有益，并且你可以试一试。如果你想要尝试一种新的饮食方式或者新的锻炼项目，要看看自己是否能够承受得了。你是否能够长时间坚持？可以先试试，然后在几天或者几周内结束，这对你的健康不会产生长期影响。

潜在的治疗方案和治疗方法

·脑力锻炼

最近的研究发现，与过去长久以来的认识相反，大脑在人的一生当中都可以产生新的细胞，并且即使在老年时期也可以加强神经细胞间的联系。一些研究还表明如果人们不开发大脑的潜力，患痴呆的风险就会增高。这些发现表明大脑需要得到锻炼，就像肌肉一样，这样才能阻止或者延迟痴呆。但是，现实情况比较复杂。

首先，每一种导致痴呆的疾病的风险因素不同。其次，导致阿尔茨海默病的大脑改变很多年前就出现了，是在患者注意到症状之前（因此你应该保持自己的大脑处于活跃状态）。最后，通过"锻炼"得到的大脑能力的改善似乎不足以克服导致痴呆的疾病带来的冲击。

然而，新的脑细胞的形成以及在生命的晚期形成新的神经元之间的连接或者突触都可能增加防止痴呆出现的可能性。即使是在风险增高的患者中，如果早期能够介入，痴呆造成的损伤也可以部分逆转。如果痴呆能够治疗，那么治疗方法将会特异化，专门针对你或者你照顾的患者的痴呆类型。

许多研究表明在早期接受更多的教育，今后患痴呆的风险就会小一些。有时候这项研究被引用，证实脑力活动的刺激可能具有防治性。这一发现是因为受教育，还是因为在受过良好教育的人群中很难发现痴呆的早期表现，目前尚无定论。

相同的情况也出现在社交活动这一因素中。许多研究但不是全部研究表明更多参与社交活动的人患痴呆的风险更小。这并不能够证明社交活动带来更低的风险，因为我们现在知道痴呆在症状出现前很多年就已经存在了，这可能导致早退休和过早失去社交能力。

电脑游戏自从上市以来就被宣称"激发你大脑的能量"，如果你觉得游戏有趣并且能够承担费用，你可以尝试着玩玩游戏，没有害处。但是，研究结果并没有表明电脑游戏可以推迟或者阻止痴呆。有许多其他方法能够让大脑处于活跃状态，虽然他们不能够阻止导致痴呆的疾病的发生，但是可以提高你的生活质量。保持社交活动对你逐渐变老这一过程是十分重要的，可以帮助你远离抑郁情绪。另外，读书、旅游或者追求你的兴趣爱好也是很好的办法。

Wii 是一种电脑游戏，你可以随着电脑或者电视屏幕的画面摆动你的身体。这些游戏可以用来帮助卒中后患者完成物理治疗。他们是否具有阻止或者延迟痴呆的作用尚且不明。

对你喜欢的事情做出相应的调整，这样尽管在晚年出现健康问题，你仍然可以做你喜欢的事情。例如，当画家亨利·马蒂斯的视力随着年龄增大出现减退时，他看不清了，也不能画了，他把彩纸剪成大的图案，然后拼凑成艺术品。这些大胆的设计成了他最美的作品。让你的大脑保持活跃可能不会阻止痴呆的发生，但是可以让你的生活尽可能地丰富。

·药物和维生素

目前没有药物能够阻止阿尔茨海默病的发展，并且没有研究结果证实一旦出现轻度认知功能障碍的症状，药物可以降低发展至痴呆的几率。一旦阿尔茨海默病出现进展，胆碱酯酶抑制剂类药物（例如艾斯能、安理申和加兰他敏）可以改善 1/3 左右的患者的认知症状，但是不能够减慢疾病的生物学进展。其他许多药物仍在研发之中，但是目前来说没有一种药物证明有效。

据说，维生素 B_{12}、叶酸、钙、维生素 D 和鱼油可以降低你患上痴呆的风险，但是目前没有证据表明这些营养品在阻止阿尔茨海默病方面有效。维生素 B_{12} 可以改善、有时可以逆转恶性贫血导致的痴呆，这种疾病通常是由不能吸收维生素或者严重缺乏维生素营养摄入造成的，但是这种疾病是导致痴呆的罕见病因，该病的诊断需要很特殊的血液检查。

抗氧化剂同样也被认为是有可能阻止痴呆的药物。但到目前为止，没有研究表明它可以阻止痴呆的发生。然而动物实验和细胞培养表明抗氧化剂可以有效阻止大脑损伤。水果，例如蓝莓，富含抗氧化物，也有其他方面的健康益处。

银杏和人参长久以来被认为能够改善认知功能，阻止痴呆的发生。目前针对银杏的研究十分广泛，但是研究表明人参、银杏不具有阻止痴呆发生的作用。人参研究范围不是十分广泛，目前也没有证据显示人参对痴呆是有益的。

减少暴露在有毒化学物中

大量有毒的物质存在于我们的食物、空气和水中。但是我们不知道这些化学物质是否能够导致痴呆。如果答案是肯定的，那么致病的剂量又是多少？欧洲国家对这些化学物质的限制比美国严格。媒体在宣传的时候也会把这些化学物质与痴呆以及其他疾病联系在一起。事实是，首先，我们不是足够了解我们环境中的毒性物质，以及它们对我们的健康产生的影响；其次，难以避免接触这些物质。

现在比较明确的是，铅可以引起孩子出现永久性智能损伤，能够导致成人出现痴呆。许多其他重金属，例如锰、汞、砷，对大脑都是有毒性的，能造成永久性损伤。有机溶剂是另一类对大脑造成永久损伤的毒性物质，包括导致痴呆。如果在工作场所需要接触这些毒性物质，尽量避免暴露在这些毒物中，严格按照安全指导进行操作。

如果你担心自己可能暴露在有毒物质之中，请向你的医生进行咨询。

·铝

在阿尔茨海默病患者的大脑中发现了比预期还要多的铝。还有些金属物质，例如镁，也已被证实可导致其他类型的痴呆。目前看来铝的沉积更像是导致痴呆的病因的结果，而不是引起痴呆的病因。

有时候，人们就在考虑是否应该停止服用抗酸药、停止用铝锅做饭或者不使用除臭剂——这些东西都是铝的来源。没有确定证据表明使用这些产品会导致痴呆。关于暴露在更大剂量的铝中的人群研究表明铝暴露不会导致阿尔茨海默病。关于建议清除体内铝的治疗方案不适用于阿尔茨海默病患者，并且一些治疗方案具有严重的副作用。

头部外伤

已知反复的脑震荡可以增加痴呆的患病风险。曾经有过脑部外伤、脑震荡或者具有这些危险因素的人应该在面对这些风险时佩戴保护性头盔。这也包括进行身体接触性体育运动的人以及在战区的人。

第十八章　脑部病变和痴呆的病因

有时候，大脑不会按照人们认为的方式进行运作，出现这样的问题被称作智能障碍、阅读障碍、痴呆或者精神病，这些情况可能由出生前或者出生后的大脑损伤、遗传基因、造成脑部损伤的环境中的化学物质、大脑供氧中断或者其他原因导致。

医生和科研人员把不同的病因根据引起的症状、症状如何发展或者改变区分开来。就像发热、咳嗽、呕吐和眩晕是几种不同疾病的表现，记忆力丧失、意识迷糊、个性改变和言语障碍也是其他几种疾病的表现。在这一章中，我们对痴呆与脑部其他疾病有何不同做出说明，描述痴呆最常见的病因以及导致思维障碍的其他情况。从本章中你能学到的最重要的事情是你应该带着痴呆患者去专业医生那里确定痴呆的病因。

轻度认知功能障碍

现在，轻度认知功能障碍（MCI）用于指代轻度记忆力损伤的人以及存在记忆困难但还未达到痴呆诊断标准（见下文）的人所表现出来的问题。一些医生习惯使用非痴呆型认知功能障碍（CIND）这一术语来代替 MCI。

轻度认知功能障碍常常出现在导致痴呆的疾病的早期阶段，包括阿尔茨海默病。也常常用于描述正常变老过程中的最极端的改变。随访研究结果表明，MCI 患者在诊断后，每年有 5%~12% 的患者发展成为痴呆，但是 5 年之后，仍有 40%~50% 的患者处于 MCI 状态（即他们的症状没有出现进展改善，或者恢复至正常认知状态）。

本书中讨论的大部分疾病都会出现缓慢进展，很难区分正常变老过程中出现的轻度记忆力改变和痴呆非常早期的症状改变。即使如此，研究者也已经开始研究导致痴呆的疾病的最早期症状，因为早期诊断十分重要，一旦确定诊断，可以使用更好的治疗方法来阻止痴呆的进展。早期诊断最常见的方法是 PET 扫描，使用放射性标记物来确定脑部淀粉样改变；MRI 扫描可以确认脑部比正常大脑出现更加快速的萎缩；神经心理检测；血液、尿液和脑脊液检测阿尔茨海默病的蛋白标记物，以及联合使用这些方法。

痴呆

痴呆是描述一组症状的医学术语，具有 3 个特征：（1）智能的几个方面受到严重破坏，不能正常行使日常功能；（2）成年后出现症状；（3）患者是清醒的、意识清楚，不是昏昏欲睡、像喝醉酒似的或者不能够集中注意力。

智力的减退可以影响到任何一个心理过程，包括数学、词汇、抽象思维、判断、语言以及完成多步骤任务的能力。"不像你以前一样感觉灵敏了"并不意味着你患上了痴呆。每一个人的能力必定会出现下降趋势。痴呆与之前称作精神发育迟滞、现在称作智能障碍有所不同。智能障碍从婴幼儿时期就有症状表现，但是痴呆患者出现思维能力下降是在成年期。

年龄在 65 岁以上的老年人中有 8%~10% 的人患有痴呆，其中 65 岁人群中的患病率仅为 1%，75 岁人群的患病率为 10%，80 岁人群的患病率为20%~30%，到 90 岁时患病率为 30%~50%。60 岁之前患上痴呆的情况极为少见。

痴呆的症状可能由多种疾病引起，估计超过 75 种疾病，其中一些疾病是可治愈的，但大部分疾病是不可治愈的。在一些疾病中，痴呆可以停滞不向下发展，甚至在有些疾病中，痴呆是可以被逆转的。但在另外一些疾病中，痴呆的病程是不能够被改变的。这些疾病中有些十分少见，有些则较常见。除此之外，不要以为痴呆是患上某种疾病的必然结果，就像阿尔茨海默病总会导致痴呆一样。

大多数研究表明，50%~60% 的痴呆是由阿尔茨海默病导致的，10% 是由血管性（多发梗死）疾病导致的，10% 是由阿尔茨海默病和血管性疾病共同导致的，5%~15% 是由路易体痴呆导致的，5% 是由额颞叶痴呆导致的，剩下 10% 的痴呆是由其他原因导致的。

本章描述了一些导致痴呆的疾病（以疾病英文名称的字母顺序进行排序）。其他一些脑部疾病可以损害思维能力，但是不会导致痴呆，放在本章的最后部分进行讨论。

如果你已经有了诊断，你可能只想阅读你或者你爱着的家人所患疾病的那部分。

·与痴呆相关的酗酒

有酗酒问题的人患痴呆的风险高，虽然我们也不知道其中的原因。酗酒相关的痴呆的症状常常与阿尔茨海默病的症状不相同。患者可以很好地进行语言表达（语言功能基本不受影响），但是个性改变、易激惹和爆发比较常见。这些症状很难控制，让患者的家人感到非常沮丧。所以，重要的是护理者要注意这些症状方面的不同，尝试一些能够缓解这种类型的痴呆症状的办法。

第一步是要确保患者喝不到酒，因为患者不能够自觉控制饮酒。神经精神检查会询问患者的残障程度如何，或者他的行为是故意的还是无意的，这类检查会有所帮助。如果家人对患者酗酒留有痛苦的记忆，家庭咨询也许可以帮得上忙。当酗酒的人出现痴呆症状以后，之前制订的一些治疗计划就不再适用了。如果酗酒的患者能够远离酒精、营养平衡、避免脑部受伤，由酗酒引起的痴呆就会在某些方面出现某种程度的逆转。

·阿尔茨海默病

阿尔茨海默病于 1906 年首先由德国的精神科医生阿罗伊斯·阿尔茨海默报道，随后该病以他的姓氏命名。阿尔茨海默医生最初报道的病例是一位年纪在 50~60 岁之间的妇女，他把这种病称为早老性痴呆，因为这名患者还没有步入老年。现如今，医生认为出现在老年人中的痴呆和早老性痴呆完全一样或者极为相似。不用考虑患有该疾病的患者的年龄，这类疾病通常被称作阿尔茨海默型痴呆（DAT）或者阿尔茨海默病（AD）。

这种疾病的症状通常比较隐匿，甚至感受不到，所以常常只有在回想起来的时候才注意到患病的最初过程是什么样的。最后，智能的许多方面都出现下降，但是在疾病早期，记忆力受损才是患者、患者的家人和医生注意到的问题。患者似乎有些健忘，他可能在学习新技术方面或者完成需要抽象思维的任务时有困难，例如做一些财务决定。他在工作中可能在学习新任务或者解决问题的方面存在困难，或者不像以前那样喜欢读书。患者的个性也会发生改变，也许会变得沮丧。经常接触该种疾病的医生给患者进行检查之后发现，问题不仅仅局限在记忆力方面，但是目前还未影响到日常行为能力。

随后患者出现口语能力受损（语言）、日常活动能力受损，感知或者视觉处理外界环境的能力受损。这些症状常常在患者患上这种疾病三年后才能被发现。起初患者只是不能够找到合适的词来表达或者用错词语，但是逐渐地，他不知道如何表达自己的意思，同样在理解别人的言语方面也存在问题。他可能不再读书或者不看电视，以前对于他来说极其简单的事情也变得非常困难。他写字的方式或者字体可能会改变，变得笨手笨脚，很容易走丢，忘记打开的火炉，错误地理解了谈话的内容，判断力很差。他的性格可能会发生改变，或者可能出现愤怒情绪的不典型爆发，不能够为自己做出合理、负责任的安排和计划。家人在起初可能不会注意到语言和运动问题，但是随着疾病出现进展，这些问题就变得明显了。

在疾病的晚期，通常是 6 年或者 7 年之后，患者在身体上和认知上的能力严重受损。出现失禁和不能行走十分常见，也常常跌倒，他可能只会说出一两个词语，只认识一两个人。他需要家人和朋友或者专业人士的护理，在身体上和智力上出现了失能。

阿尔茨海默病患者通常会在患病后的 9~10 年死亡，疾病进展可以非常快（3~4 年），也可以非常慢（超过 20 年）。偶尔出现的情况是疾病在最初的几年进展比较慢，随后进展迅速。病情相对稳定的时期有时候被称作"停滞期"，这种疾病典型的特点是进展缓慢但持续恶化。

尸检的时候可以在显微镜下看见阿尔茨海默病患者大脑的改变。这些改变包括大量的两种不同的显微镜下结构，被称作神经炎性斑块和神经纤维缠结（参见第十九章），显示出对大脑细胞和联系通路的直接损伤。根据患者的临床症状类型、症状长时间进展的方式、排除其他原因以及有支持诊断的 CT 或者 MRI 扫描结果，专科医生可以做出阿尔茨海默病的临床诊断。但是，确诊阿尔茨海默病需要确认大脑出现这些特殊的异常结构（神经炎性斑块和神经纤维缠结），而目前来说仅仅通过尸检才能确定。现在也有一些诊断性血液检查和脑脊液检查，但是目前为止这些诊断性检查的准确性只比根据症状做出诊断的准确性高一点。

·皮质基底节变性

这个导致痴呆的病因比较少见，许多临床医生已经把这类疾病归入额颞叶痴呆，其早期症状包括单侧肢体动作笨拙，由失用症造成；尽管肌力正常，但是不能够完成动作；身体僵硬；以及记忆力丧失。

·抑郁

抑郁可能是导致痴呆的病因，但是并不常见，更常见的是，抑郁是痴呆最早期的症状。一些脑部疾病，例如阿尔茨海默病、卒中或者帕金森病都可导致痴呆。医生可能辨认不出抑郁导致的痴呆，但是抑郁的症状很容易识别。

阿尔茨海默病患者或者血管性痴呆患者常常有抑郁症状，例如想哭、绝望、食欲差、坐立不安或者拒绝参加以前喜欢的活动，常常出现健忘，言语和运动技巧也出现问题，这些症状都提示患者患有抑郁和阿尔茨海默病或者血管性痴呆。

无论有记忆力障碍的患者什么时候出现抑郁，都应该进行专业评估，确定抑郁是痴呆的病因还是痴呆导致的症状。无论患者患有的痴呆是可逆的还是不可逆的，抑郁症状都应该得到及时治疗。不要让医生忽视了抑郁症状。但是，一定要记住，患者的抑郁症状可能得到改善，但是记忆力问题可能依旧存在。

即使患者患有不可逆转的痴呆，治疗抑郁也是很重要的，可以缓解患者的悲伤情绪，帮助患者享受生活的乐趣，让患者的胃口变得好一些，也可以减少让人心烦的行为症状。

·额颞叶痴呆

在 19 世纪末，德国神经病学家和精神病学家——阿诺德·匹克描述了一个类型的痴呆，仅仅只有单个脑叶受损或者大脑部分受累。1901 年，阿罗伊斯·阿尔茨海默在一些患有这类"脑叶型"痴呆的患者中发现了一种特异的显微镜下异常结果，随后命名为 Pick 小体。现在已经发现，大约 5% 的痴呆患者的额叶（前额后的部分大脑）或者颞叶（颞骨下的部分大脑）存在细胞丢失和大脑体积萎缩。仅 1/3 的额颞叶痴呆患者在尸检时发现有 Pick 小体。

上述这些大脑局部受累的疾病现在被认为是一组疾病中的几种不同疾病，其共同特征为 Tau 蛋白异常（参见第十九章）。由于这组疾病累及大脑的特定区域，额颞叶痴呆（FTD）有时候又被称作脑叶型痴呆、额颞叶脑叶型痴呆（FTLD）或者额颞叶变性。本章的其他部分还会介绍皮质基底节变性和进行性核上性麻痹，许多临床医生和研究人员认为这两种疾病应该纳入额颞叶痴呆之中。

现在，额颞叶痴呆的两种常见类型已经被大家认识。行为型的起始症状为个性和行为的显著改变，这些症状让患者得到专业评估。在疾病初期，通常记忆力障碍的程度非常轻，所以，在疾病的开始阶段，可能会认为是压力、"中年危机"，或者想要改变工作、家庭环境的欲望造成的。行为型或者额叶型额颞叶痴呆的未抑制型，最先出现的症状是不恰当社交行为，例如说出一些与性相关的脏话、与权威人物进行争吵或者偷窃。其他一些行为型额颞叶痴呆患者的首发症状是变得非常冷漠，对生活不感兴趣，不再参加以前喜欢的活动。

语言型额颞叶痴呆患者常常在疾病初期有失语症状，可能失去了自己的"词典"，常常不能找到准确的词语，说话颠三倒四，语言流利，但是别人很难理解他的意思，或者失去了理解别人言语意思的能力。

根据患者的整体情况来看，额颞叶痴呆的进展速度快于阿尔茨海默病，患者从出现症状到死亡有六七年的时间，但是这个范围差异较大，一些患者只有三年，另一些患者出现症状后还能再生活十五年以上。大约 1/3 的患者都有痴呆的阳性家族史，家人的发病年龄为五六十岁。

· HIV–AIDS（艾滋病）

HIV-AIDS（人类免疫缺陷病毒——获得性免疫缺陷综合征）最先出现在 20 世纪 70 年代，由人类免疫缺陷病毒（HIV）感染引起。HIV 改变人体免疫系统，使免疫系统无法清除体内 HIV 病毒、消除感染。这样患者极易发生感染。在研发治疗药物之前，HIV-AIDS 常常导致患者几年内死亡。该病毒通过性交，接触患者的血液、体液，或者与感染该病毒的患者共用静脉注射针头进行传播。

在美国所有输血用血都需要进行 HIV 检测*，因此输血是安全的。最容易感染该病的人是有多名性伴侣的人、静脉注射药物的人以及患者分娩的婴儿。由于年轻的成年人更容易有这些生活方式，所以大多数 AIDS 患者为年轻人和中年人，但是现在也有一些老年人感染 HIV。

---

　　* 编者注：在中国，所有正规血液制品也都进行 HIV 检测。

在研发蛋白酶抑制剂药物之前，HIV-AIDS常常会导致痴呆。HIV相关的痴呆现在并不常见，但是不能用或者不使用蛋白酶抑制剂的患者还会出现痴呆症状。这些患者感染了HIV病毒，但是对蛋白酶抑制剂产生抵抗或者蛋白酶抑制剂治疗无效。当HIV病毒侵及大脑时就会出现痴呆。现在也有一些证据显示病毒特异性地攻击几种特定的脑细胞。

由于患者的免疫系统受到攻击变得不堪一击，患者的大脑很容易出现寄生虫、真菌、细菌或者其他病毒感染。由病毒导致的癌症也出现在HIV-AIDS患者中，这些疾病都会导致痴呆和谵妄（谵妄将会在"其他脑部病变"中进行讨论）。偶尔，一些用于治疗这些感染的药物可以导致患者出现谵妄。

蛋白酶抑制剂不仅能够阻止痴呆的发生，也可以在痴呆出现后逆转其病程，结果，HIV痴呆症状的预后出现戏剧性的好转。

·路易体痴呆

路易体痴呆最早于20世纪80年代报道，占到痴呆患者的5%~15%。尸检时可以发现大脑细胞中存在路易体这一显微镜下异常结构。最初这一异常结构被认为仅仅出现在帕金森病患者中，但是研究者发现一些痴呆患者的大脑里布满了路易体。

路易体痴呆的症状是阿尔茨海默病和帕金森病痴呆的混合症状，基于此，一些研究者怀疑路易体痴呆是否是一个独立的疾病，但是它的一些特征又可以与阿尔茨海默病及帕金森病相鉴别。例如，大约85%的路易体痴呆患者都有幻视，常常出现在疾病最开始的阶段，并且许多患者的意识在几天内也会出现很大的波动。

许多患有这类疾病的患者服用抗精神病药物后都会出现严重的不良反应。如果可能的话不要服用这些药物。如果必须使用这些药物治疗妄想或者幻觉，则应该尽可能地使用最小剂量。如果患者出现幻视，对患者进行安慰（"我知道你看见了小人儿，但是这是你生病的症状"或者"我知道屋子里的这些小人儿让你感到烦躁不安，但是我已经控制了局面"）可以减少患者的恐惧心理。

患有路易体痴呆的患者在疾病早期会有一些帕金森病的症状（称作"帕金森综合征"），并且可能会经常摔倒。动作僵硬、迟缓和平衡不好比较常见，这些也是摔倒的原因。保护好患者，尽量避免患者因为摔倒而受伤（例如在拐角处放置低矮的咖啡桌，提供可转身的步行器），谨慎使用左旋多巴（息宁）。

·原发性进行性失语

痴呆的首发症状中不常见的是患者失去表达的能力，患者因为不能够找到想要说的词语而感到受挫。

正如以上所述，额颞叶痴呆患者语言方面最初、最常见的症状是语言能力的丧失，因为该病最早累及左颞叶，随后累及大脑的其他区域。这会导致其他领域的认知功能障碍，例如感知、判断和记忆。

原发性进行性失语作为阿尔茨海默病的首发症状是很少见的，但是一些患有原发性进行性失语的患者去世后进行尸检发现有阿尔茨海默病的特征性斑块形成。

在原发性进行性失语患者中，MRI 和 PET 扫描常常能够定位左颞叶的异常区域，这部分大脑组织常常管理语言行为。

·进行性核上性麻痹

患有进行性核上性麻痹（PSP）的患者在活动眼睛方面存在困难，姿势僵硬，眼睛向上看的能力常常受到损害或者首先受损。

核上性这个单词的意思是指位于大脑下部脑干中的控制眼球运动的中枢或者神经核不能够行使正常功能，因为从上一级中枢进入这些神经核的纤维不能够正常工作，结果导致患者在活动眼球时出现困难。

PSP 型痴呆的特点是思维迟钝和不灵活。在疾病的开始阶段，记忆力常常是相对正常的，但是执行功能（计划和执行）常常在发病时就受到损害。PSP 患者僵硬的身体姿势和较差的平衡导致他们常常摔倒。

·创伤性脑外伤（TBI 或者头部创伤）

脑外伤通过直接损伤脑细胞、损伤连接脑细胞的神经束或者导致颅内出血继而损伤脑细胞来破坏脑组织。汽车和摩托车事故是常见的原因，但是接触性体育运动项目中的重复性脑部外伤也是导致外伤性脑部损伤的原因之一。士兵和海军陆战队队员常常暴露在有简易爆炸装置的危险环境中，即使他们的头部没有被弹片射穿，也会遭受到脑部损伤，是爆炸产生的冲击波造成的。

外伤性脑部损伤的症状与大脑受损的区域有关。脑震荡现在被认为是脑部外伤的一种早期形式。认知障碍、个性改变和行为改变也可能出现。脑部外伤可以引发阿尔茨海默病，也可能引起额颞叶痴呆。

有时候，头部外伤引起的出血出现在大脑的外面，但是在颅骨内，这导致了在连接颅骨和大脑的分层区域出现大量血液聚积，称作硬脑膜下血肿。因为颅骨非常坚硬，不能够变形，所以硬脑膜下血肿会对大脑造成压力。这可以直接损害脑细胞或者把脑组织挤压进颅骨底部连接脊柱的小开口。如果这种紧急情况不能够得到及时治疗，就会导致患者死亡，老年人即使摔了一小跤也可能引起这种类型的出血。

痴呆患者更容易摔跤，并且不能告诉你他们摔过跤。如果你怀疑患者摔到了自己的脑袋，应该立即带他去看医生，因为及时治疗可以避免永久性损伤。颅骨下出血可能不会出现在头部被撞击的部位，可能出现在损伤部位的对侧。出血的速度可能是缓慢的，有时候症状可能在摔倒几小时、几天之后才会出现。

·血管性痴呆

许多年以前，脑部血管硬化被认为是痴呆最常见的病因。20 世纪 60 年代的研究结果提示病因并不是这个，但是现在证实脑部血管疾病从几个方面都能导致痴呆。在血管性痴呆中，大脑的多发性卒中或者血管炎性反应都会损坏大脑的一些小区域。这些损害的累积效应导致痴呆。有时候，一次大的脑卒中影响很大，足以导致广泛损害。大脑血管疾病让患者更容易出现阿尔茨海默病，但是我们还不知道其中的具体过程是怎样的。一些人可以同时患有阿尔茨海默病和血管疾病。

血管性痴呆的症状与大脑受累的区域有关，常见的症状包括记忆力、协调性和言语受损。

血管性痴呆的进展过程就像是上台阶一样，你可以回想过去的情况，然后想起来在过去某一个特定的时刻，患者的情况变得更差了（与阿尔茨海默病逐渐进展、不容易察觉的过程完全不一样）。然后在一段时间内患者的情况维持不变，似乎有一点好转。一些血管性痴呆随着时间的流逝出现进展，其他一些则是过了几年以后情况也没有恶化。一些血管性痴呆可以通过预防卒中的发生来进行预防，而其他一些则不能预防。及时治疗随后出现的卒中有助于减轻症状。

有时候反复发作的卒中的病因可以得到确认和治疗，这样就不会造成进一步的损伤。例如，如果引起卒中的栓子来自颈部血管，手术（动脉内膜剥脱术）可以把颈部来源的栓子从颈部动脉清除掉，或者在颈部动脉放置支架来解决这个问题。由心脏起源的，与房颤、心率不齐相关的栓子引起的卒中可以通过抗凝药物来预防。

·青年发病或早年发病的痴呆

60岁以下人群中，不同的疾病都可以引起痴呆。在40~60岁的人群中，一少半的痴呆患者患有额颞叶痴呆，剩下的一半患有阿尔茨海默病，患有其他类型痴呆的患者占到10%。在年龄小于40岁的患者中，痴呆有可能是由一些罕见的遗传病导致的，其中内分泌疾病是可能的原因。另外还有一种累及大脑血管的自身免疫性疾病或者一种感染。

早发型痴呆患者的护理问题常常与年龄超过65岁的患者不同。大多数年龄在60岁以下的患者还在工作，并且家里有孩子。这些责任都让患者的护理问题面临着特别的挑战。本书中讨论的行为和精神症状在年轻的痴呆患者身上特别具有挑战性，特别是这些患者还没有在家里与看护者建立长期的家庭关系。残障法规也根据年纪较轻的痴呆患者的情况做出相应调整，让他们能够更容易地获得社会保障和相关的残障待遇，但是财务方面的挑战仍是很常见的，难以克服。

其他脑部病变

也有几种疾病会损伤思维能力，但不会引起痴呆。

·谵妄

谵妄这一术语用来描述一组症状，除了思维困难，还会出现注意力和清醒程度的变化。就像痴呆患者一样，谵妄患者也很健忘、失去定向力或者不能够照顾自己，但是与痴呆患者不同的是，谵妄患者不够清醒，更迷糊、注意力不集中，并且容易分神。区分痴呆和谵妄的一个重要特征是谵妄通常突然发生，但是痴呆常常是在几个月内或者几年内缓慢出现。谵妄的其他症状还包括对现实情况的误解、错误的想法或者幻觉；不连贯的语言；白天昏昏欲睡，夜晚清醒；身体（运动）活动增多或者减少。谵妄的症状在一天内都会发生很大的变化。

谵妄有许多病因，如果能够找到病因就可以逆转其进展。药物副作用、感染和脱水或者体液潴留都是常见的原因。即使是小的感染，例如尿道感染，也可以引起谵妄。当老年人生病或者住院，变得迷迷糊糊，医生必须在做出痴呆的诊断前排除任何一个可能引起谵妄的病因。

痴呆患者除了有痴呆的表现之外，比其他人更容易出现谵妄。你可能会观察到痴呆患者的情况突然恶化，然后又出现健康相关的问题，例如便秘、流感或者小感冒。

易怒、困倦、失禁、激动和恐惧都有可能是谵妄造成的，这些症状中的任何一个都可能是有问题的表现。你也可能会注意到活动量增加或者减少，意识清醒度下降。谵妄的常见症状是幻视。

有时候，出现谵妄是痴呆病情恶化的标志。这是一个危险的信号，因为这个潜在的问题没有得到及时治疗。当你注意到患者行为或者头脑清醒度出现突然改变的时候，要考虑到其他疾病以及谵妄的可能性。用药过度或者药物间相互作用都可能引起谵妄，即使是在用药数周之后。

· 科尔萨科夫氏综合征

科尔萨科夫氏综合症，现在又被称作健忘综合征，仅仅导致记忆力受损，其他神经功能完好。它看起来很像痴呆，但是仅仅影响一个领域的精神功能，所以不是真正的痴呆。

· 卒中和其他局部脑损伤

有时候大脑的损伤仅仅局限在某个区域，由颅内肿瘤、卒中或者头部外伤引起。与痴呆不一样的是，这些损伤不是广泛性的，尽管有时候累及的神经功能超过一个。症状可以告诉神经科医生损伤在什么位置。局部损伤被称作局灶性脑损伤。当损伤广泛时，出现的就可能是痴呆的症状。

大卒中，可以引起一侧肢体突发瘫痪，一侧面部（口角）下垂或者语言问题，是由大脑的局部损伤造成的。卒中是由栓子堵塞脑部血管或者脑部血管突然破裂引起大脑出血造成的。及时的治疗是最重要的。有时候大脑细胞因为肿胀受伤或受损，当肿胀消退时得以恢复。恢复也可以出现在大脑其他区域逐渐学会替代受损区域执行功能的情况下。

许多卒中患者会越来越好，他们需要康复锻炼，因为康复能够帮助他们更容易恢复功能，并且让存在的损伤不那么严重。恢复可以持续几年，如果得到好的医学治疗，卒中复发的可能性会降低。

·短暂性脑缺血发作

短暂性脑缺血发作（TIA）是由大脑部分供血不足造成的暂时性大脑功能损伤。患者可能不能说话或者说出的话含糊不清，也可能出现肢体瘫痪、眩晕、呕吐或者变得虚弱。这些症状仅持续几分钟或者几小时，然后完全缓解。这一点与卒中不同，卒中可以有相同的症状，但是症状的持续时间超过12小时。许多轻微的症状可能没有被注意到。

TIA 发作应该被认为是卒中的警示征，应该及时与医生取得联系。无论何时出现症状，立即去急诊室是至关重要的，因为在发作后 180 分钟内使用"溶栓"药物可以取得最好的恢复效果。

第十九章　关于痴呆的研究

现在我们已经在痴呆研究方面取得了可喜的成绩，不久前，普遍认为痴呆是老龄化的自然结果，只有少数研究先驱来研究这个领域。在过去的35年间，情况发生了变化。现在的情况是：

    1. 痴呆不是老龄化的自然结果；

    2. 痴呆是由特异的、可识别的疾病导致的；

    3. 诊断对于识别可治疗的情况十分重要；

    4. 正确的疾病评估对于现存的、不能够治疗的疾病的控制十分重要。

现如今，聚焦于导致痴呆的特异性疾病研究的数量有所增加（参见第十八章）。有了新的研究工具，我们能够更仔细、更清楚地研究大脑的活动过程。由于公众意识的加强，对于治疗的需求也在增加。

这一章讲述的研究内容比本书其他章节要多。我们建议你在放松的心态下阅读这部分的内容，如果你不愿意读，跳过即可。

美国联邦政府在 2010 年给痴呆研究的预算经费为六亿五千万美元，现在开展的大多数研究得到了美国国立老年研究所（NIA）、美国国立神经疾病与卒中研究所（NINDS）、美国国立心理卫生研究所（NIMH）和退伍军人事务部（VA）的赞助。NIA 资助了阿尔茨海默病研究中心和临床研究中心，把才华横溢的研究者聚集起来，取得了一些令人兴奋的研究成果。还有一些研究资金来源于非官方，例如基金会和医药企业。但是，每年也有许多具有前景的研究项目没有拿到资金支持。

理解研究

随着取得"突破"和找到"治疗方法"的声明不断涌现，公众对于阿尔茨海默病的意识有所加强。其中的一些是寻找治疗方法的基石，但是每一次突破本身，都是向找到治疗方法迈进了一小步。

理解研究的治疗意义对科学家和家庭来说同样具有挑战性。以下是一些你需要知道的、关于研究并且有助于你理解阅读内容的一些事情。

- 研究者需要公开研究结果，公众也想知道研究者们发现了什么。媒体宣传这些研究结果的热情对于取得维持研究资金所需要的公众支持起到重要的作用。但是，当媒体用"突破"来形容某一项研究进展但后来成为又一次失望的时候，家人的感觉是很不好的。

- 科学研究可能会走进一些死胡同。有时候，某些事情看起来前景光明，家人和科学研究者为此感到兴奋不已，但是希望的火光逐渐熄灭时，一切又变得令人沮丧。但是每一次我们不去考虑一些事情的时候，又少了一条可以研究的路。许多线索，就像一块块的七巧板，最终会拼凑完整，但是我们首先需要找到这一块块的七巧板。

- 阿尔茨海默病与感染性疾病不同，例如白喉、水痘或者脊髓灰质炎。每一种感染性疾病都有一个病因，一种特异的感染源，导致一个结果。阿尔茨海默病有几个，甚至许多病因。它是一种家庭疾病，像癌症。这也解释了为什么它在不同人身上出现差异，可能需要几种触发因素联合作用才能让一个人出现症状，不同患者的触发因素不同。因此，研究者不得不追溯病因和治疗方法，但是总的来说，多种病因导致相似的症状。

- 至关重要的是，研究要消除其他因素的影响。有时候，当试用一种新的技术或者药物的时候，患者的情况会更好。有时候，参与到药物研究的家庭认为患者服用研究药物之后会出现好转，但是当一个设计良好的试验完成后，结果发现接受安慰剂或者假性治疗组的患者的改善程度与治疗组类似。许多原因都能够解释这种现象，例如部分研究者和家人的一厢情愿，或者因为参加研究课题和使用一种全新的治疗药物使患者被关注的程度增加了，从而让患者感到充满希望，暂时改善了她的思维。这就是所谓的安慰剂效应，并且十分常见。好的药物和治疗方法的试验必须仔细设计研究方案，消除其他因素带来的病情改善的可能性。

- 预治疗试验常常在一小组人群中进行。由于样本数量少，增加了外源性因素干扰试验结果的机率，但是出于安全性考虑，开始只需要一小部分人接触未经验证的治疗方法。如果你听说可喜的试验结果来源于一小部分人，请记住这些结果可能还需要得到更大人群或者其他研究者的验证。

- 两个因素一起出现并不意味着其中一个因素导致另外一个因素的出现。A 和 B 在痴呆患者的大脑中都有发现，但是这不意味着是 A 导致了 B；A 和 B 都有可能是由未知因素 C 导致的。弄清楚这些因素的关系可能需要花费好几年的时间。

- 可能影响阿尔茨海默病患者大脑的药物极有可能造成全身性的严重不良反应。有时候对这些药物的研究因为对其他器官造成的伤害超过了治疗意义而停止。

- 你可能听说过动物实验。动物实验使研究者可以看清楚大脑的工作机制，在安全应用到人体试验之前先在动物身上试验药物的安全性。联邦政府也有相应的法律保证实验动物能够得到人性化的处理。使用动物进行试验的研究者常常要考虑动物和人一致的反应模式以及不一致的地方。如果一种化学物质和一种疾病之间存在某种关系，动物实验中加大化学物质的剂量可能会在寿命较短的动物身上看见一些关系。计算机模型会有所帮助，但是他们不能够取代动物研究。

- 阿尔茨海默病协会会发布重大突破和高度公开的观点的报告。这些报告在协会的网页上都能找到，并且试图给患者家属提供准确的信息。如果你对听说过的研究有疑问，你的分会可以从全国办公室那里获得好的信息，这些信息已经被协会的咨询专家审阅过。关于阿尔茨海默病研究的突破性结果的最好信息来源是"阿尔茨海默病教育和研究"（ADEAR）的官方网站：www.alzheimers.nia.nih.gov。

·虚假疗法

有些丧失道德的人会推广一些昂贵的、危险的、无效的"治疗方法"，或者带给人不切实际的希望。阿尔茨海默病协会列出一张关于虚假产品和治疗方法的清单，可以告诉你医生认为哪些治疗方法疗效甚微或者没有疗效。

如果一项治疗方法宣传自己的疗效或者受益超过阿尔茨海默病研究中心或者阿尔茨海默病协会，我们强烈要求你在参加前进行仔细审查。

关于血管性痴呆和卒中的研究

多发卒中是导致痴呆的第二常见病因，如果可以找到预防卒中或者改善预后的方法，成千上万的人将会从中受益。

科学研究者正在确定血压、肥胖、饮食、吸烟、心脏疾病以及其他因素如何增加一个人患卒中或者血管性痴呆的机率。他们还在研究更大的卒中和导致痴呆的多发卒中之间的关系。最近的一项加拿大研究结果显示过去 15 年间卒中的发生率下降了 30% 左右，由于现在更好地治疗了风险因素，例如高血压、血脂异常，以及更健康的饮食和更多的体育锻炼。尽管目前还不清楚更好的治疗和生活方式的改变能否降低血管性痴呆的风险，但是清楚的是，最好的预防卒中的方法就是减少危险因素。最近的一项进展是"溶栓"药物的出现，在缺血性卒中发生后立即打开阻塞的动脉，增加复原的几率（这一治疗方法不适用于出血性卒中）。

研究者还在研究卒中发生期间以及卒中发生后不久大脑的化学物质变化情况。希望用药物能够阻断有害化学物质，减少被损伤的大脑组织。研究者还在研究康复训练如何、何时以及在何种程度下能够帮助大脑更加有效地重组，从而逆转大脑损伤。现在很清楚的是，卒中复原能够持续好几年，并且不断有证据显示康复治疗能够最大化复原程度。

研究者还发现卒中患者容易出现抑郁症状，即使卒中仅对身体造成很小的损伤。因为抑郁的标准治疗方案可有效治疗卒中患者的抑郁，例如抗抑郁药物和心理治疗，所以这是非常重要的。

关于阿尔茨海默病的研究

·脑部结构的改变

当阿罗伊斯·阿尔茨海默观察从一位出现行为症状的痴呆妇女身上获得的脑组织时，他发现了一些显微镜下的改变，称作神经（老年）斑块和神经纤维缠结。相似的结构在未患痴呆的老年人的大脑组织中也有发现，但是数量不多。研究者现在正在分析这些斑块和缠结的结构以及化学组成，找到它们是如何形成以及对疾病的作用机制的线索。

·脑细胞

大脑由上百万个神经元或者神经细胞组成，执行思考、记忆、感受情感和支配身体活动的任务，其他类型的细胞起到抵抗炎症，支持和维持神经元功能以及修复损伤的作用。不同的变性病，例如阿尔茨海默病、额颞叶痴呆、帕金森病、亨廷顿病和进行性核上性麻痹，有一个很有趣的共同点，即每一种疾病都是从大脑某一个区域的不同神经细胞起源，然后出现蔓延。例如，研究者知道大脑的一个小而深的区域——海马，在阿尔茨海默病的开始阶段就会丢失很多细胞。当疾病出现进展的时候，可以预测到其他区域的细胞也会死亡，与疾病症状的加重相吻合。

·神经可塑性

神经可塑性这一术语用来描述神经系统发生改变的能力。过去十年间的伟大发现之一就是大脑可再生细胞，即使是在老年时期。在这个发现之前，大家认为大脑在早期一旦发育成熟就不会形成新的大脑细胞。

同样重要的发现还包括，大脑细胞可以在一生当中产生新的连接。这也让痴呆患者看到了康复的希望，即使大脑细胞已经死亡。了解大脑细胞如何形成新的连接以及如何产生新的细胞是研究的重点。

·神经递质

大脑中的化学物质称作神经递质，把信息从一个神经元传递至另一个神经元，这些神经递质在大脑内进行合成、使用和降解。不同种类的细胞有许多不同的神经递质，并且不同的精神活动需要不同的神经递质来完成。在一些疾病中，一些特定的神经递质的水平含量低于正常。例如，帕金森病患者在大脑的黑质区域产生的神经递质多巴胺的量异常减少，这是因为黑质区域的细胞大量死亡。左旋多巴可以提高多巴胺的水平，能戏剧性地改善症状。

科学家们发现阿尔茨海默病患者的几种神经递质含量不足，特别是乙酰胆碱；生长抑素、去甲肾上腺素、5-羟色胺、促肾上腺皮质激素释放因子以及 P 物质也有可能缺乏。不同的人缺乏的神经递质有所不同，这也造成了阿尔茨海默病患者的症状出现差异。研究者尝试逆转阿尔茨海默病的方法就是找到能够增加大脑中乙酰胆碱以及其他缺乏的神经递质含量的药物。但是，这样也不能够治愈该病，因为这样只能补充缺少的物质并不能阻止脑细胞被破坏的过程，类似的情形也出现在帕金森病的研究中。

激素，例如雌激素、睾丸素、皮质醇和甲状腺激素，似乎直接作用于大脑的特定区域，影响了特定神经递质的水平。研究者目前热衷于研究这些激素扮演的角色。

·异常蛋白

组成人体的细胞以及这些细胞的成分都是由蛋白质构成的。人体摄取食物，进行分解，得到氨基酸，然后把氨基酸组合成需要的蛋白质。显微镜下观察到的大脑异常结构是导致痴呆的疾病的特征，由许多结构发生改变的蛋白质构成，它们包括阿尔茨海默病的斑块和缠结、额颞叶痴呆的 Pick 小体、帕金森病和路易体痴呆中的路易体以及克雅氏病中的朊蛋白。研究的几条渠道都在探索正常存在的蛋白质发生异常折叠的可能性，这些蛋白都可以激发或者导致上述每一种疾病。例如，一种异常沉淀的蛋白质被称作 β-淀粉样蛋白，在阿尔茨海默病患者的大脑中有发现，阿尔茨海默病显微镜下的特征性神经斑块的中央部位含有 β-淀粉样蛋白，并且一些阿尔茨海默病患者的大脑中，沿着血管分布着淀粉样蛋白沉淀。我们知道这类蛋白的合成是由位于 21 号染色体的基因控制的，但是尽管研究超过 25 年，我们还是不了解这种蛋白的正常作用机制或者该蛋白是如何参与到疾病过程中来的。一个理论认为当细胞死亡，一些人产生了身体不能够正常降解的淀粉样蛋白质。这些异常的片段被认为可以激发细胞死亡或者导致细胞死亡的炎性反应。

·脑细胞中蛋白质异常

大脑细胞包含了其他蛋白质，这些蛋白质的作用就像高速公路一样，化学物质可以沿着这些蛋白质进入细胞。一些阿尔茨海默病患者似乎产生了一些异常形式的蛋白质，包括 Tau 蛋白和微管相关蛋白（MAP）。许多研究者认为继上述讨论的淀粉样蛋白质之后，阿尔茨海默病中存在的异常蛋白质必定在某种程度上导致了疾病的发生。其他一些人认为 Tau 蛋白异常最先出现，这些蛋白质都是显微镜下观察到的神经纤维缠结的构成物质，神经纤维缠结是在去世的阿尔茨海默病患者的大脑组织中观察到的。

在额颞叶痴呆和进行性核上性麻痹患者的脑组织中也发现了异常的 Tau 蛋白。一些额颞叶痴呆患者遗传了 17 号染色体上几个基因的异常形式，这些基因与产生 Tau 蛋白有关。关于该病的致病基因的认识引导了致力于发现一些药物从根本上消除蛋白质异常形式的研究。

在帕金森病中，异常蛋白被称作突触核蛋白，并且在路易体这一异常结构中聚积。在大约 60% 的帕金森病患者的许多不同基因中发现了基因改变，推测这些改变是在出生之后出现的。希望通过研究这些罕见的基因异常将会引导发现那些与所有这些疾病相关的基因异常。

·神经生长因子

大脑和脊髓的细胞（中枢神经系统之外的神经细胞也一样）常常以特定的方式生长，由神经生长因子介导。很长一段时间以来认为只有中枢神经系统之外的神经细胞（称作周围神经）才可以在受伤之后再生长或者再生。自从发现人的一生当中，大脑都可以产生新的细胞和形成新的连接，研究人员就致力于研究介导这个过程的神经生长因子是否能够用来刺激受损大脑细胞的替换或者再生长，是否能够促使阿尔茨海默病患者的大脑细胞之间形成新的连接。

·脑组织移植

最近几年的研究结果显示，移植新的细胞代替受损的大脑细胞是有可能的，这让大家感到欢欣鼓舞。因为许多类型的痴呆开始于大脑的某一个特定区域，并且累及一组特定的细胞，研究者认为替代和再生每一种疾病的特定细胞是可行的。动物实验表明胎儿或者实验室培养的细胞在植入有细胞损伤的动物大脑后能够产生神经递质。这些细胞中的一些来源于干细胞，它是一种未经分化的细胞，可以通过诱导形成有特定功能的细胞。

现在已有许多研究正在进行评估这种方法是否适用于阿尔茨海默病的治疗。但是许多专家对阿尔茨海默病已经涉及大脑的广泛区域之后，移植大脑组织将会逆转损伤这一想法持怀疑态度。因为这些细胞有的来源于胎儿，所以这样做也引发了争议。有可能并且更符合意愿的是，从活着的人体上采集细胞，"重新设定"它们来替代出现异常或者已有细胞死亡的大脑特定细胞。我们认为重要的是研究应该继续进行，可以确定这样做是否有可能帮助阿尔茨海默病患者和其他类型的痴呆患者。

·药物研究

有上百种药物正在被研究其对阿尔茨海默病和其他类型的痴呆的疗效。它们中的大多数很快就被发现是无效的或者有显著的毒副作用。一些药物因为之前的研究结果显示可以缓解症状而成为新闻关注的热点。

现在已经研制出几种药物减缓或者阻止乙酰胆碱的降解（在阿尔茨海默病患者中含量减少的一种神经递质）。这些药物（多奈哌齐、加兰他敏和利凡斯的明）暂时性地改善了认知功能，但是这个疾病似乎还是以同样的速度向前进展。这三种药物已经上市很多年，同样有效但是副作用不一样。还有一种药物——美金刚，阻断了另一种大脑神经递质 γ-氨基丁酸（GABA）的毒性作用。但是，没有证据表明乙酰胆碱酯酶抑制剂或者美金刚能延缓大脑细胞的死亡或者致病的进程。

胆碱酯酶抑制剂同样对有痴呆症状的帕金森病患者有效，并且正在进行的研究的主要内容就是检验美金刚是否对导致痴呆的其他疾病有效。

因为这些药物不能减缓或者逆转痴呆导致的损伤，研究者把研究重点转移至研发其他作用机制的化合物上。这被称作"理性的"药物研发，因为它根据已经发现的致病机理，来引导研发药物或者新的治疗方案，用来阻断或者阻止疾病的进程。这就是为什么每一种疾病的异常生理过程的基础研究如此重要。

药物研发有不同的战略目标。有的药物从源头上阻断异常的疾病进程，在致病蛋白产生之后清除这些蛋白，并且要在造成大范围损伤之前，或者通过阻止机体对异常蛋白做出反应而防止损伤的出现。药物也可以通过替代功能不好或者已经死亡的细胞来逆转损伤，或者促进代偿通路、代偿机制的建立。即使付出的努力失败了，每一种方式还是要去尝试。因为不可能提前知道哪种方法会奏效，哪种方法会失败，所以很有可能在不同的研究者寻找不同的方法时发现治疗、治愈和预防的方法。

·金属

在一些阿尔茨海默病患者的大脑中发现了比预期还要多的铝元素，并且有一段时间认为铝是导致阿尔茨海默病的病因。其他金属，例如镁，已知可以引起别的类型的痴呆。现在看起来铝更像是导致痴呆病因的结果而不是病因。有时候人们在考虑是否应该停止服用抗酸剂、在铝锅中烹调或者使用除臭剂（都是铝的来源）。但是现在也没有证据表明使用这些东西会引起痴呆。关于暴露在更大量的铝中的人群研究显示铝暴露不会导致阿尔茨海默病。而且清除阿尔茨海默病患者体内铝元素的治疗方法也不会让患者受益，并且其中一些治疗方法还有严重的不良反应。

·朊病毒

朊病毒（蛋白质感染颗粒）是小蛋白质的异常形式，可以引起几种不常见的痴呆，包括克雅氏病、库鲁病和牛海绵状脑病或者"疯牛"病。现已认为这些物质或者相似的分子可能会导致阿尔茨海默病，或者朊病毒疾病蔓延至整个大脑的机制与其他神经退行性痴呆中蛋白的异常扩散方式相似。现在看起来朊病毒不太可能直接参与到阿尔茨海默病的疾病过程中。

现在有很多研究旨在探讨阿尔茨海默病是否可传染，即是否具有传染性。现在没有证据支持阿尔茨海默病是由慢病毒、朊病毒或者其他任何一种传染性有机体引起的这一假设。

·免疫缺陷

免疫系统是机体防御感染的屏障。研究显示阿尔茨海默病患者体内一些用于抗击感染的蛋白质的水平很低。

有时候用于攻击外部细胞（例如真菌和病毒）的人体防御系统可能会出错，出现攻击患者自己的细胞。有的理论认为是开始的异常，例如淀粉样蛋白质的沉积，激发了炎性反应，导致出现进一步的大脑损伤。这一"级联学说"证实阿尔茨海默病的进展可以依靠阻断炎性反应，进而阻断级联反应达到减缓或者阻止的作用，即使已经出现初步损伤。到目前为止，还没有发现一旦出现阿尔茨海默病，抗炎药物可以停止或者减缓疾病的进程，但是这些药物能够阻止或者延迟痴呆的发作。

·头部外伤

几项研究报道，阿尔茨海默病患者比未患阿尔茨海默病的同龄人曾经受过头部损伤的人数要多。支持这一理论的证据是发现很多拳击选手患有类似于阿尔茨海默病的痴呆，并且在他们的大脑中发现缠结，未发现斑块。这种情况被称作"冲击醉态"或者拳击运动员痴呆综合征。由于其他体育运动项目中不断产生的对脑部的冲击也可能会增加患痴呆的风险，有理论认为即使是很小的、由脑部外伤导致的脑部损伤也会通过免疫机制或者其他机制造成更广泛的细胞死亡。如果这个关系得到确认，一些接触性运动中，例如足球，对于头部震荡和头部外伤的预防就变成了科学家研究的重要课题。但是，已经清楚的是，头部外伤不是大多数阿尔茨海默病患者的病因。

流行病学

流行病学是在一大群人中研究疾病的分布情况。研究导致痴呆的疾病的流行病学情况可以让研究者了解疾病和其他因素的关系。许多流行病学研究结果表明女性、早年遭受过头部外伤、教育程度低、中年高血压、患有糖尿病以及痴呆家族史可以增加一个人患阿尔茨海默病的可能性。这并不意味着有这些风险因素的个人就会患上这个疾病，仅仅是比其他人患这种疾病的可能性更大。一些研究发现，教育程度越高、锻炼身体频率越高的人患痴呆的几率越小。这些研究发现没有一个能够证明这些因素是病因。然而，他们都是一些必须随访的线索，这样的关联需要由其他科学研究证实或者推翻。

目前为止，阿尔茨海默病在所有人群中均有发现，只要该人群的寿命足够长到老年时期。流行病学研究花费很高并且开展起来十分困难，需要花费很多年的时间。但是，美国和其他国家正在进行的研究都发现了一些导致和阻止阿尔茨海默病的有价值的线索。

唐氏综合征

唐氏综合征（一种精神发育迟滞疾病）的患者在 40 岁之前，大脑也会产生类似于阿尔茨海默病患者的斑块和缠结。他们在那个年龄时并不出现阿尔茨海默病的症状，尽管一些患者出现智力的进一步下降。唐氏综合征是由21 号染色体多出一条染色体导致的，编码淀粉样蛋白的基因所在的染色体基因区域出现 3 个拷贝，而不是 2 个，这就让许多研究者加强了淀粉样蛋白在阿尔茨海默病的发生过程中起到重要作用的认识。

老年期

步入老年期是发展成阿尔茨海默病的最大危险因素。但是其中的原因仍然是这个病最大的谜团之一。超过 65 岁的成年人每增加一岁，其患阿尔茨海默病的风险比前一年升高 0.25%，并且这一风险在每 5 年后加倍。结果，在 81 岁的时候患阿尔茨海默病的风险比 80 岁高出 4%。即使在 80 岁，数据统计显示 70%~80% 的老年人智力水平正常或者基本正常。

遗传

痴呆研究中最令人惊奇的进展包括遗传学的研究。家人常常担心这种疾病会遗传，他们或者他们的孩子会得这种病。当你在了解阿尔茨海默病的遗传学知识的时候，你需要记住"有风险"并不意味着"一定会"。"有风险"意味着这个人比其他人更容易患这种疾病，但是并不是意味着这个人一定会得这种病。许多有其他疾病风险的人，例如心脏病、前列腺癌或者乳腺癌，也不会得这些疾病。人们知道自己有疾病风险，就会采取措施减少这些风险。例如，如果你进行了血胆固醇检查，并且知道自己的血胆固醇水平很高，那么你出现心脏病或者卒中的风险就比较高。改变你的饮食和 / 或服用药物可以降低胆固醇水平，因此你就能够降低心脏病或者卒中的发生几率。研究者现在能够确定有患阿尔茨海默病风险的人群，并且正在找寻治疗方法，降低风险或者阻止疾病的发生。

研究者确定了一些阿尔茨海默病相关的基因，其中一个基因位于 19 号染色体，会对一个人患上阿尔茨海默病产生影响，但是不会直接导致该病。这个基因——APOE 基因，是目前为止研究得最为透彻的基因，以 3 个形式存在：epsilon 2、epsilon 3 和 epsilon 4。这个基因的这些形式都是正常的，并且每个人从自己的父亲和母亲各继承一个单倍体。这意味着每一个人的基因都是有两个单倍体，epsilon 2、epsilon 3 和 epsilon 4 以任何形式形成组合。遗传了 epsilon 4 基因型的个人比其他人患阿尔茨海默病的几率高 3~4 倍。一些研究者认为遗传了 epsilon 2 基因型的人不会患上阿尔茨海默病。遗传了两个 epsilon 4 基因型的患者，占到总人群的 5% 以下，患阿尔茨海默病的风险增加了 15 倍。这意味着到了 80 岁，当总人群的阿尔茨海默病的风险达到 20%~30% 时，有 epsilon 4 基因型一个拷贝的人患阿尔茨海默病的几率达到 40%~45%，没有 epsilon 4 拷贝的患者的患病风险为 15%。

现在可以通过检测确定某一个人的 APOE 基因是何种形式。然而现在这项检测不是很有帮助，因为它仅能够稍微提高诊断的准确性。我们不认为这个检测对没有阿尔茨海默病症状的人有用，因为这项检测仅仅能够提示这个人处于高风险人群或者低风险人群，不是这个人是否会患病。

当研究继续进行的时候，APOE 基因检测，就像胆固醇水平检测，也变得更重要了。如果研究者能够发现这个基因如何影响到阿尔茨海默病的患病，他们也许能够研发一些药物或者其他形式的治疗，模仿想得到的基因作用方式或者阻断不想得到的基因作用方式。这可能会降低带有增加患病风险基因型的人群的风险或者延迟阿尔茨海默病的发作。在不久的将来，这些研究进展可能促成阿尔茨海默病预防性治疗的成功。

还有其他几种增加阿尔茨海默病患病风险的基因已经得到确认。这些基因对发展为阿尔茨海默病的影响都很小，并且相关的研究仍处于早期阶段。希望这些影响风险的基因的发现将会引导研究者找到阿尔茨海默病的一种或多种病因，从而加快基于干预基本生物学异常或者其他异常导致痴呆的治疗方法的研发。

现在已经知道 1 号、14 号和 21 号染色体上的基因异常可以直接导致阿尔茨海默病，并且一半左右年龄在 60 岁以下的阿尔茨海默病患者都存在这些基因的异常。因为这么年轻的阿尔茨海默病患者并不常见，所以这些基因异常只占到该病所有患者的 5% 以下。依靠研究这些少见的病例，研究者希望能够发现适合大多数阿尔茨海默病患者的发病机制。

在额颞叶痴呆中，17 号染色体的基因遗传占到所有病例的 1/3 左右；在帕金森病患者中，60% 都与基因异常有关，但是现在还不清楚这些异常是先天遗传得到的还是后天获得的。另外，亨廷顿病型痴呆是由 4 号染色体上的基因异常造成的，基本上 100% 的患者都是遗传病例。这种遗传方式称作常染色体显性遗传——如果患者遗传了异常基因，她将肯定发病，除非在发病前死于其他疾病。

在本章前面的内容中，我们探讨了其他一些非遗传因素也会增加阿尔茨海默病的患病风险。最终，研究者将会发现这些因素与遗传因素之间的关系如何，这将有助于发现新的治疗方法。

在第十八章中，我们讨论了其他导致痴呆的疾病。有时候，患有其他类型痴呆的患者会被误诊为阿尔茨海默病，这会让患者的家属产生一些不必要的担心，害怕自己也会得上这个病。所以一定要确保尽可能地得到准确的诊断。

我们推荐有痴呆或者阿尔茨海默病阳性家族史的患者，如果非常关心自己的患病风险，可以与一些研究中心取得联系。如果想要尝试基因检测，应该在基因检测前与遗传咨询师进行交谈，确保知道基因检测的含义及其弊端。

性别

现在很清楚的是女性更容易患上阿尔茨海默病，在过去认为之所以会有更多的女性患者是因为女性的生存时间长于男性，但是研究表明各个年龄段的女性患者数量都多于男性。但是关于这个现象的原因还不清楚。

神经心理检测

神经心理学医生使用统一化的提问、任务和观察来评价患者，并且判断患者的功能水平处于什么级别。这样，他们可以明确患者已经失去了哪些精神功能，还保存哪些。临床医生可以使用这些信息来制订个人计划，帮助患者继续使用保留的能力，而不过多地要求使用失去的能力。神经心理测试得到的信息有助于家人理解患者为什么不能够做某些事情，但是却能够完成相似的其他事情，还能有助于诊断，明确阿尔茨海默病的亚型。

长久以来，大家都知道大脑不同的区域执行不同的功能和任务（记忆、活动肢体、说话、感受恐惧等），其他区域也会来协调这些神经活动。为了明确哪个部分受累最严重，神经心理学评估和筛查可以提供给研究者一些关于疾病的信息，给临床医生和家人提供关于如何进行优质护理的信息。

脑部成像

PET（正电子发射断层扫描）可以提供大脑工作时的图像，即得到的影像显示大脑细胞正在使用多少氧气或者葡萄糖（血糖）。这样就可以知道大脑在静息以及受到刺激执行某一项特定任务的时候使用的大脑区域。

在研究和治疗领域令人鼓舞的另一个方法是放射性示踪剂的使用，这些示踪剂可以辨别大脑中的异常蛋白。几种不同的示踪剂正在被研究用于阿尔茨海默病，还有另外几种针对导致痴呆的其他几种疾病中的异常蛋白的示踪剂也正在被研发。

与 CT 和 MRI 扫描类似，PET 扫描需要患者躺在 X 线检查台上。患者在检查前注射或者吸入具有放射活性的物质，这些物质沿着血流进入大脑（它们的使用剂量很小，在体内能够保持几分钟的活性）。特殊的仪器可以检测大脑不同的区域摄取的数量。

SPECT（单光子发射体层成像）与 PET 类似，但是获取的图像清晰度没有 PET 的图像高，因为 SPECT 图像的分辨率低。当 PET 技术逐渐发展成熟时，SPECT 技术将极有可能逐渐被淘汰。

功能 MRI（fMRI）采用多个 MRI 扫描来测量大脑的活动度。因为 MRI 使用磁极而非射线，重复检测的危险比较小，这也使得研究者可以重复为研究对象做检测，而且可能成为痴呆的"重点检查"方法。

PET、SPECT 和 fMRI 扫描都能够提供给研究者大脑如何工作的信息，为研究创造了极大的可能性。我们还不知道这些扫描检测是否能够明确早期的阿尔茨海默病，但是每一种疾病出现的异常蛋白的标记物可能让我们在疾病超早期得到特异性诊断，甚至是在出现症状之前。如果能够找出治疗方法在疾病的早期阶段能阻止疾病进程，扫描就在阻止损伤发展成疾病方面起到了重要作用。

研究的一个重要领域是联合使用神经心理测试和脑部成像，以明确阿尔茨海默病和其他类型的痴呆的患病风险。现在这些检测还没有公之于众，因为研究结果显示这些检测并不优于临床检查。希望进一步的研究能够发现更准确的检测，能够做出痴呆的特异性诊断，可以判断谁患病、谁未患病。除非检测可以明确谁患病、谁未患病，否则不能作为有效的检查手段。

保持活跃

人们常常认为保持精神上、社交上和体力上的活跃可以阻止痴呆。有许多研究表明未患痴呆的人比同年龄的痴呆患者在精神上和体力上更加活跃。但是这不能证明运动可以延迟痴呆。低水平的体力、社交或者精神活动有可能是疾病的最早期症状。在人们意识到疾病的好几年前就有可能出现了症状。尽管如此，即使没有好的证据表明保持精神或者体力上的活跃可以预防或者改变阿尔茨海默病的病程，但是体力上和精神上的活跃有助于保持整体健康，提高生活质量。大量研究表明受过更高程度教育的人患痴呆的风险相对低一些，但是还不清楚是不是因为痴呆不容易在受过良好教育的人身上发现。相似的是，一些研究发现退休人群患痴呆的风险要高一些。但是，通过仔细地观察发现，一些人退休是因为出现了痴呆的早期症状。

许多人都在考虑是否在患阿尔茨海默病之后继续体育锻炼可以减缓疾病进程，或者帮助患者在更长时间内保持活力。虽然我们知道没有好的科学证据来支持这一点，但我们相信常识，支持在切合实际的范围内保持活跃。

急性病对痴呆的影响

有时候看起来一些人是在得了重病、住院、接受麻醉或者手术之后患上痴呆。再次重申，关于这些因素中的任何一个可以影响或者改变阿尔茨海默病病程的证据是不充足的。仔细检查发现患者在手术或者患其他病之前就患上了痴呆。急性病的压力以及痴呆患者出现谵妄（这会让患者的思维能力更加糟糕）的趋势常常让非常轻微的痴呆第一次变得明显。除此之外，由于痴呆导致的已经存在的脑损伤使得急性病或者手术后的调整和恢复变得更加困难。

许多患者是在接受过麻醉之后出现痴呆的症状或者症状恶化，这也是研究的热点之一。但是研究结果表明麻醉不太可能是痴呆的病因，然而最终的答案还没有得出。许多研究结果显示接受心脏手术的患者在手术完成 5 年或 10 年后患痴呆的风险增加，现在看起来增加的痴呆患病风险是由手术要治疗的血管疾病导致的，而不是手术中使用的麻醉造成的。

关于服务传递的研究

研究者现在专注于阿尔茨海默病、血管疾病和卒中的研究。随着时间的推移，我们将掌握预防或者治疗每一种疾病。但是这些研究不仅仅局限于对治疗方法和治愈的追求，同样重要的是告诉我们尽管患者患有疾病，但是如何帮助他们生活得更舒适，生活得更美满，以及如何帮助正在照顾他们的家人。没有人知道找到治愈的方法还要花费多长的时间，但是许多专家怀疑这确实还需要一段时间。因此，帮助痴呆患者和家人的研究是十分重要的。

我们已经知道如何改善一些痴呆患者的生活质量：我们能够做出一些改变，帮助他们尽可能地行使功能，我们能够减少他们的焦虑和恐惧，我们能够让他们享受生活。研究者正在研究对于去寄宿护理院或者养老院的痴呆患者，哪种生活方式更适合，并且还要找到方法帮助那些居住在家里的患者最大程度地行使功能。这是一个令人兴奋和有益的研究领域。研究人员观察到如果患者能够参与到他们喜欢的活动中来，以前出现的徘徊、尖叫和攻击都会减少，患者会变得放松，压力减少，令人不悦的行为也减少。虽然我们不能够治愈这些疾病，但我们能够控制这些症状，有时候能够减少痛苦。

我们知道患者的家人也需要帮助：日间看护、暂托看护、互助小组和其他帮助都会让事情变得不同。研究者现在正在研究如何最好地帮助家人，家人最需要什么东西，如何鼓励家人使用暂托服务，以及什么是提供暂托服务最具成本效益的方法。然而，看似这些问题的答案都不难获得，但是不同的家庭有不同的需求，人们常常不会按照研究者预计的那样来做事情。仔细的调查研究可以让人们避免把钱浪费在不必要的服务上，也不会让服务因为不被家人了解而被闲置。

保护性因素

预防是医学的终极目标。识别可以降低痴呆风险的环境和遗传因素，可能会促成以人群为基础的预防痴呆的策略。正在探索的领域包括饮食、体育、社交和脑力活动，以及避免压力。几项研究证实低胆固醇水平、少量饮酒以及在可能伤及头部的活动中佩戴保护性头盔都会预防或者延迟阿尔茨海默病的发生。有些人带有痴呆或者阿尔茨海默病的易感基因，对于这类高风险人群可以采取一些预防措施来减少或者消除他们的风险。这项研究还在起步阶段，而且还不清楚这些研究结果是否能够用于整个人群。良好的研究是找到答案的唯一方法。

译后记

　　痴呆是指一大类疾病，其中最常见的应该是阿尔茨海默病，也就是我们常说的老年痴呆。随着全球老龄化的加剧，痴呆患者越来越多，最近的统计数字表明，目前全球有大约 3650 万的痴呆患者，而且这个数字还在快速地增加。2012 年 4 月世界卫生组织和国际老年痴呆协会发布的报告表明，到2030 年痴呆患者的人数将翻一番，到 2050 年达到现在的三倍，而且一半以上的患者生活在低收入和中等收入国家。该报告还建议应关注以下工作：改善早期诊断、提高公众意识并减少歧视、为照护者提供更好的护理和更多的支持。

　　作为一名神经科医生，我在临床工作中经常能接触到痴呆患者和他们的家属，我能感受到他们身上承受的痛苦，很想为他们做点儿什么。遗憾的是，目前人类对大多数痴呆还没有有效的治疗手段，大多数治疗方法都仅仅是延缓痴呆的发展，很难治愈。因此，我深切地感到，提高对痴呆患者的护理是有效改善患者生活质量的手段之一。因此，刚接触到这本书，我就觉得眼前一亮。本书作为对阿尔茨海默病患者和其他痴呆患者以及记忆力减退人群的家庭护理指南，非常详细、系统地介绍了对患者的家庭护理的全部过程。从开始出现轻微症状到病情加重，一直到患者去世，在整个过程中，作为看护者可能遇到哪些常见的问题，如何应对，如何预防，如何提前做好准备等，都有详细介绍。

　　《一天 36 小时》这本书是美国人写的，他所针对的人群也主要是生活在美国社会的人们。痴呆所引发的问题不单纯是医疗问题，而是涉及范围很广的一个复杂的社会问题。众所周知，中国和美国的国情有着很大的不同，因此，起初我也担心这本主要写给美国人看的书对我们中国人有用吗？但是随着对本书的深入解读，我的担心慢慢地消失了。虽然中美两国在医疗体系、社会制度、法律制度、文化背景、经济实力、人口素质等方面都存在着不同，但是这本书中对于痴呆疾病、看护者如何护理痴呆患者以及关于人性的讨论解读是共通的。有句话说得好，"疾病面前人人平等"，无论是什么种族、性别、年龄、国家、地位等，痴呆给患者带来的痛苦是相同的，患者本人以及患者的家属都遭受着病魔的蚕食和折磨，不仅仅是生理上的退化，更是心灵上的重创。痴呆这类疾病让患者一点一点地失去生活和生存的能力，能够和你一起聆听曼妙音乐、享受美好人生的另一半、父母或者亲友变得什么都记不住、烦躁不安，不能够理解生活的乐趣，你们之间的默契逐渐消退，患者甚至记不起以前非常熟悉的人或事，发展至后期阶段，甚至连包括你在内的最亲近的人都认不出来，患者连日常生活中最简单的的小事情也不能够完成。你不仅仅失去了可以交流的亲人，同时还需要承担着照顾患者生活的重任。

《一天36小时》这本书首先告诉你什么是痴呆，痴呆有什么症状，如何发现这些症状，发现了这些症状应该如何寻求帮助。然后告诉你，痴呆患者在生活中会遇到哪些主要问题，你应该如何应对以及预防，应该如何照顾患者。小到生活中的方方面面，例如在卫生间如何安放保护装置，家里夜间如何照明，如何保证家用电器和厨具的安全使用；大到决定何时送患者去养老院，送去以后要注意哪些方面，与患者相关的经济和法律问题如何处理以及患者去世时应该怎么办，这本书中都有详细介绍。本书的一大特点就是收集了很多痴呆患者的看护人提供的实际例子，读者可以生动形象地从中学习到别人的经验，非常实用。也许别人家的一个小窍门就能解决困扰了你很久的一个难题。另外，因为东西方文化的差异，目前国内的类似书籍重点在如何给患者提供更好的身体护理，而对患者和周围人的精神层面的东西关注不够。本书较详细地介绍了家人在患者患病早期如何跟患者讨论他对将来的医疗护理等问题的想法和安排，甚至是身后事的安排，确保当患者不能自己做决定时，替他做决定的人能够尽可能地按照患者的意愿来做决定，充分尊重患者的意愿。还有，如果主要看护人有可能在患者之前去世，他应该做些什么安排；患者会给跟他生活在一起的配偶、子女、儿童和青少年带来什么样的影响，应该如何应对；患者去世后，你应该如何调整心情等。这些方面都是平时我们考虑比较少的，同时也是难以回避的，在本书中都有相应的介绍，相信能引起读者的关注。本书还介绍了如何预防和延缓痴呆的发展以及目前痴呆的研究状况，同时也提供了痴呆相关的专业组织和网站，感兴趣的读者可以从中获得大量有用的信息。当然，本书中有一部分内容完全是建立在美国社会背景上的，比如如何获得"联邦医疗补助计划"的报销、如何用养老院的费用来抵税以及一些美国的法律、财务制度等，这些内容对中国的读者意义不大，感兴趣的可作为知识了解，不感兴趣的可直接跳过。

《一天36小时》这本书主要是面向痴呆患者的看护人，希望能为你们提供一些实用的帮助。我们也希望痴呆患者的其他家人也抽空读读此书，一方面是对痴呆的护理有个系统的了解，更好地体谅看护人的辛苦，另一方面是当你想为痴呆患者做些什么的时候，这本书也许是一个参考。当然，如果痴呆患者本人的病情允许，他还能理解本书的一些内容，我们也非常欢迎患者跟你一起阅读本书。如果通过阅读本书，能够让患者少摔一次跤、少生一次病、少走失一次等，大家的生活都更开心、轻松些，那将是我们最大的安慰，也是此书的意义之所在了。

2012 年 10 月于美国华盛顿特区